건강 100세,
발효식품이 답이다

한국과학기술한림원

- 과학기술에 전문적 경륜과 식견을 가진 석학들을 회원으로 엄선, 각 부문별 전문성을 효율적으로 활용함으로써 국가 과학기술의 진흥과 창달에 기여하기 위해 1994년에 설립되었습니다.
- 2005년 기초과학연구진흥법 제11조(한국과학기술한림원의 설립 등)에 의거 법정기구화되었습니다.
- 독립성, 자율성 및 전문성을 바탕으로 하는 순수 민간 과학아카데미로, 편견 없는 대정부 정책자문을 통해 올바른 과학기술정책의 수립을 유도하고 있으며, 범부처적 국가 과학기술정책에 대한 자문과 건의를 통한 과학기술발전의 장기적 비전을 제시하고 있습니다.
- 우리나라의 과학기술 선진국 진입을 위한 기초 과학기술 진흥사업을 수행하고 있으며, 외국 한림원 및 과학기술 국제기구 등과의 학술교류를 통해 과학기술 민간외교의 중심체 역할을 담당하고 있습니다.

건강 100세, 발효식품이 답이다

1판 1쇄 찍음 | 2019년 11월 10일
1판 1쇄 펴냄 | 2019년 11월 15일

지은이 | 신동화
발행인 | 김지영
발행처 | 자유아카데미
등록 | 제 406-2003-017호, 1980. 7. 12

주소 | 경기도 파주시 회동길 37-42 파주출판도시
전화 | 031-955-1321
팩스 | 031-955-1322
홈페이지 | www.freeaca.com
전자우편 | main@freeaca.com(대표)
editor@freeaca.com(편집)
crm@freeaca.com(영업)

ISBN 979-11-5808-237-6 93590

한국과학기술한림원
『석학, 과학기술을 말하다』 시리즈 ㉝

건강 100세, 발효식품이 답이다

• 신동화 지음 •

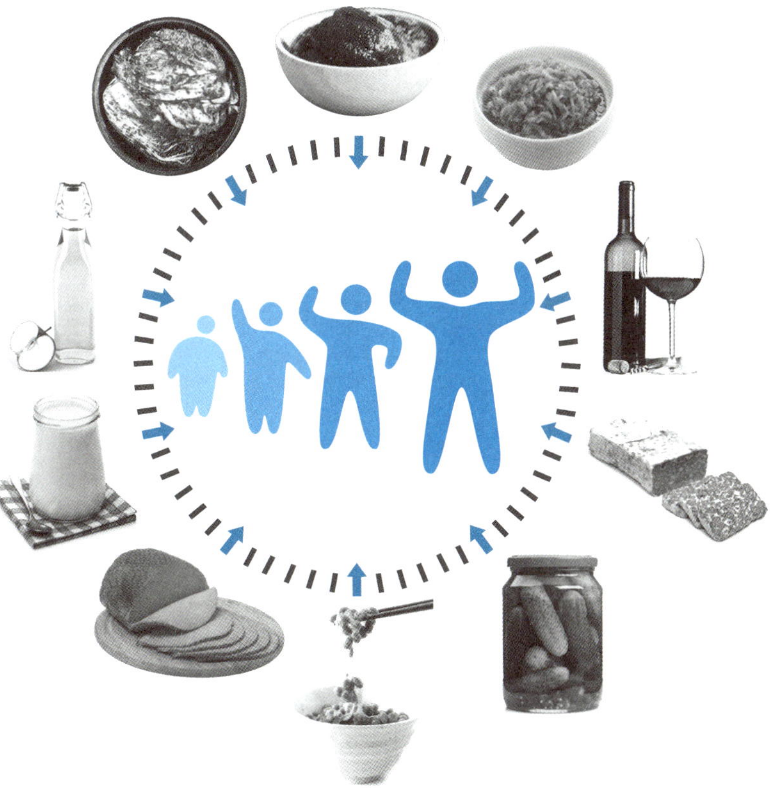

자유아카데미

이 책을 읽는 독자에게

이 책은 인류가 이 지구에 출현한 이래 생명유지를 위하여 먹어왔던 식품 중 발효식품에 관하여 쓴 글 모음입니다. 오랫동안 섭취되어 온 만큼 우리에게 친숙한 발효식품은 지금까지도 사랑받고 있으며, 우리의 건강을 지켜주고 있는 건강식품입니다. 우리나라를 포함한 세계 많은 나라 사람들은 형태는 서로 다르지만 수많은 종류의 독특한 발효식품들을 섭취해왔습니다. 이렇듯 우리의 식단에서 중요한 역할을 하고 있는 발효식품은 그 종류만도 5,000여 종이 넘는다고 합니다.

발효식품은 자연에서 얻을 수 있는 농·축·수산물을 원료로 삼아, 우리 주변에서 더불어 살아가고 있는 미생물이나 효소의 분해 및 복합생리작용으로 만들어집니다. 그렇게 만들어진 발효식품은 새로운 산물을 창조하는 과정을 거쳐 탄생한 작품이라고 할 수 있습니다. 스스로 자연에 존재하지 않고 새롭게 만들어진 창조물인 발효식품은 원료로 사용하였던 농·축·수산물과는 맛과 향에서 크게 차이가 나는 특성이 있습니다. 한편 근래에 발효식품은 식품 그 자체로서 가치뿐만 아니라, 발효에 관여한 미생물들이 프로바이오틱이란 이름으로 우리 인체 내장 속에서 여러 긍정적인 역할을 한다는 것이 과학적으로 밝혀지며 가치가 올라가고 있습니다.

세계 어느 지역에서도 사람들은 여건에 어울리게 나름대로 독특하고 고유한 형태로 발효식품을 만들어 먹고 있습니다. 다시 말해, 다양한 발효식품들은 각 지역에서 고유하게 생산되는 원료가 사용되고, 여기에 거주인의 경험과 지혜가 모아져 탄생한 산물입니다. 그렇게 오랜 시간동안 이어져 내려온 발효식품들은 생산국을 대표하는 독창성을 드러내며, 세계에 알리는 상징적인 매체가 되기도 합니다. 이 책에 수록된 세계 여러 나라의 발효식품을 둘러보면 각국의 특징적인 식문화를 더 깊이 이해함과 동시에 우리의 것과 비교하고 평가해 볼 수 있을 것입니다. 이로써 식품문화의 새로운 단계를 찾아가는 실마리를 제공하고 있습니다.

지구라는 행성에 생명체가 출현한 것은 30억 년이 넘고 이 최초의 생명체는 미생물입니다. 따라서 지금 접하고 있는 미생물들이 지구상에 살고 있는 모든 생물의 시조라고 생각할 수 있습니다. 발효식품은 미생물들이 오랜 시간을 거쳐 만들어 낸 작품이며, 앞으로도 인간의 삶과 떼려야 뗄 수 없는 소중한 식품 자원입니다.

발효는 미생물의 작용으로 일어나는 생화학적인 과정이고 일정한 시간이 지나야 목적하는 산물을 얻을 수 있습니다. 그래서 시간이 응축된, 기다림의 창조물이라 이야기하기도 합니다. 이런 과정을 거침으로써 오묘한 맛과 향이 창조되어 우리의 미각과 건강, 그리고 차별화된 식문화를 형성하는 데 도움을 주고 있습니다.

이 책의 초반부에서는 문헌을 중심으로 우주의 창조과정과 미생물의 출현에 대하여 설명하고 있으며, 이어서 세계 여러 나라의 발효식품의 역사, 제조 방법, 그리고 독특한 특징을 설명하면서 관여하는 주된 미생물도 다루고 있습니다. 평소에 접하기 어려운 세계 여러 나라의 발효식품을 전반적으로 훑어볼 수 있는 기회가 될 것입니다. 이어서 우리나라의 대표적인 4대 발효식품으로 정착한 김치, 장류, 젓갈, 식초에 대한 역사적인 뿌리와 제조 방법, 산업 현황, 그리고 앞으로 발전 방향에 대해서도 나름대로 의견을 제시하였습니다. 우리의 전통발효식품은 세계의 것들과 통하는 보편적인 점도 있으나, 선현들의 역사적 경험과 지혜를 통해 우리만의 개성으로 독특하게 발전시켜온 것입니다. 다음 장에서는 근래 큰 관심을 모으고 있는 프로바이오틱, 즉 인간의 장 내에서 긍정적인 영향을 하는 미생물들을 설명하고 이들을 섭취하여 이용하는 방법으로서 발효식품의 기능을 설명하였습니다.

발효식품은 그 자체로서 식단에서 중요한 위치를 차지하고 있음과 동시에 관련되는 발효기술을 여러 산업 분야로 확대·활용될 수 있습니다. 특히 바이오 산업의 한 축으로, 앞으로 크게 발전시킬 수 있는 산업 분야임을 알리고자 접근 가능한 영역을 제시하였습니다. 이를 위해서 관련 산업 분야는 물론이고 학계와 연구계 그리고 관련 국가기관 간의 연계, 협력과 참여, 융합이 필요함을 설명하였습니다.

인간은 본능적으로 재물이나 명예보다도 건강과 장수를 우선하기 마련입니다. 이를 달성하기 위해서는 먹는 것, 즉 식품이 가장 중요합니다. 현대에 이르러 의학, 생활위생 등의 발전으로 건강이 좋아지고 수명은 많이 늘어나고 있지만, 이들 중 식품이 가장 중요한 역할을 하는 것이 확실해지고 있습니다. 식품 중에서도 발효식품의 중요성이 밝혀지고 강조되고 있는 요즘, 우리나라 사람들의 평균 수명이 세계에 앞서가는 이유 또한 발효식품에서 찾아볼 수 있을 것입니다.

이 책이 출판될 수 있도록 지원해주신 한국과학기술한림원의 배려에 감사드리고 출판물이 나올 수 있게 노력해주신 자유아카데미 임직원의 노고에 위로를 보냅니다.

2019년 11월
신 동 화 드림

차례
Contents

I

생명체의 근원과 미생물

우리는 살아가면서 가끔 나는 어디서 왔으며 하늘의 저 많은 별과 내가 발붙이고 있는 이 지구는 언제 어떻게 생겼을까 하는 의문을 품는다. 이 풀기 어려운 근본적인 질문과 함께 우주의 생성, 생명체의 탄생, 생명체 간의 상호관계와 변화 과정에 대한 의문들도 가져 보았을 것이다. 나아가 지구상에 있는 많은 식물과 동물들이 어느 면에서 공통점을 가지고 있고, 어떻게 구별되는지에 대한 궁금증이 있을 수 있다.

이러한 의문들의 답을 찾기 위하여 지구 곳곳에서 수많은 화석과 동식물이 남겨놓은 흔적들을 찾아서 많은 학자들이 수십 년, 아니 일생 동안 몸 바쳐 연구하였다. 이렇게 힘쓴 결과, 그 중 일부는 가닥이 잡혀 조금씩 의심이 풀리고 있으나, 아직도 아는 것보다 모르는 것이 훨씬 많은 것이 사실이다. 이 연구들은 앞으로도 계속 진행되어 지식의 범위를 넓혀갈 것으로 기대된다.

이와 같이 지구 생성의 비밀이 조금씩 밝혀지고 화석 등에 남겨진 흔적으로 생명체의 실마리를 조금씩 추적해 나가고 있다. 지금까지 이 분야를 연구해 온 연구자들의 이론에 의하면 인간의 생명은 한 개체의 세포에서 시작되었다고 하는데, 이들을 박테리아라고 한다.

인간의 몸속에는 인체 구성 세포의 수보다 10배 많은 100조 마리 정도의 박테리아가 살고 있다. 최초로 생명체가 출현한 곳은 바다이고 박테리아도 초기에 바닷물 속에서 생존하면서 진화하였을 것이다. 이들이 살아온 환경의 영향 때문인지, 우리 체내 혈액의 주요 성분에는 바닷물에 특징적으로 들어 있는 소금이 포함되어 있다. 체내에 들어 있는 소금은 체액의 농도 균형을 이루는 데 중요한 역할을 하고 있으며, 필요에 따라 소변이나 땀, 눈물 등을 통해 체외로 배출되기도 한다. 자연에 존재하는 소금은 바닷물에만 있는데, 이 소금이 생명체의 주요 구성 성분이라는 것은 지구에 존재하는 생명체가 바다에서 유래되었다는 증거이다(Cynthia Brown, 2007).

태아는 물로 가득한 환경에서 9개월 동안 성장하고, 모든 생명체는 물이 없는 곳에서는 탄생하거나 생존할 수 없다. 사람의 태아는 지금도 귀 뒤에 작은 상처처럼 아가미 흔적을 일시적으로 갖고 있는데, 나중에 공기 중에서 숨을 쉴 수 있도록 폐가 발전하기 전 단계로 보인다. 인간의 몸은 지구의 표면과 비슷하게 65%가 물로 이루어져 있다. 자연의 여건을 거스를 수 없는 생명체는 자기가 살고 있는 여건에 맞게 변화해 왔을 것이고, 이들의 변화가 물리화학적, 생물학적 변화 과정을 거쳐 온전한 생명체로서의 길에 들어선 것을 보여주는 것은 아닐까?

지구상에서 살아가고 있는 인간이라는 존재는 대단히 복잡하고 심오하지만 수십억 년 우주 역사에 비하면 아주 작은 한 줄기에 불과하다. 이 줄기를 거슬러 올라가면 생명의 시초에 도달할 수 있을 것이다. 아마도 생명의 시초로 가장 유력한 것은 현미경으로 관찰할 수밖에 없는, 가장 간단하지만 생명체의 두드러진 큰 특징인 증식 능력을 가지고 있는 미생물이라고 추측해 볼 수 있다. 미생물은 지구 생명체의 근원이면서 지금도 인간의 건강과 생명, 나아가 역사까지 바꾸는 역할을 하고 있다. 일부에서는 인류 진흥과 멸망에 총과 쇠 그리고 병원균이 크게 관여했다고 주장하기도 한다(Jared Mason Diamond, 2016). 미생물은 오랫동안 인간과 함께 생활해 오며 이익과 손해를 같이 주고받는, 떼려야 뗄 수 없는 깊은 관계를 맺고 있는 생명체이다. 예를 들어 미생물들은 발효식품을 만드는 데 사용되어 이익을 주는 한편, 각종 질병의 원인으로 고통과 죽음의 원인이 되기도 한다.

01
우주 속에 떠 있는 지구

광활한 우주 속에서 비교할 수 없을 만큼 작은 행성인 지구는 광대한 공간 한구석을 차지하고 태양으로부터 나오는 빛과 온기를 받아서 생명체를 품고 있다.

지구가 속해 있는 이 우주의 나이는 137억 9,800만 년(±3,700만 년)이라고 하는데, 어느 한순간 빅뱅에 의해서 창조되었다고 한다(Yuval Noah Harari, 2015). 빅뱅이 일어나고 10만분의 1초가 지난 후 우주 온도가 태양 온도를 기준으로 100만 배 정도 내려갔을 때 수소와 헬륨이 만들어졌다. 수소와 헬륨은 우주의 중요한 기본 요소이다. 이후 수많은 별들이 만들어졌고, 은하계는 은하계대로 약 1,000억 개씩의 별을 가진 1,000억 개 이상의 성운들이 우주를 돌고 있다(Cynthia Brown, 2007).

지구는 시속 30 km/s로 은하계의 중심을 돌고 있으며, 중심별인 태양으로부터 생명체의 삶의 조건이 되는 빛과 에너지를 받고 있다. 우주가 만들어진 후, 지금으로부터 약 46억 년 전에 태양계와 지구가 생성되어 오늘에 이르고 있다. 이후 우주는 지속적으로 온도가 낮아지면서 계속하여 팽창하고 있다. 지금까지 인간이 알아낸 정보에 따르면 지구는 우주에서 유일하게 생명체가 존재하는 행성으로, 최초 가장 단순한 미생물과 같은 생명체가 탄생한 후 많은 다른 모습의 생명체들로 진화하였을 것으로 추정된다. 이 모든 진화 과정은 과거 생명체들이 지구에 남겨놓은 발자취, 즉 화석을 통하여 추정하고 있다.

지구에 사는 생명체들의 근원인 태양은 그 크기로 계산했을 때 100억 년쯤 타오를 수 있고, 지금까지 46억 년 정도가 흘러, 남아 있는 시간은 54억 년 정도로 추정된다(Cynthia Brown, 2007). 54억 년 후에 지구의 운명이 어떻게 될 것인지는 아무도 예측하기 어렵다. 추정하기로는 모든 별이 재가 되거나, 팽창 대신 다시 모아져 폭발하거나, 균형을 이룰 것으로 보인다.

지구와 같이 태어난 작은 행성인 수성, 금성, 화성은 약 10억 년 이내에 딱딱한 암석이 만들어지면서 모든 활동이 중지될 것이다. 반대로 큰 행성인 목성, 토성, 천왕성, 해왕성들은 처음 생성될 때와 비슷하게 가스 활동이 계속되고 있다. 지구만이 유일하게 중력과 자기력이 균형을 이루어 펄펄 끓고 있는 중심핵 주변에 단단한 암석층이 형성되어 표층을 이루고(Cynthia Brown, 2007), 그 위에 동식물이 살 수 있는 터전이 마련되어 있다. 이는 태양과 지구의 거리가 이런 여건을 만드는 데 적합했기 때문이며, 이와 관련된 화학 반응은 지금도 계속 일어나고 있다.

지구가 생겨난 후 지속적으로 운석과 소행성의 충돌로 충격을 받았으나, 중심핵이 뜨거울 때에는 반 액상이기 때문에 흔적을 남기지 않았다. 반면에 내부 열을 잃어버려 굳어버린 달은 많은 흔적을 그대로 간직하고 있다.

02
생명의 탄생

지구에 생명이 나타난 시기를 정확하게 추정하기는 어렵다. 즉, 어떤 생명체가 언제 나타났는지는 종잡기 어렵다. 이전에는 생명의 시작으로 5억 8,000만 년 전 화석에서 발견된, 이미 멸종된 무척추 동물인 삼엽충에서 그 뿌리를 찾았다. 하지만 1943년 전자현미경이 발명되어 세포를 볼 수 있게 되면서 생명체의 시초는 지구가 만들어진 후 7억 5,000만 년 무렵에 존재했던 박테리아 세포라는 이론이 제기되었다(Cynthia Brown, 2007).

초기 지구에 존재했던 여러 가지 화학 물질에서 어떻게 생명이 탄생했는지는 아직 밝혀내지 못하고 있다. 지금까지 누구도 지구에 있는 화학 물질을 이용하여 생명체를 만들어 내지는 못하였다. 어떤 경로를 통하여 지금의 생명체가 만들어졌다는 사실을 인정한다고 하더라도 지구에 생명이 출현하기까지는 5억 년 정도 걸렸을 것으로 추정된다(Cynthia Brown, 2007).

1953년 스텐리 밀러와 해롤드 유리는 초기 지구의 대기 조성과 가깝다고 생각한 메테인, 암모니아, 수소 가스와 수증기의 혼합물을 채우고, 용기 안에 여러 차례 방전을 일으켰다. 이렇게 처리하고 며칠 후 내벽에 적갈색을 띤 물질이 생성되었다. 이 물질은 유기물로 확인되었고, 이 중에는 단백질의 구성 성분인 아미노산도 함유되어 있었다. 즉, 몇 가지 화학 물질이 방전 등 외부 요인에 의해서 생명체의 구성 물질들이 생성되는 것을 확인하였고, 이 과정을 거쳐 생명체의 근원이 만들어졌다고 추정하고 있다(Andrew H. Knoll, 2015).

어느 과정을 거쳤던 간에 초기 탄소, 수소, 질소, 인 등이 관여했다는 것은 추정할 수 있다. 이 원시 물질들이 단백질과 핵산, 유전자 암호들로 발전하므로써 우리가 알고 있는 생명 세포가 탄생하는 계기가 되었을 것으로 추정된다. RNA가 DNA보다 먼저 생성된 것은 스스로 복제할 수 있고, 나중에 세포로 발전할 수 있는 효소로 작용할 수 있기 때문이다(Cynthia Brown, 2007). 이렇게 관련 물질의 생성이 확인되었다고 하더라도 생명을 탄생시킨 마지막 단계는 여전히 밝혀지지 않고 있다.

최초의 세포는 화산 분화구에서 에너지를 얻어 살았던 고세균(Archae)이거나 현재의 남조류나 녹조류에 가까운 박테리아 세포로 추정된다. 이에 생명체 출현을 역추적하는 실마리로 남아메리카에서 발견된 34억 년 된 암석에서 남조류와 흡사한 미생물 가닥을 발견하였다(Cynthia Brown, 2007).

지구상 생명의 역사 중 5/6는 단세포 생명체인 박테리아의 이야기로 채워져 있다. 박테리아는 인간이 지구에서 살 수 있는 모든 환경을 만든 가장 중요한 최초의 생명체이다. 박테리아는 지구에 나타난 이래 지구를 지배해 왔는데, 일반적으로 생명체는 크기가 작을수록 구조가 단순하여 적응하기도 쉽고, 생존에 유리하기 때문이다. 즉, 계속하여 변화하는 환경에 대응하기 위하여 쉽게 자신을 변화할 수 있어 더 오래 버티고 생존할 수 있었다.

생명체가 살아가는 데는 여러 자원과 에너지가 필요하다. 처음에는 지구 자체에 있는 화학 물질을 사용하였으나, 태양 에너지를 활용하면서 생명체의 종류가 급격히 팽창하였다. 지구는 매일 태양으로부터 히로시마에 떨어진 원자폭탄 1억 개에 해당하는 에너지를 받고 있으며 광합성이 가능한 모든 생명체는 이 에너지를 효율적으로 이용하여 생활하고 있다. 동물들은 여러 가지 방법을 통해 광합성으로 생성된 에너지를 간접적으로 이용하여 생명을 유지하고 있다.

광합성으로 식물이 태양 에너지를 포집하는 양은 적지만, 공기 중의 이산화탄소(CO_2)를 제거함으로써 태양 에너지가 방해받지 않고 지구에 도달하는 데 도움을 준다(공기 중 0.035 %). 한편으로는 광합성을 통해 공기 중에 산소를 배출하여 공기 중 산소의 농도를 약 21 %로 유지시킨다. 이는 모든 호흡하는 생명체의 생명의 근원이 되고 있다.

박테리아가 다시 발전하여 육지로 올라와 양치류가 되었고, 판게아라고 불리던 대륙을 뒤덮었다고 추정된다. 바닷속에서 처음 탄생한 동물은 세포 기능이 전문화되고 세포 간의 복잡한 상호작용을 가지고 있어 박테리아나 식물과는 상당한 차이를 보인다. 지금으로부터 5억 8천만 년 전에 이르러 껍질이나 뼈와 같은 단단한 구조를 갖는 쏨뱅이, 삼엽충 등이 출현하게 되었으며, 이때 나타난 동물은 다른 종들과 함께 99 %가 완전히 사라져 화석으로만 그 존재를 알리고 있다(Cynthia Brown, 2007).

지금부터 2억 5천만 년 전 대량 멸종이 일어난 이후 2,500만 년 사이에 공룡이 나타났고, 이 시기를 백악기, 쥐라기, 트라이아스기라고 한다.

유인원과 인간이 출현한 증거는 뼛조각과 발자국뿐이고, 어디에서도 완전한 자취를 확인할 수 없었다. 화석자료를 통하여 확인되는 것은 최초 유인원과 인간이 갈라진 1,200만 년 전에서 500만 년 전 사이의 기간이다(그림 I-1).

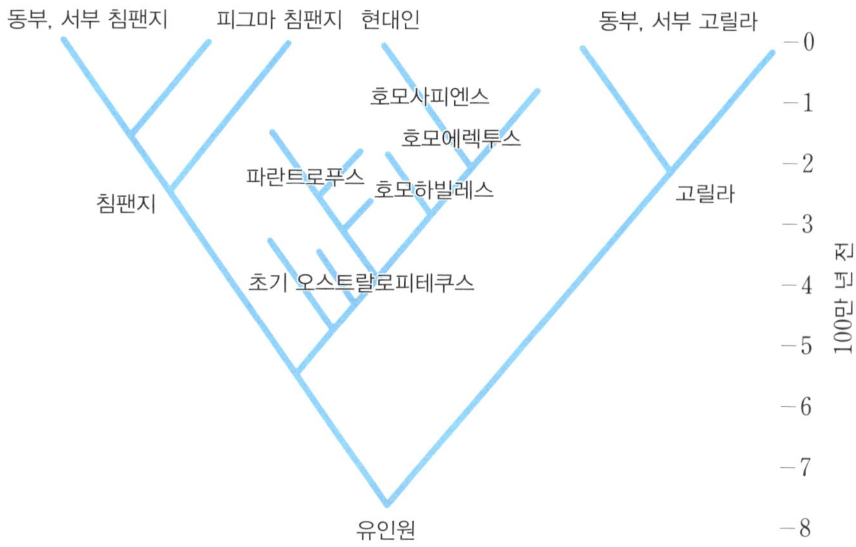

그림 I-1 유인원과 인간 : 단순한 계보(Cynthia Brown, 2007)

그림 I-1에서 보인 바와 같이 현대 인간은 유인원에서 시작하며 분화가 되었다. 이를 증명하듯 침팬지와는 98.4 % 같은 DNA를 공유하고 있고, 다른 생명체들과도 90 % 내외의 DNA를 공유하고 있다. 이후 인간이 유인원 조상으로부터 침팬지 등과 갈라진 후 지금으로부터 700만 년 전부터 500만 년 사이에 동아프리카에서 진화하였고, 전 세계로 퍼져 나갔다.

종교 측면에서 보면 세상은 기원전 3761년에 시작되었고(유대 셈법), 킹제임스판 성서 번역본에는 기원전 4004년에 창조되었다고 하였으며, 마야 기록에는 1,000만 년에서 4,000만 년으로 되어 있다(Cynthia Brown, 2007). 그리스 신화에서는 손재주가 뛰어났던 프로메테우스가 어느 날 진흙을 빚어 하나의 형상을 만들고, 아테나 여신이 이 진흙 형상에 생명을 불어 넣자 진흙덩

어리가 스스로 움직이면서 인간이 되었다고 이야기한다(Science Times, 2018). 신화를 떠나 우주의 시간으로 볼 때 인간이 출현하여 현재에 이른 동안은 실로 찰나에 불과하며 언젠가 다른 생명체가 그래왔듯이 종말을 고할 유한의 존재가 아닌가 생각한다.

03
미생물의 출현이 생명의 시초

지구 위에 나타난 생명체의 근원과 이후 진화 과정은 가늠하기 어려운 신비한 현상이다. 도대체 언제 생명이 시작됐는지 확실하고 정확히 알아내기는 쉽지 않다. 지구는 그 크기와 모든 에너지원인 태양과의 거리에 힘입어 안정된 상태에 있으면서도 동시에 변화를 거듭해 왔다(Cynthia Brown, 2007).

이런 지속적인 변화 과정에서 언제부터 자신을 재생산할 수 있는(생명체의 가장 특징적인 성질) 생명체를 품게 되었는지는 정확히 알 수는 없지만 지금까지 발견되는 화석을 통하여 그 시기를 추정해 볼 수는 있다.

전자 현미경이 발명(1943)되면서 화석을 구성하고 있는 세포를 보게 되었고, 이에 힘입어 지구가 만들어진 후 7억 5,000만 년 무렵에 박테리아의 세포가 존재했다는 사실이 받아들여지고 있다(Cynthia Brown, 2007).

인류역사에서 오랫동안 무생물에서 생명체가 탄생한다고 믿었으나, 루이스 파스퇴르(Louis Pasteur)는 "생명은 반드시 생명체로부터(Omne Vivum ex Viva)"라고 단언하였다. 존재하는 생명체는 그렇다고 하더라도 최초의 생명체에 대한 의문점은 남는다. 즉, 생물의 최초 조상이 생물 이외의 다른 그 무엇, 즉 생명이 없는 무기물에서 생겼어야 한다. 이런 의문을 풀기 위해서 러시아의 화학

자인 알렉산더 오파린(Alexander Oparin)과 영국의 생물학자 홀데인(Haldane)은 생명의 근원에 대한 논문을 썼고, 이후 메테인, 암모니아, 수소 가스와 수증기를 적절한 비율로 채우고 용기 안에서 수차례 방전시키는 실험을 한 결과 여러 가지 유기물이 생성되었고, 이 중에는 생명체의 근원인 아미노산도 포함되어 있었다. 또한, 이와 같은 화학 반응이 우주에서도 일어난다는 것을 확인하였다(Andrew H. Knoll, 2003). 이런 과정을 거쳐 생명체의 근원인 DNA와 RNA가 구성되고 어떤 자극에 의해서 생명 현상을 갖는 생명체가 출현했을 것으로 보인다. 하지만 지금의 과학기술로도 무생물체에서 새로운 생명체를 탄생시키지는 못하고 있다.

지구의 모든 생명체는 하나의 세포에서 시작되었으며, 이 존재의 처음은 박테리아였다. 지금도 우리 몸속에는 인체세포 수보다 10배나 많은 100조 마리 정도의 박테리아가 우리와 삶을 같이 하고 있다. 생물을 만들어 낸 최초의 세포는 단백질과 핵산 그리고 유전자 암호로 발전시킴으로써 진정한 의미의 생명 세포가 되었을 것으로 추정된다. 이때 스스로 복제할 수 있는 RNA가 먼저 생성되고, 이어서 DNA가 만들어졌을 것으로 본다.

현재까지 발견된 화석 중 최초 생명체의 모습을 추측해 볼 수 있는 것은 34억 년 된 화석에서 확인된 남조류와 유사한 모양의 가느다란 미생물 가닥이었다. 이런 미생물들의 역할이 지구의 모든 환경을 바꾸는 데 지대한 영향을 주었다. 엄청나게 긴 시간 동안 박테리아는 놀라운 일을 해냈다. 효소 작용, 질소 고정, 광합성, 산소 분출 등 지구에서 생명체가 살 수 있는 여건을 만들어 주었다. 최초의 박테리아는 자신이 필요로 하는 아미노산이나 뉴클레오타이드, 비타민, 효소 등을 만들어 낼 수 없었기 때문에 주변 환경으로부터

이 성분들을 흡수하여 사용하였다. 그러나 그 수가 증가하면서 양분과 에너지를 얻기 위한 새로운 물질 대사 방법을 발전시켜야 했다. 최초의 혁신적 변화 중 하나는 당을 에너지로 변화시키는 발효기법이었다. 어떤 박테리아는 대기의 질소를 받아들여 아미노산을 축적하는 능력을 발휘하기도 하였다(Cynthia Brown, 2007). 이런 과정을 거쳐 미생물 집단이 탄소를 비롯한 다른 원소들을 여러 가지 형태로 변환시키면서 에너지를 얻고 자기 후손을 연결시키는 수단으로 사용하였다. 녹색 식물의 광합성도 에너지를 얻는 방법의 하나로 진화한 것이다. 결국 생명체의 시초는 미생물이었다. 이들은 환경 변화에 적응하면서 진화하고 변이를 일으키면서 생물계를 만드는 데 큰 역할을 하였고, 지금도 주고받는 상호 관계를 유지하고 있다. 우주의 긴 역사에서 보면 생명체가 나타난 것은 최후기의 끝이며, 거슬러 올라가면 인간은 미생물로부터 시작되어 진화 과정을 거쳐 오늘날과 같이 되었다고 할 수 있다.

II

발효는 어떻게 시작되었을까?

지금부터 33억 년에서 35억 년 전 사이에 여러 자연조건이 맞아 지구상에 최초의 생명체로 출현한 박테리아는 생명 유지를 위해서 주위에 있는 자원을 이용하기 시작하였다(Schoopf, 1987). 이들의 놀라운 작용으로 지구의 공기 조성이 달라지면서 수없이 많은 생명체들이 나타나게 되었다. 오랜 시간 동안 박테리아는 효소 작용, 질소 고정, 광합성 작용으로 지구에 다양한 조성의 공기를 만들어내기 시작하였다. 최초로 아미노산이나 비타민 등이 박테리아의 생존에 필요했고, 초기에는 필요성분을 주위에서 흡수하여 사용하였으나, 자원이 고갈되면서 스스로 이들을 생산하는 방법을 개발하게 되었다. 이 과정에서 최초의 혁명적 기능 중 하나는 당을 에너지로 변화시키는 기능이었다(Cynthia Brown, 2007). 이때는 햇빛에 의한 광합성이 불가능한 물속이나 진흙 속에서 이런 반응이 일어났으며, 이 생물학적 작용이 발효의 시초가 되었다. 그리고 이 발효라는 이름의 기능은 수억 년이 흐른 지금까지 생명체에 전달되고 있으며 많은 미생물이 에너지를 얻는 수단이 되고 있다.

박테리아가 여러 형태로 진화되면서 일부는 질소를 고정하는 기능을 가지고 모든 식물체가 이용하는 질소 화합물을 만들었다. 한편 다른 종은 공기 중에 존재하는 탄산가스를 이용하는 기능으로 광합성을 일으켜 탄수화물이나 단백질, 지방질을 만드는 기반을 만들었다. 박테리아가 만들어 낸 이런 대사물질은 지구 위에 사는 생명의 역사에서 가장 혁신적인 생물학적 변화였다. 아울러 광합성 과정에서 생산되는 산소를 초기 0.0001 %에서 지금의 21 %까지 끌어올리는 역할도 담당하였다. 이들 박테리아는 광합성으로 산소를 생성하기도 하지만, 일부는 산소를 소비하는 호흡 작용도 한다. 지구 대기 중 산소 비율이 21 %로 유지되고 있는 이유는 아직도 확실히 규명되지 못하고 있다.

01
미생물의 발견

박테리아의 출현 과정을 정확히 밝힐 수는 없지만, 화석에 남아 있는 흔적으로 그 형태를 추정하고 있다. 화석이 아닌 인간의 눈으로 살아있는 생체를 확인한 것은 그리 오래되지 않았다. 처음 박테리아를 육안으로 본 사람은 네덜란드의 상인이며 과학자였던 레벤후크(Antonier Philips Van Leeu Wenhoek, 1632~1723)였다. 그는 소형 단일 렌즈를 이용하여 200배율의 현미경을 만들어 많은 미생물을 관찰하여 기록하였다. 크리스찬 에렌베르그(Christian Ehrenberg, 1795~1829)는 레벤후크가 이름 지었던 극소동물(Animalcule)을 Bacterium(그리스어로 곤봉을 의미)이라고 명명하였다. 이때만 해도 전염병 등 질병의 원인이 박테리아라는 것을 알지 못하였고, 미아스마(Miasma)라고 하는 독기가 원인이라고 믿었으며, 질병의 상호 감염에 대한 인식은 없었다(Alanna Collen, 2015).

현대 미생물학의 기초를 이룬 것은 프랑스의 루이스 파스퇴르(Louis Pasteur, 1822~1895)와 독일의 로버트 코흐(Robert Koch, 1843~1910)이다. 파스퇴르는 부패의 원인이 미생물에 의한 것임을 실험으로 입증하였고, 코흐는 고체배지를 이용하여 미생물의 순수배양기술을 확립하였다. 이후 탄저균(*Bacillus anthracis*, 1876), 결핵균(*Mycobacterium tuberculosis*, 1882)과 콜레라균(*Vibrio cholerae*, 1883)을 발견하였다. 이후 미생물학 분야가 크게 발전하게 되었으며, 미생물의 발견 이후 식품 분야에서도 큰 변화가 일어났다. 즉, 식품변질의 원인이 미생물이고, 또한 이들을 이용하는 용도가 매우 넓다는 것을 계속하여 밝혀내게 되었다. 식품 분야와 관계가 있는 미생물에는 세균(Bacteria), 곰팡이(Mold), 효모(Yeast), 바이러스(Virus) 등이 포함된다.

02
발효의 뜻

발효(Fermentation)란 넓은 의미에서 미생물을 이용하여 이들이 만들어 낸 효소의 작용으로 유기물을 분해하거나 합성하는 것을 뜻한다. 지구상에 처음 생명체로 나타난 미생물이 이후 생존을 위하여 주위의 자원을 이용하여 에너지를 얻는 수단으로 발효기법을 활용하였다. 발효란 라틴어의 '끓다'라는 뜻의 'Fervere'에서 유래된 것으로, 인간이 자연 현상인 발효를 인식하기 시작한 것은 그리 오래되지 않았다. 처음 포도나 과실류가 떨어져 고여 있을 때 효모에 의해서 발효가 일어났고, 최초의 감미원인 꿀이 빗물 등으로 희석되어 발효가 일어나기도 하였을 것이다. 따라서 발효를 인식하기 시작한 것은 포도주 등 술의 발효에서 시작되었으며, 이후 발효기법은 폭넓게 활용되기 시작하였다. 포도주는 적어도 기원전 1만 년 전에 만들어졌으며, 맥주는 이집트인이 기원전 5~6천 년에 맥아를 이용하여 만들었을 것으로 벽화를 통하여 추정하고 있다. 발효식품인 빵의 경우는 기원전 4000년경 이집트인들이 밀가루를 반죽하여 만들었다는 것으로 알려졌다. 이들은 밀가루 반죽에 들어 있는 당류를 이용하여 효모가 만들어 내는 탄산가스 때문에 반죽이 부풀어 오르는 작용을 이용하였다.

발효는 인류가 지구상에 나타나기 전에 미생물이 생존하고 번식하기 위한 수단으로 사용되었고 그 작용은 현대에 이르러서까지 크게 변하지 않았다. 특징 중 하나는 태초 조건인 산소가 필요하지 않은 경우가 많았고, 자체증식이나 번식하기 위해서만 산소가 필요하다. 따라서 발효는 생명체가 지구에 나타나면서부터 생존을 위해서 에너지를 얻는 수단이었고 이 과정에서 다양한 부산물을 만들어 다른 생명체가 이용하도록 하였다. 즉, 발효기법은 가장 오래된 생물학적 변화이며, 지구 생성 이래 변화 없이 지금까지 여러 장소에서 이루어지는 자연 현상이다.

발효와 부패는 미생물에 의해서 일어나는 같은 작용이며, 인간을 기준으로 유익한 것은 발효, 좋아지지 않거나 위해를 끼치는 방향으로 변화시키는 것을 부패라고 구분한다. 즉 모두가 미생물에 의한 작용이지만, 최종 산물의 유용성에 따라 구분된다. 예를 들면 청국장은 우리에게는 좋은 발효제품이지만 접해 보지 못한 외국인들은 역한 냄새 때문에 부패라고 말할 것이다.

발효란 미생물이 각자 생존에 필요한 효소를 자체에서 생산하고, 이 효소가 기질물질에 작용하여 분해, 혹은 다른 작용을 하여 여러 가지 산물을 만들어 내며 에너지를 얻는 과정이다.

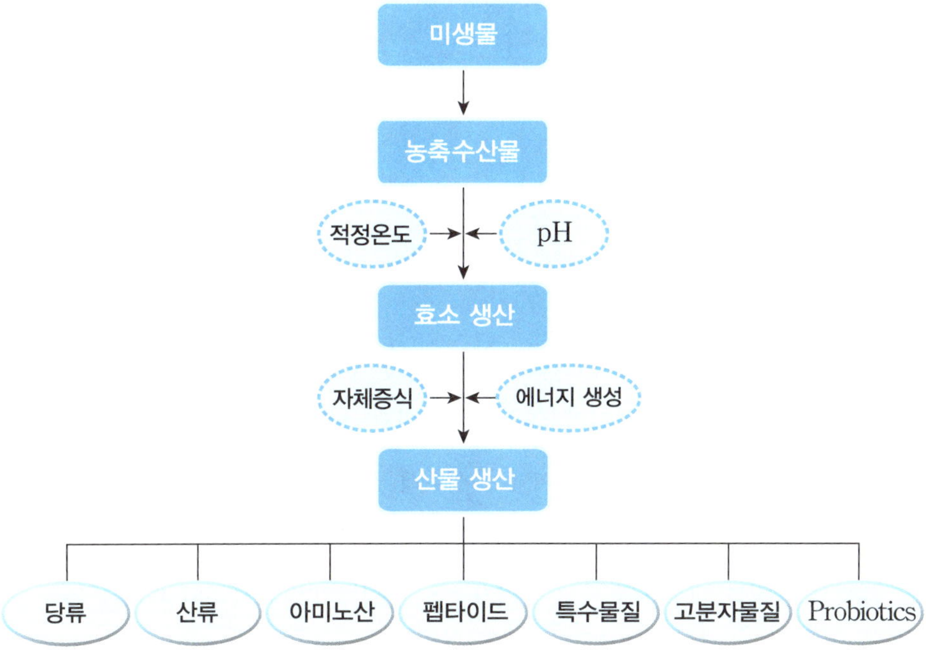

그림 Ⅱ-1 미생물과 효소에 의한 발효 과정

그림 Ⅱ-1에서 보는 바와 같이 미생물의 활동으로 발효가 일어나고 여러 조건에 따라서 각기 다른 산물을 만들어 낸다. 근래 미생물의 이런 작용을 활용하여 다양한 제품을 목적지향적으로 만들 수 있게 되었다.

03
발효산물들

미생물들은 다양한 분야에서 우리의 생활과 건강에 지대한 영향을 미쳐왔다. 부정적인 측면에서는 질병이나 부패의 원인이 되기도 하나, 또 다른 긍정적인 면에서는 실로 다양한 발효산물을 만들어 우리의 생활을 풍요롭게 하고, 새로운 물질을 생성하여 체내 생리기능을 향상시키거나 상품의 가치를 높이고 있다. 특히 독특한 발효식품을 만들어 우리 식탁을 풍성하게 하면서 건강을 지키는 데 중요한 역할을 하고 있다. 또한 발효에 관여하는 미생물들은 그 자체가 장내에서 독특한 기능을 하고 있어, 발효산물을 넘어 새로운 영역에서 인간의 건강에 긍정적인 역할을 담당하고 있다.

미생물을 활용하여 발효산물을 생산하는 분야는 광범위하게 발전해 왔으며, 발효에 관여하는 미생물을 이용한 산업 분야는 그 기능을 확대하면 불가능한 것이 없을 정도로 넓은 영역의 작용을 활용할 수 있다. 가장 접근하기 쉬운 발효식품 분야에서 시작하여 식품첨가물, 비타민 등 영양원이나 특수 성분을 생성하는 분야, 효소 생산에 이용하거나 생리활성물질, 더 나아가서 광물의 제련에 활용하기도 한다. 세계적으로 문제가 되는 산업폐수 또는 축산폐수의 생물학적 처리 등도 미생물을 이용한 처리기법을 활용할 수 있다. 또한 어떤 연구자들은 핵폐기물을 미생물로 단기간에 저렴한 비용으로 처리할 수 있다는 이론을 제기하기도 한다.

발효기법을 활용하여 얻을 수 있는 제품과 기능을 간단히 분류해 보면 표 Ⅱ-1과 같다.

표 Ⅱ-1 발효기법을 이용한 생산제품과 기능

종류	중분류	대표적 제품	용도
발효식품	발효식품	농산(장류, 김치, 절임 등), 수산(젓갈, 식해), 축산(유 · 육 제품), 빵 류, 기타(차 류, 코코아 등)	부식 및 기호제품류
알코올음료	주류	곡주(탁주, 청주), 과실주(포도주, 머루주, 매실주), 맥주	알코올음료
발효물질	1차 대사물질	아미노산계(MSG, 리신), 핵산계(IMP, GMP), 유기산계(구연산, 호박산, 젖산, 초산, 글루콘산)	식품 첨가물
	2차 대사물질	항생물질, 색소, 알칼로이드	의료, 기능성
	건강 소재	프로바이오틱스, 비타민, 올리고당류, 다당류	기능성
	유도체	아미노산계(>3000종), 핵산계, 유기산계	첨가물
효소류	생리활성	식용(각종 분해 효소), 의약품, 공업용, 제한효소	가공 보조제
식량 및 에너지	식 · 사료	단세포 단백질(SCP), 미세조류(microalgae)	식품 소재
	바이오 에너지	알코올(메탄올, 에탄올, 부탄올), 대체 에너지(바이오수소,바이오디젤)	에너지원
물질 추출	제련	광물질에서 특수 물질 분리	광물질 분리
리파이너리	신물질 생산	지방산의 단쇄 물질 생산(C_2, C_3, C_4 등)	신물질 생산

자료: 발효산업의 현황과 발전방향(임번삼, 한국과학기술정보연구원, 2004)을 수정

표 Ⅱ-1에서와 같이 미생물을 활용하여 제품을 만들거나 특정 물질을 생산하는 분야는 광범위하며, 지금도 그 영역을 확대하고 있다. 또한 생명공학기술은 미생물의 활용 범위를 더욱 넓히고 있으며, 생명체가 갖고 있는 기능을

인간에게 유익한 방향으로 활용하기 위한 많은 연구가 진행되고 있다. 특히 바이오 산업 분야로 영역이 크게 확대되고 있다.

04
발효기술과 연관된 분야와 활용도

많은 원료를 활용한 발효기술의 적용은 넓은 분야에서 이용되고 있으며, 각각 목적하는 물질이나 처리기술을 달리하고 있다.

발효 관련 기술이 응용되는 분야는 그림 Ⅱ-2와 같다.

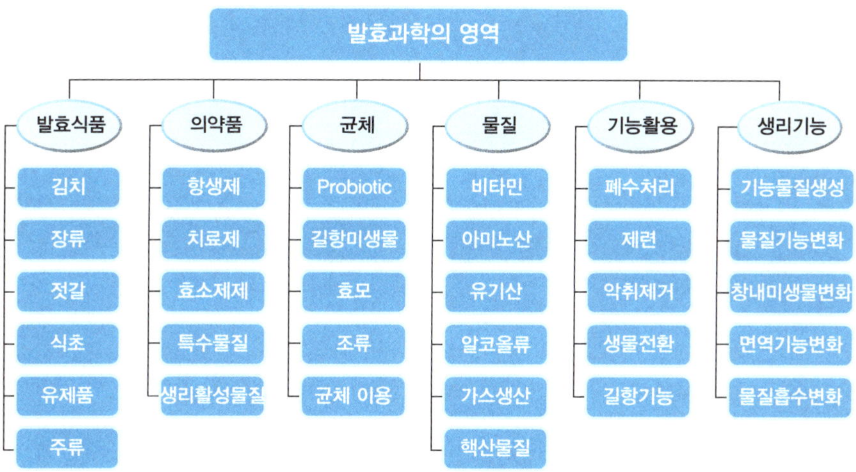

그림 Ⅱ-2 발효 관련 기술의 활용분야

그림 Ⅱ-2에서 보면 발효기술은 다방면으로 활용이 가능하며, 넓은 발효 영역에서 발효식품은 좁은 한 분야에 해당된다. 산업규모로 보면 식품과 의약

분야가 큰 부분을 차지하고 있으나 유기산 등 식품첨가물 생산에 활용하거나 미생물의 기능을 활용하는 폐수처리, 악취제거, 위해미생물의 성장을 억제하는 길항작용 등으로 미생물의 역할이 향후 산업화 과정에서 크게 각광받는 유망한 분야가 될 것이다.

아울러 미생물은 유전자를 갖고 있는 생명체이기 때문에 유전자 변형 혹은 유전자 편집을 통하여 많은 다른 기능을 부여하거나 특정 기능을 강화하는 연구가 진행될 것으로 보인다. 특히 미생물은 유전자의 보고로 새로운 유전자 확보에 가장 좋고, 풍부한 자원이다.

III

발효식품의 역사

우리 식생활에 가장 오래전부터 깊숙히 들어와 식단의 중요한 자리를 차지하고 있는 발효식품의 근원은 인류 생존의 역사와 함께한다. 발효식품은 자연에 있는 여러 식재료가 수분과 온도 등 적당한 조건에서 얼마 동안 방치되면 스스로 만들어진다. 이런 과정으로 만들어진 발효식품에는 특징적인 맛과 향이 있어, 사람들은 이후에도 계속 같은 식품을 만들어 먹을 수 있는 지혜를 축적하게 되었다. 이런 경험에 바탕을 두고 지역에 따라 다양한 원료와 서로 다른 자연환경에 적응한 독특한 전통발효식품들이 정착되어 지금까지 전해지고 있다.

01 인류 역사와 함께 한 발효식품

미생물은 그 자체의 생존을 위해서 각종 유기물질을 분해하여 필요한 에너지를 얻거나 영양원으로 이용해 왔다. 이 과정에서 생성된 많은 부산물 중 일부가 맛과 향을 갖게 되었고, 동물이나 인간은 이 발효산물을 즐겨 먹게 되었다.

따라서 발효식품의 역사는 지구 생성 후 미생물의 출현 시기와 같지만, 인간의 의지로 목적에 맞는 발효식품을 만들어 먹은 것은 그렇게 오래되지 않았다. 세계 여러 지역별 발효식품은 그 지역에서 생산되는 원료와 기후, 풍토, 식습관과 관계가 있으며, 종교와도 연관이 있다. 발효식품이 미생물에 의해서 생산된다는 것을 알기 이전에도 인간은 좋은 발효식품을 만드는 방법과 조건들을 경험을 통하여 터득하였고, 이 기술을 후대로 전승하여 그들 나름의 발효식품 문화를 형성하게 되었다. 이후 발효가 미생물에 의해서 일어난다는 사실을 밝혀낸 이후에 우수한 발효식품을 생산하기 위해서 미생물을 관리하고 선별, 이용하는 방법을 찾게 되었다.

지금까지 알려진 고대 발효식품의 역사를 보면 기원전 1만 년 전부터 중세 아리안족 이전에 이미 과잉 생산된 식재료를 보관하기 위한 수단으로 사용되었고, 기원전 7000년에 여러 변화를 통하여 치즈와 빵이 만들어졌다는 것이 확인되고 있다.

시대에 따라 출현한 발효식품은 표 Ⅲ-1과 같다.

표 Ⅲ-1 발효식품의 출현 연대(Farnworth, 2008)

시기		제품들
석기시대~1만 년		아리안족 이전, 과잉식재료의 단순 보존
기원전	7000	치즈, 빵 제조
	6000	포도주 생산(근동)
	5000	발효유 및 음료 출현(영양, 건강 고려)
	3500	이집트에서 빵 제조
	1500	고대 바빌로니아에서 소시지 제조
	2000~1200	세계 각지에서 발효유 생산
	300	채소를 이용한 발효식품 출현(중국)
기원후	500~1000	발효기법에 의한 곡류, 두류 발효제품(한반도 포함)
	1881	코지와 사케 발효제법 발간
	1907	메치니코프에 의한 발효식품의 치료
	1900~1930	순수 미생물을 이용한 발효기술 도입
	1970~현재	프로바이오틱 제품의 개발 보급, 장내 미생물 개선
	1980~현재	길항 미생물 이용 및 면역기능 개선, 장내 미생물 역할 조명

표 Ⅲ-1에서 보면 석기시대 이래 발효기법을 이용한 식품들이 인간 식생활에 들어 왔고, 현재는 미생물의 독특한 기능을 활용, 식품 영역을 넘어 발효에 관여하는 미생물도 인간의 건강 개선에 큰 역할을 하고 있다.

02

발효식품의 분류

발효식품 제조 방법은 사용하는 원료의 형태와 발효 형태에 따라 고체발효(Solid), 준고체발효(Semi-solid), 액체발효(Liquid)로 구분할 수 있다. 대부분의 전통발효식품은 고체발효로 역사적으로 자연발효기법을 도입하였으나, 이후 우수 균을 분리하여 이용하는 순수발효기법을 적용하여 일정한 품질과 양질의 제품을 얻고 있다. 이때 사용하는 미생물은 동남아시아나 인도에서는 곰팡이류, 효모, 세균이 주로 사용되나, 유럽이나 미국은 세균 사용빈도가 높다.

발효식품을 만들 때 사용하는 원료에 따라 생산 가능한 제품을 정리해 보면 그림 Ⅲ-1과 같다.

그림 Ⅲ-1에서 보는 바와 같이 각종 농·축·수산물을 원료로 하여 생산할 수 있는 발효제품은 다양하고, 앞으로 더 확대될 가능성도 높다. 아울러 원료 구분 없이, 사용하는 식재료를 서로 혼합하여 새로운 제품을 만들기도 하며, 이용하는 미생물에 의해서도 맛과 향이 달라지거나 기능성을 보강할 수도 있다. 특히 장내 미생물의 인체 내 기능성이 입증되면서 발효식품에 관여하는 미생물들의 장내 생존 여부, 장내 역할이 새롭게 조명되고 있다.

발효식품을 만드는 원료별로 제품의 특성과 기능을 살펴보고자 한다.

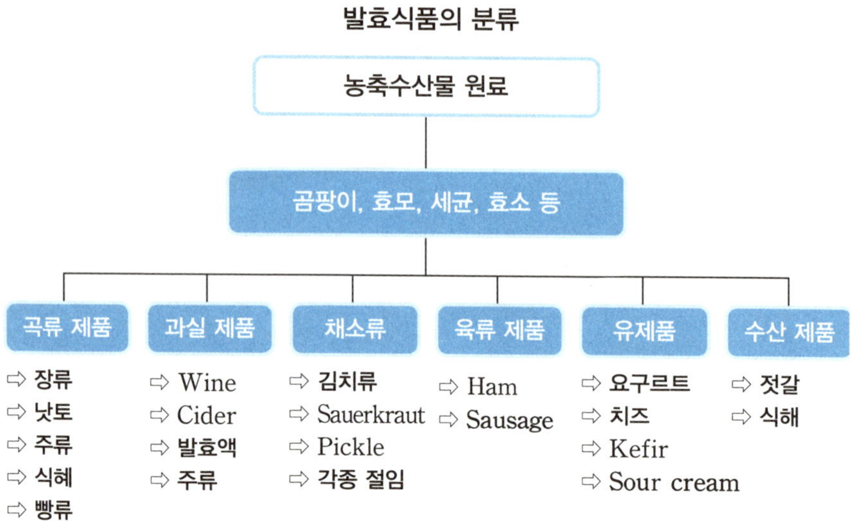

그림 Ⅲ-1 사용 원료에 따른 발효제품

가. 채소 발효제품

세계 여러 나라 사람들은 생물 혹은 어느 형태로든 처리한 많은 종류의 채소류를 먹고 있다. 나라와 지역마다 식용으로 하는 채소류가 다르고, 기후 환경에 따라 주로 생산되는 품목이 같지는 않다. 현대에 이르러 교역이 활발해지면서 자국에서 생산되지 않는 산물이라 하더라도 다른 지역에서 수입하여 새로운 맛을 즐기거나 부족한 채소류를 접할 수 있게 되었다.

채소류는 크게 나눠 엽채류, 근채류, 과채류로 나뉘며, 각각의 용도가 다르다. 우리가 주로 식용하고 있는 채소류를 분류하면 표 Ⅲ-2와 같다(신동화, 2018).

표 Ⅲ-2 식용 가능한 채소류의 분류

구분	가식 부분	채소 종류	비고
근채류	뿌리	고구마, 당근, 무, 우엉, 연근	고구마, 감자, 곤약은 채소류이지만 서류로 분류함.
	변형줄기	토란, 감자	
	비늘줄기	양파, 마늘, 파	
	구상줄기	곤약	
엽채류	잎	양배추, 시금치, 상치, 파슬리	
	잎자루	샐러리	
	꽃눈	콜리플라우어, 브로콜리	
	싹, 어린줄기	아스파라거스, 죽순	
과채류	두류(종자)	완두, 녹두, 대두, 옥수수	두류와 곡류는 채소류이지만 따로 분류하고 있음.
	곡류	단 옥수수	
	덩굴성 과일	호박, 오이	
	장과	토마토, 오이	
	나무과실	아보카도	

표 Ⅲ-2에서 구분된 거의 모든 식재료는 발효에 사용할 수 있는 원료가 될 수 있으며, 먹기 좋은 제품을 만들기 위해서는 원료의 특성에 맞는 전처리를 해야 한다. 예를 들면 소금 절임, 데치기, 껍질 벗기기, 발효에 방해가 되는 부위의 제거 등 전처리가 필요하다. 대부분의 엽채류는 수확 후 신선한 상태로 오래 갈무리할 수 없다는 단점이 있었는데, 오랜 경험과 인간 지혜의 발달로 여러 발효 방법을 적용하여 저장기간을 늘리는 기술을 개발하였다. 예를 들어 배추는 생것으로는 상온에서 1주 이상 버티기 어렵지만, 김치로 만들면 몇 개월 동안 조직을 유지하면서도 독특한 맛을 보존할 수 있다. 여기에는 산을 생성하는 젖산균이 주로 관여하고 산성화됨으로써 유해균이나 부패균의

증식을 막는 효과까지 기대할 수 있다. 세계 여러 나라에서 엽채류를 이용한 발효식품이 주식에 따른 부식으로 다양하게 식용되고 있다.

이들 발효에 관여하는 미생물로는 락토바실러스(Lactobacillus), 페디오코커스(Pedioccaus), 뉴코노스톡(Leuconostoc), 바이셀라(Weisella) 등이 밝혀져 있다. 엽채류의 발효에서는 염(주로 소금)이 중요한 역할을 하는데, 삼투압에 의한 탈수로 조직이 부드러워지고 염의 작용으로 다른 부패를 일으키는 균의 증식을 막고 여러 종류의 산을 생성하는 균들이 증식하면서 신맛과 함께 풍미를 주는 역할을 한다.

세계적으로 많이 알려진 엽채류 발효식품으로는 사우어크라우트(Sauerkraut), 김치 등이 있으며, 여러 나라의 대표적인 전통식품으로 알려진 것들이 많다. 채소류 발효에 주로 관여하는 젖산균은 상온에서 잘 자라기 때문에 에너지 효율이 높고 특별한 관리 없이 발효가 일어나고, 생성되는 산에 의해서 다른 미생물의 간섭을 뿌리치고 발효가 일어난다. 이런 장점으로 고유한 발효식품이 만들어진다. 젖산균에 의한 발효 과정에서 신맛을 주는 젖산과 함께 김치와 같은 제품에 따라서는 탄산가스를 만들어 최종 제품에 시원하고 상쾌한 맛을 준다.

나. 곡류를 이용한 발효제품들

지구에 사는 수십억 인구의 주요 식량원인 쌀, 밀, 옥수수, 보리, 귀리, 수수, 호밀 등은 세계 여러 나라에서 재배되고 있으며, 생산량도 어느 식재료에 비교하여 많다. 이들 곡류도 모두 발효식품을 만들 수 있는 재료가 될 수 있다. 동양에서는 주로 쌀을 이용한 다양한 알코올음료가 미생물을 이용하여 생산되고 있으며, 밀이 생산되는 서양에서는 기원전부터 제분하여 얻은 밀가루로 반죽하는 과정에서 효모가 작용하여 탄산가스에 의하여 부풀리게 하는 빵 제조기술이 정착되었다. 지금까지도 빵은 이 지역 주민의 주식으로 정착되어 있다. 아프리카에서는 곡물을 발효하여 주식뿐만 아니라, 이유식, 어린아이의 영양식으로 활용하고 있다.

곡류를 이용한 발효제품은 알코올함유 음료와 비알코올성 제품으로 나눌 수 있다. 알코올음료는 일반적인 식품의 정의, 즉 영양소가 함유되어야 하고, 기호성이 있으며, 안전성이 확보된 먹을거리라는 범주에 꼭 맞진 않다. 즉 1군 발암물질인 알코올이 함유되어 있어 안전하지 않으므로 이를 식품의 범주에 넣는 것은 자연스럽지 못하다. 따라서 앞으로는 알코올성 기호음료로 따로 구분하는 것을 검토할 필요가 있다.

대표적인 곡류를 이용한 발효제품은 대부분 제분하여 반죽을 만들고, 이 반죽에 함유된 당을 먹이로 하여 효모나 다른 세균이 증식, 산과 탄산가스를 생성하여 부풀어 오르고, 때에 따라서는 신맛을 주는 독특한 빵류가 만들어진다.

대표적인 곡류 발효제품으로는 밀가루에 효모를 넣어 발효 과정을 거친 빵이며 그 외에 사우어 도우(Sour dough), 쌀로 만든 인도의 이들리(Idli), 자레비(Jalebi), 남아메리카의 마사(Masa) 등이 알려져 있으며 우리나라의 증편도 쌀을 이용한 빵으로 효모와 산 생성 균이 합작하여 만들어 낸 독특한 발효식품이다.

식혜 또한 발효식품의 범주에 속한다. 즉 쌀 등 곡류의 전분을 엿기름에 있는 효소로 분해하여, 주로 맥아당과 일부 포도당을 만들어 단맛을 내는 한국의 독특한 전통발효음료라고 할 수 있다.

다. 두류를 이용한 발효식품

두류의 원산지이거나 생산량이 많은 지역에서 다양한 콩 발효제품이 생산되어 식생활에 이용되고 있다. 그러나 세계에서 콩을 가장 많이 생산하고 있는 미국이나 브라질에는 콩 발효식품이 한동안 정착되지 못하였다.

두류는 단백질 함량이 높고(일부 예외도 있지만) 유지함유 비율도 높아, 인류 역사상 오래전부터 양질의 단백질 공급 곡류로 주목받아왔고, 우리 식생활에 큰 영향을 끼쳤다. 두류 중 발효에 이용되는 것은 대두(Soybean)가 90% 이상을 차지하고 있으며, 나머지는 단백질 함량은 낮고 전분 함량이 높은 두류에 속한다.

대두발효식품은 한국, 중국, 네팔, 일본 등에서 많이 생산되어 소비되고 있으며, 몽고 인종이 주를 이루는 국가 대부분에서, 역사 깊은 전통발효식품으로서 오래전에 정착되었다. 대두를 삶아 발효 과정을 거침으로써 독특한 향미를 만들어 식감을 좋게 하고 소화율을 높여(65% → 90%) 단백질 공급원으로 중요한 역할을 할 수 있다. 대두를 제외한 두류는 주로 아프리카 지역에서 발효기법으로 여러 제품을 생산하여 식용하고 있다.

두류발효는 고초균(*Bacillus subtilis*)이 주로 관여하여 pH가 높은 알칼리성 발효가 일어나는 특징이 있으며, 초기에는 자연 발효에 의지하였으나, 근래에는 우수 균을 선발하여 발효를 관리하고 있다. 대표적인 대두 발효제품은 한국의 청국장, 일본의 낫토(Natto), 인도. 네팔. 부탄의 키네마(Kinema), 타이의 투아 나오(Thua nao) 등이 있다. 곰팡이를 이용한 경우 한국의 메주, 인도네시아의 템페(Tempe), 중국의 도우치(Douchi), 일본의 쇼유(Shoyu), 중국의 수후(Sufu) 등이 있으며, 곰팡이와 함께 다른 세균도 관여한다.

비대두 발효제품으로는 아프리카에서 생산되는 다와다와(Dawadawa), 이루(Iru), 우그바(Ugba)가 있고 인도 및 인도네시아에는 파파드(Papad), 도호크라(Dhoklac), 와리(Wari), 온 잠(On tjom) 등이 있다.

두류를 활용한 제품들을 분류하면 그림 Ⅲ-2와 같다.

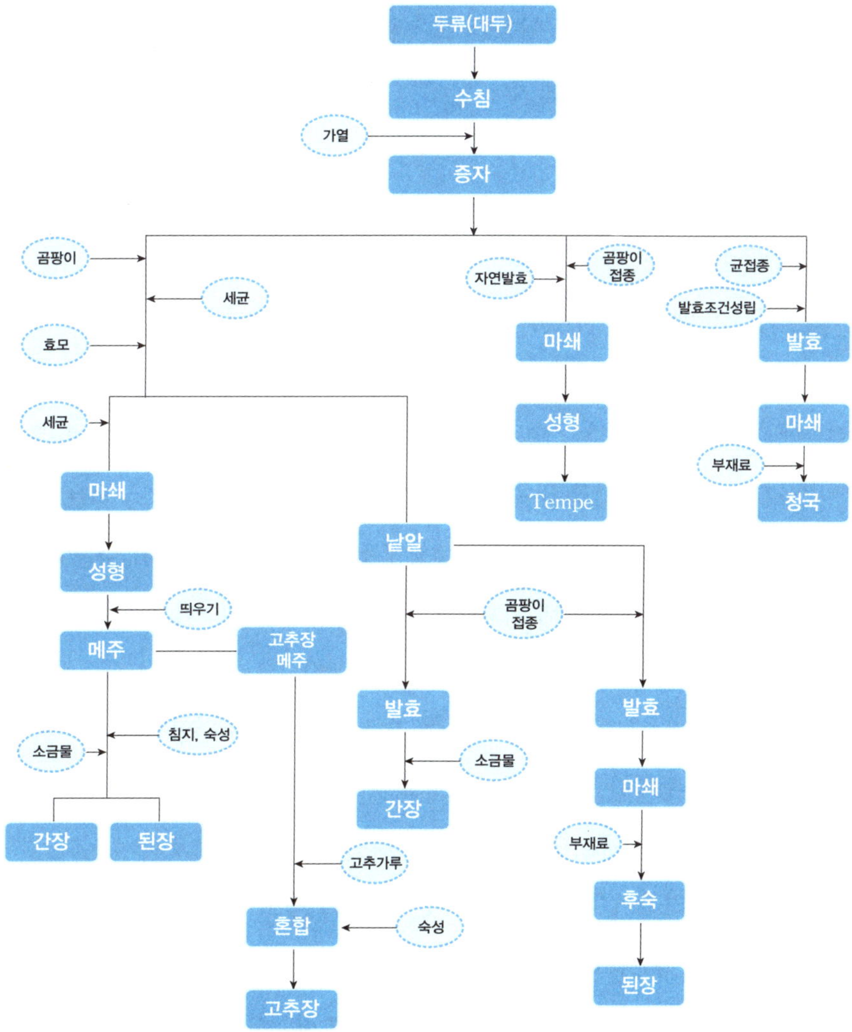

그림 Ⅲ-2 두류를 원료로 이용한 제품들

두류를 발효원료로 사용한 제품의 특징은 일반발효식품이 산 생성균에 의하여 대부분 산성화되는 것에 반하여 두류제품의 대부분은 알칼리성을 띠고 있으며, 관여 균은 세균, 주로 고초균(*Bacillus subtilis*)뿐만 아니라, 곰팡이, 효모, 젖산균 등이 단독 혹은 같이 관여하고 있다.

그림 Ⅲ-2와 같이 두류를 이용한 발효제품으로는 한국, 일본, 중국 등에서 생산되는 간장, 된장, 고추장, 청국장 등이 있고, 인도네시아에서 생산되는 템페가 있다.

라. 우유를 이용한 발효제품들

리비아 사막에서 발견된 흔적에 따르면 기원전 9000년에 소를 숭배하고 우유를 짜는 광경을 볼 수 있다. 인도, 메소포타미아, 이집트 등에서는 오래된 기록에 유제품이 나온다. 그림이나 기록을 보면 메소포타미아 수메르인들이 기원전 6000년경에 유제품을 생산하여 먹었다고 한다. 조각된 영상들은 바빌로니아 등에서도 기원전 2900~2460년경에 유제품을 먹은 흔적이 나온다. 당시 이 지역의 자연환경에 미루어 볼 때 자연발효에 의한 치즈나 산성화된 우유도 같이 존재했을 것으로 보인다(Farnworth, 2008).

야생동물이 가축화된 시기와 맞물려 소로부터 우유를 얻어 이용하거나 자연에 놓아두어 얻어진 응고물인, 치즈 혹은 발효산물인 요거트 등이 만들어졌고, 이들이 식생활에 유입된 것은 아주 자연스러운 현상으로 추정된다.

중동에서 시작하여 우유 발효제품은 세계로 뻗어 나갔으며, 이제는 세계인이 선호하는 영양음료로 발전하였다. 또한 발효기술이 도입되면서 관련되는 미생물과 발효생성물로 인하여 근래 우수한 기능성 식품으로 자리매김하고 있다. 유제품 발효에는 주로 젖산균이 관여하고 있으며, 일부 효모가 이용되기도 한다.

우유를 얻는 동물은 젖소가 주류를 이루고 있으나 그 외에 특정 지역에서는 사육 여건에 따라 양, 낙타, 말, 당나귀 등이 착유의 대상이 된다. 우리나라는 조선 후기에 젖소가 도입되어 우유로 만든 타락죽이 보양식으로 알려져 있으나 동물의 젖을 식용으로 이용한 것은 그리 오래되지 않았다.

우유를 발효하면 관여하는 젖산균이 생산하는 젖산에 의한 산미와 다이아세틸(Diacetyl) 화합물에 의해서 저장 기간이 길어지고, 생우유와는 다른 맛과 향으로 기호성이 좋아지는 특징을 갖는다.

우유가 발효되면 우유에 들어 있는 젖당(Lactose)이 젖산균에 의해서 분해되어 젖당 알레르기가 있는 사람들에게 문제를 일으키지 않는 식품으로 공급할 수 있으며, 우유에 들어 있는 단백질도 일부 분해되어 소화율을 높일 수 있다(Tamang, 2010).

발효유제품은 산/알코올 형(케피어, 고미스), 산 함량이 높은 제품(불가리안 신 우유), 중간 정도 산 생성 제품(여러 형태의 요거트, 애시도필러스 우유), 저산성 유제품(버터밀크, 배양크림)으로 나눈다(Kosikowski, 1977). 치즈나 관련 제품들은 우유의 발효 과정에서 생성되는 산에 의해서 우유 단백질이 응고되고, 이 응고된 단백질을 분리하여 다시 발효한 것들이다.

발효유제품을 처리 방법에 따라 분류하면 그림 Ⅲ-3과 같다.

그림 Ⅲ-3에서와 같이 우유를 이용한 발효제품 중 액상은 요거트 형태이고, 고체나 반고체상으로는 치즈, 버터 등이 있으며, 모두 젖산균에 의한 발효 방법에 기초를 두고 있다. 즉 젖산 발효로 젖산이 생성되고, 이 젖산에 의해서

pH가 내려감에 따라 우유 단백질인 카제인(Casein)이 응고하여 반고형의 치즈가 만들어진다. 요거트는 젖산균이 살아 있는 액상 제품을 말한다.

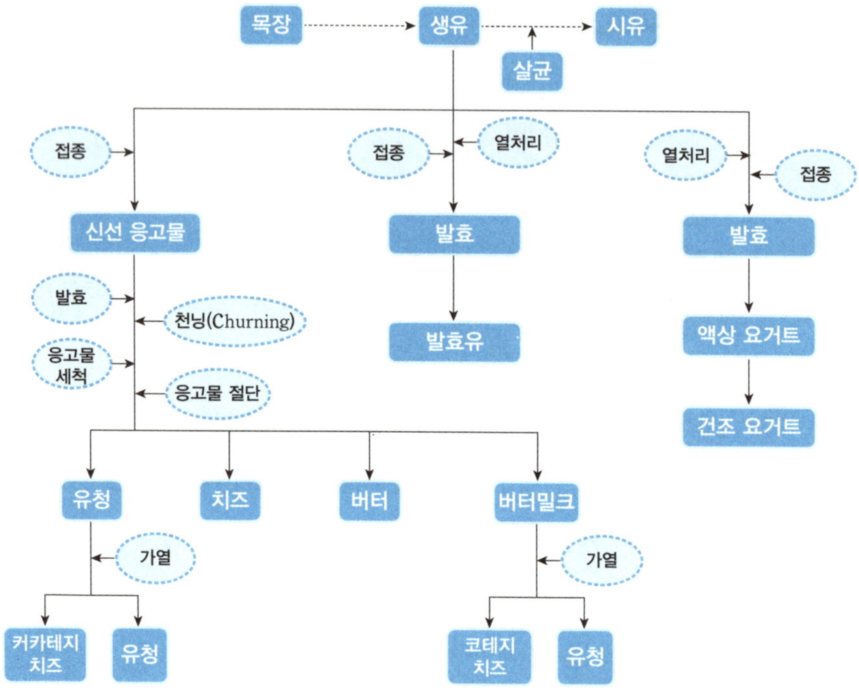

그림 Ⅲ-3 간단한 유가공 제품 생산 과정(Tamang, 2010)

마. 수산물을 이용한 발효식품

수산물을 이용한 발효제품은 젓갈이 가장 주요한 산물이며, 세계 여러 나라에서 많은 종류의 제품들이 선보이고 있다. 다른 수산물 발효제품으로는 증숙한 조 등 곡류를 넣어 함께 발효한 식해가 있다. 젓갈은 일반적으로 어패류의 원료에 소금을 적당량 넣고 발효시키는 과정을 거쳐 감칠맛이 있는 식용 가능한 발효제품을 얻는다.

발효 과정은 수산물 자체(주로 창자 등)에 존재하는 효소 작용과 어패류와 함께 있는 미생물의 작용으로 어패류 성분인 단백질이 분해되고 분해산물이 다시 결합하여 새로운 풍미 성분을 만들게 된다. 제조 공정은 염절임하는 등 비교적 단순하다. 발효 후 얻어지는 제품은 독특한 감칠맛과 특화된 냄새를 가진다. 우리나라에서는 반찬으로도 사용하나, 많은 양이 김치를 담그는 데 첨가되는 부재료로 이용된다.

젓갈은 그 기원이 확실히 밝혀지지는 않았으나, 해안가를 중심으로 기원 전부터 생산했을 것으로 추정되고 있다. 중국의 자료에 의하면 기원전 3~5세기경에 발간된 것으로 추정되는 이아(爾雅)라는 중국 고 사전에 지(鮨)가 표기되어 있는데, 이는 생선으로 만든 젓갈로 해석되며(김영명, 1990), 기원전 3세기경 편찬된 주례(周禮)에도 해(醢), 자(醡), 지(鮨)가 나오며, 기원후 530~550년에 저술된 제민요술에 젓갈의 제법이 작어자(作漁鮓)라고 기술되어 있다(가사협, 1993). 이처럼 동양에서는 기원전에 이미 젓갈을 식재료로 사용하였으며, 현재에 이르러서 더욱 다양한 젓갈류가 기업적으로 생산되어 판매되고 있다.

우리나라에서는 젓갈에 대한 기록은 삼국사기 중에 신라의 궁중의례 음식으로 해(醢, 오늘날의 젓갈)을 언급한 것이 처음으로, 당시 젓갈이 일반적인 식단에 포함된 것으로 추정된다. 고려 시대에는 젓갈류의 식용에 관한 기록이 정사, 의서, 문집 등에 나타나고 있으며, 젓갈의 종류도 담수어, 해수어뿐만 아니라, 홍합, 전복 등 패류와 새우류, 게류 등 갑각류까지 원료 사용범위가 넓어지고 있다. 이후 젓갈의 제조 방법도 다양해져 어류에 소금만을 넣는 경우를 넘어 젖산 발효를 유도하는 곡류를 이용하는 식해류가 등장한다.

이후 젓갈 발효 후 액체만을 분리하여 액젓을 식용에 이용하기 시작하였다(김영명, 1990).

우리나라 젓갈류로 구분되는 식품의 기록으로는 신라 초기 신문왕 3년(683)으로 거슬러 올라가지만, 이때 이미 일반 식품화되어 일상식으로 먹었던 것으로 봐서 그 식용역사는 기원전으로 거슬러 올라갈 것으로 추정된다. 이는 젓갈 문화와 직접 연결되는 중국, 일본 등과 깊은 관계가 있으며, 이들 국가의 기록으로 우리나라의 발자취를 추정할 수 있다. 특히 젓갈의 이름에서도 해(醢)와 자(鮓)가 혼용되고 있고, 교역기록에도 이들이 나타나고 있다. 아마도 같은 뜻으로 사용했을 것으로 추정된다. 특히 일본의 젓갈은 한반도를 통하여 전해졌을 것으로 추정한다(장지현, 1989). 초기 해류(젓갈류)는 어류뿐만 아니라, 육류도 사용했다는 기록이 있어 넓은 의미로 사용된 것으로 보인다(가사협, 1993).

우리나라에서 생산되고 있는 젓갈과 식해들의 종류와 제품을 구분하면 그림 Ⅲ-4와 같다.

그림 Ⅲ-4에서 보는 바와 같이 다양한 어류를 이용하여 발효하고 있으며 지역에 따라서 특색을 보인다. 여기에 제시한 제품들에는 여러 향신료를 첨가한 양념 젓갈류와 액젓(어장류)이 포함된다.

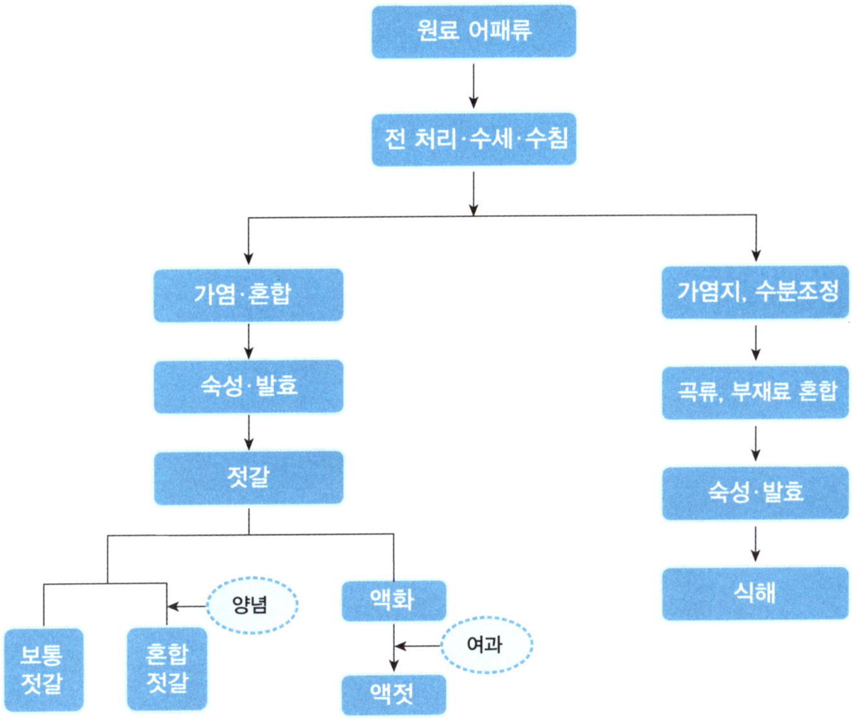

그림 Ⅲ-4 우리나라에서 생산되는 젓갈과 식해들(김영명, 1990)

바. 육류를 이용한 발효식품

육류는 그 자체를 조리하여 식용하는 경우가 많으나, 저장성을 높이고 맛과 향을 개선하기 위해서, 주로 돼지고기를 원료로 하여 발효제품을 생산한다. 초기 수렵시대에는 먹고 남는 육류를 자연에 놓아두어 건조와 발효가 동시에 일어나 오래 놓아두고 먹었을 것이다. 이후 육가공 기술이 발전하여 소시지, 햄 등이 제조되면서 앞선 발효기법을 도입하게 되었다.

외부 기온이 낮은 북유럽이나 건조한 지역에서는 지금도 도축한 돼지 뒷다리를 온도가 낮은 지하방에 걸어 놓고 자연건조 및 자연발효를 유도하여 오랫동안 식용이 가능하게 하면서 독특한 풍미를 내게 하여 지역 특산품화하고 있다.

육류 발효제품은 돼지고기를 이용한 소시지가 대부분이고, 고기를 촙핑(분쇄)하고 갈아서 반죽을 만든 후 케이싱하여 성형한 후 훈증과 발효 과정을 거친다.

일반적인 발효 육제품을 구분해 보면 그림 Ⅲ-5와 같다.

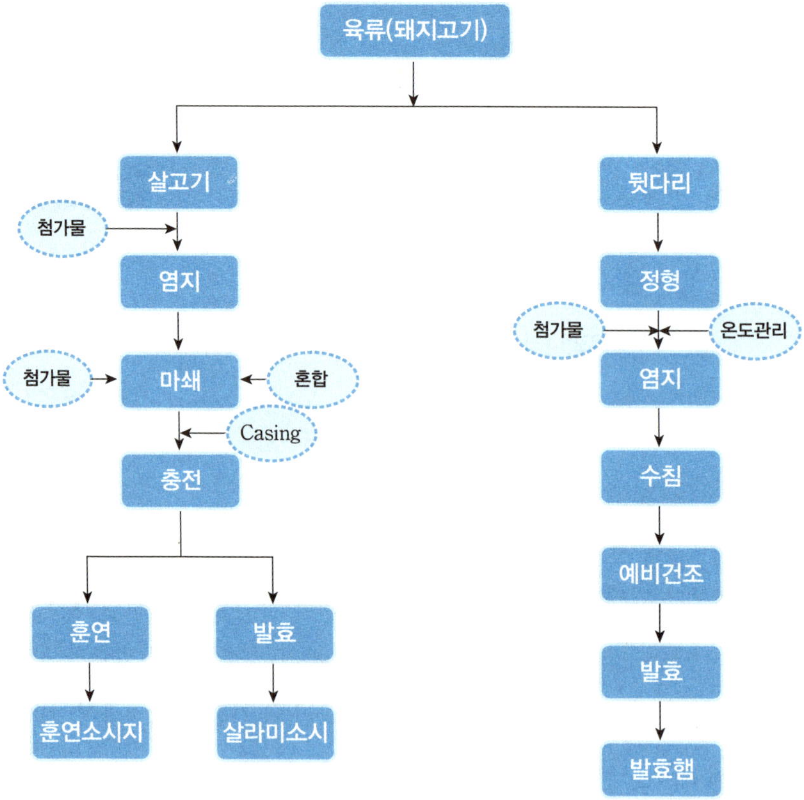

그림 Ⅲ-5 발효 육류 제품의 제조 과정

그림 Ⅲ-5에서 보는 바와 같이 육류 발효제품은 돼지고기를 이용하는 경우가 대부분이나, 쇠고기를 일부 사용하는 Northern type 소시지도 있다(Hue, 2004).

그 외에도 주로 돼지 뒷다리를 그대로 이용하는 하몽(Jamon, 스페인), 프로슈토(이탈리아) 등이 있다.

사. 뿌리, 줄기를 이용한 발효식품들

뿌리나 줄기를 발효하여 식용하는 경우는 주로 아프리카 지역에서 발견된다. 가장 주요한 자원 중 하나인 카사바(Cassava-Monihot esculenta) 뿌리는 전통적인 방법으로 발효하여 여러 식품으로 만들어 먹는다. 가리(Gari, 나이지리아), 후후(Fufu, 통고), 애그벨리마(Agbelima, 가나), 키분데(Kivunde, 탄자니아) 등이 있다. 예를 들면 Gari의 경우, 발효, 덱스트린화, 부분 겔화 등 여러 가공 방법을 따른다. 각 발효 중에는 우점균(발효를 주로 하는 균)이 알려져 있고, 젖산균, 예를 들면 Streptococcus, *Lactobacillus plantarum* 등은 카사바에 들어 있는 독성 물질인 사이안 화합물(Cyanogenic glucoside)을 무독화한다고 알려져 있다. 그 외 2단계 발효에서는 *Geotrichum candida*가 관여하여 풍미를 내게 된다. 또한 발효를 통하여 펙틴 분해 효소가 생성되며, 이 효소가 조직을 연화시켜 식용하기 좋게 만든다(Tamang, 2010).

뿌리를 원료로 하여 생산되는 세계 여러 나라의 발효제품들은 표 Ⅲ-3과 같다.

표 Ⅲ-3에서 보는 바와 같이 주로 카사바 뿌리를 사용하고 있으며, 생산지역은 카사바가 생산되는 아프리카와 일부 동남아에 한정되어 있다.

표 Ⅲ-3 뿌리, 줄기 이용 발효제품들(Tamang, 2010)

식품	원료	형태	관련 미생물	생산국
애그벨리마 (Agbelima)	카사바 뿌리	페이스트	젖산균	가나, 콩고
칙관구 (Chickwangue)	카사바 뿌리	페이스트	젖산균	콩고
후후 (Foo Foo)	카사바 뿌리	페이스트	젖산균	나이지리아, 가나
가리 (Gari)	카사바 뿌리	페이스트	젖산균	아프리카
페우제움 (Peujeum)	카사바 뿌리	고체	효모, 곰팡이	인도네시아

아. 기타 발효식품들

사용 원료에 따른 분류에 들지 않는 발효식품도 여러 가지가 있다. 식초도 발효식품이며 사용하는 원료로는 과실류, 곡류 등 다양하다. 그 외에 오리알을 이용하는 피단 등과 함께 차류, 커피, 카카오 등도 특성에 맞는 발효 과정을 거쳐 독특한 제품이 만들어진다.

기타 발효식품류에서 설명되지 않은 제품들로, 미생물의 기능을 활용하는 세계 각국의 식품들을 구분해 보면 표 Ⅲ-4와 같다(Tamang, 2010).

Ⅲ-4에서 보는 바와 같이 세계 여러 나라에서 생산되는 다양한 원료를 사용하여 독특한 발효특산품을 생산하고 있다. 식초나 커피, 홍차, 초콜릿과 같이 세계적으로 상품화된 것도 있으나, 특정 국가나 한 민족만이 만들어 식용하는 지역특산품들도 있다.

이들은 일부를 제외하고는 대부분 자연발효에 의존하고 있으며, 관여하는 미생물도 다양하다. 앞으로 이런 종류의 제품들의 발효를 과학적으로 관리하

표 III-4 기타 세계 각국의 발효식품과 관여 균

발효식품	사용원료	제품의 용도	관여 균	국가
아차(Acha)	과채, 기름, 소금	초절임	젖산균	인도, 네팔
척(Chuk)	과일	치료용	미확인	네팔, 인도
카카오	카카오 열매	제과용	효모세균	세계 각국
커피	커피콩	기호음료	효모	세계 각국
후주안 브릭 (Fuzhuan brick)	차류	기호음료	곰팡이	중국
콤부차/홍차	녹차잎	기호음료	젖산균, 효모	중국, 티베트
오기리(Ogiri)	참외 씨	조미료	젖산균, *Bacillus*	나이지리아
피단	오리알	부식	Staphylococcus, *Bacillus*	중국
프에르(Puer)	차	음료	곰팡이, 효모	중국
우그바(Ugba)	유두 씨	반찬	젖산균, Bacillus	나이지리아
식초	당 함유원료	조미료	초산균	세계 각국

여 품질표준화 및 고급화할 가능성이 있으며, 세계인들이 선호하는 상품으로 발전시킬 가능성도 있다.

03
발효에 관여하는 미생물

각종 농축수산 원료를 이용한 발효는, 이들 식재료에서 증식이 가능한 특정 미생물이 작용하거나, 농·축·수산물 자체에 존재, 혹은 외부에서 첨가한 효소에 의해서 일어난다.

원료에서 증식 가능한 미생물이 주로 관여하며, 원료의 특성에 따라 관여하는 미생물은 서로 다르다. 발효를 일으키는 미생물은 인위적으로 관리하지 않는 한 다양한 속과 종이 관계되며, 발효가 진행되면서 증식하는 속, 종이 처음 시작할 때와 달라질 수 있다. 대부분 발효산업에서는 원료를 살균하여 자연히 존재하는 미생물을 사멸시킨 후 선발된 유용 미생물을 접종하여 발효를 진행한다. 이런 발효를 순수발효로 구분하지만, 대부분의 천연, 전통 발효식품은 원료에 함유되어 있거나 공기 등 외부에서 유입된 미생물에 의해서 일어난다. 토양, 공기는 물론이고 모든 사용하는 천연물, 접촉하는 동식물, 그리고 집기 등에 존재하는 미생물이 여건이 맞으면(온도, 습도 등) 발효에 관계하게 된다. 따라서 순수발효가 아닌 자연발효식품은 많은 종류의 미생물이 관계되기 때문에 복합발효 혹은 복발효로 구분하기도 한다.

발효를 통하여 고분자 불용성 물질(전분이 포도당으로, 단백질이 아미노산으로)로 분해되어 수용성 물질이 되거나 비타민 등 유용성 물질이 새롭게 생성되기도 한다. 이런 분해 작용으로 소화에 도움을 주기도 하며, 유용성 미생물이 증식하여 장내 미생물 총을 유익한 쪽으로 유도하기도 한다.

발효에 관여하는 미생물은 크게 세균, 곰팡이, 효모로 구분할 수 있으며, 각각에는 실로 많은 종(Species)이 있다. 그러나 원료에 따라 증식하는 미생물의 종류는 한정되어 있고, 특징적인 증식 형태를 보인다. 예를 들면 염이 존재하는 대상 식품에는 호염성 미생물이, 수분함량이 낮은 경우 곰팡이가, 당이 많은 과실류에는 당류를 선호하는 효모가 증식하여 독특한 작용을 한다.

가. 세균

가장 증식 속도가 빠르고 균의 종류가 다양하다. 발효에 관여하는 미생물에 따라 최종산물이 크게 다르고, 기질로 이용하는 원료가 미생물마다 같지 않다. 또한, 발효에 적당한 온도, 습도, 산소 요구 정도가 서로 다르며, 적정 pH도 차이가 있다. 따라서 자연발효는 목적 지향적 산물생산에 제한이 있으나, 최적미생물을 선택하여 이용하는 순수발효는 목적하는 발효산물을 선택적으로 생산할 수 있고 배양조건을 관리하는 것이 가능하다.

발효식품에 가장 많이 관여하는 대표적인 세균으로는 젖산균(Lactic acid bacteria)과 바실러스(Bacillus-고초균)속 균이 있다. 이들은 간균으로 분류되며 특징적인 발효에 관여하며, 생산한 산물들의 특성은 서로 다르다.

1) 젖산균(Lactic acid bacteria)

젖산균은 아포를 형성하지 않는 그람양성균으로 호기성(Aerobes) 혹은 통기성균(Facultative)으로 많은 발효식품에 관여한다. 증식하면서 최종 산물로 젖산만 생성하는 정상발효젖산균(Homofermentative lactic acid bacteria)과 젖산과 함께 탄산가스를 생산하는 이상발효젖산균(Heterofermentative lactic acid bacteria)으로 분류하고 있다.

발효에 필요한 탄수화물은 단당류(포도당 등)와 이당류(젖당, 설탕 등)이며, 고분자 탄수화물은 거의 이용하지 못한다. 발효에 관여하는 젖산균류로는 Lactobacillus, Pediococcus, Enterococcus, Lactococcus, Leuconostoc, Oenococcus, Streptococcus, Tetragenococcus, Carnobacterium, Vagococcus와 Weissella 등이 있다(Tamang, 2010). 이들과 함께 Propionibacterium과 Bifidobacterium도 발효유에서 발견되며, 젖산균류로 분류된다(Parente and Cogan, 2004). 이들 젖산균류는 발효 과정 중 상당량의 젖산을 생성하며, 식중독 미생물이나 부패성 세균의 증식을 억제한다(Holzapfel et al, 1995). 따라서 대부분의 젖산 발효 미생물은 안전성이 입증된 GRAS(Generally Recognized As Safe)로 분류되어 있다(Donohueana Salminen, 1996). 이런 이유로 식품에 사용할 때 안전에 대한 다른 제약이 없다.

젖산발효 중 주생산품은 젖산이나 향과 영양소의 생산에도 관여하여 최종 제품의 품질이나 영양학적 가치를 높이는 역할도 한다.

2) 바실러스(Bacillus)

Bacillus는 막대 균으로 그람양성균이고 아포(Spore)를 형성하여 대부분 내열성을 갖고 있다. 편모가 있어 배양 시 이동성이 있고 통기성 혹은 약통기성이다. 비교적 증식하기 쉽고 식품의 원재료, 토양 등 자연에 널리 분포되어 있어 식품에 함유되는 경우가 많다.

이들은 보통 두류 발효에 주로 관여하고 있으며, *B. subtilis*, *B. natto*, *B. lichenifomis*, *B. thuringiensis*, *B. coagulans*, *B. megaterium* 등이 있다(Tamang, 2010). 일부 *B. subtilis*는 아미노산의 중합물인 PGA(λ-polyglutamic acid)를 생산하며, 두류 제품에서 특징적인 점질 물질을 만든다(Urushibata et al, 2002).

3) Micrococcaceae

그람양성균, 구균이고 호기성 비아포 생성균으로 비운동성, 부정형 집단을 이루고 있다. 이 속에 속하는 Staphylococcus와 Micrococcus가 육류, 어류 발효식품에서 발견된다. Micrococcaceae에 속하는 균종은 발효제품의 숙성에서 염지육의 색깔 고정과 산패 방지에 관여한다(Papamanoli et. al, 2002).

4) 기타 세균

주된 역할은 하지 않으나 발효식품에서 발견되는 세균들로는 *Kelbsiella pneumoniae*, *K. pneumoniae* subsp.*ozaenae*, *Enterobacter cloacae*, Haloanaerobium, Halobacterium, Halococcus, Pseudomonas 등이 있고, 이 외에도 많은 세균들이 여러 전통발효식품에서 발견되고 있다(Tamang, 2010).

나. 효모

효모는 주로 알코올성 발효음료에 관여하여 당류로부터 알코올 생성에 주된 역할을 한다. 발효식품에는 그렇게 많지는 않으나 간장 등 장류 제품에서 향과 풍미 개선에 깊은 관계가 있다. 간장발효 시 특정 효모를 접종하여 독특한 향을 생성하게 하여 고유한 풍미로 품질을 차별화하는 수단으로 활용된다.

여러 문헌에 발표된 발효식품에 관여하는 효모로는 21개 속이 알려져 있으며, 이들은 Brettanomyces, Candida, Cryptococcus, Debryomyces, Galactomyces, Geotrichum, Hanseniospora, Hyphopichia, Kluyveromyces, Metschnikowia, Pichia, Rhodotorule, Saccharomyces, Saccharomycodes, Saccharomycopsis, Schizosaccharomyces, Torulupsis, Trichosporon, Yarrowia 그리고 Zygosaccharomyes 등이다(Kurtzmen and fell, 1998).

발효식품에는 효모와 함께 세균, 곰팡이 등이 폭넓게 관여하고 있으며, 특히 자연발효식품에서는 다양한 효모들이 검출된다. Saccharomyces 속 효모는 당을 발효시켜 많은 대사산물을 만들어 내고, 진균독(Mycotoxin) 생성 곰팡이의 생장을 억제하기도 하며, 지방 분해 효소나 단백질 분해 효소도 분비한다. Debaryomyces는 당을 분해하여 pH를 상승시키는 물질을 만들어 내기도 한다. 효모류는 알코올성 음료 생산에 관계하며, 그 외 발효식품에서는 주된 역할을 하지는 않으나, 품질을 결정하는 풍미 물질 생성에 상당한 영향을 미친다.

다. 곰팡이류

발효식품에서 곰팡이류를 활용하는 식품은 제한되어 있으나, 동남아에서 일반적으로 많이 생산하고 있는 두류 제품에서는 다양한 곰팡이류가 주발효균으로 작용한다.

주로 발효에 관여하는 곰팡이류는 Actinomucor, Amylomyces, Aspergillus, Moanascus, Mucor, Neurospora, Penicillium, Rhizopus, 그리고 Ustilago 등이 있다(Hesseleine, 1983). 이들 곰팡이는 단독으로 발효에 관여하기보다 많은

종류의 세균이나 효모 등과 같이 증식하면서 여러 발효산물을 만들어 낸다.

유럽에서 만드는 몇 종류의 치즈(Roquefort cheese 등)나 소시지 그리고 돼지 뒷다리를 이용한 햄의 경우 자연발효로 곰팡이를 이용하고, 이들 제품에서 곰팡이들은 단백질 분해 효소로 유단백질 혹은 육류단백질을 분해하여 맛과 향을 향상시킨다. 또한 영양소 저해물질을 분해하여 소화성과 안전성을 높이기도 한다(Nout and Aidoo, 2002).

세균과 다르게 곰팡이류는 증식 속도가 느려 발효 기간이 길며, 고체발효를 하는 경우가 많고, 발효 중 오염이 일어날 가능성이 높다.

IV

세계 발효식품 둘러보기

세계 여러 나라에는 실로 다양한 발효식품이 있고 지역마다 특색이 있다. 이들은 각 나라의 전통식품으로 정착되어 역사가 오래되었다. 지금도 가정에서 혹은 상품화되어 자기나라 혹은 세계적인 상품으로 선보인 것들도 있다. 한 나라의 전통식품은 그 나라의 식문화를 이해하는 데 큰 도움이 될 뿐만 아니라 그 나라의 식문화를 가늠하는 기준이 된다.

01
채소류 발효식품

채소류는 세계 어느 민족이나 섭취하는 양의 차이는 있지만 모두 먹고 있다. 기후 풍토에 따라 재배 가능한 대상이 제한되어 있지만, 비타민, 무기질, 섬유소 그리고 파이토케미칼(Phytochemical, 식물기원 화합물) 등 기능성이 알려진 특수 물질 섭취의 좋은 공급원이 되고 있다. 채소류는 상당 부분 생체 상태로 섭취하고 있으며, 근래 동서양을 막론하고 건강상 이유로 샐러드 형태로 소비자의 손에 이르는 경우가 많아지고 있다.

채소류는 특징적인 맛이 없는 경우가 많으며, 조직 등 독특한 관능적 특성이 있으나 저장의 한계 때문에 식미와 저장성을 개선하기 위한 노력이 계속되었다. 대표적인 예가 염장하여 일정 시간 놓아두어 발효를 유도하는 기법이었다. 오래전 인류의 출현과 함께 채소를 먹어왔으나, 자연환경에서 스스로 일어나는 발효제품류가 일상식품으로 자연스럽게 식단에 침투하게 되었다. 주로 동남아시아와 인도 등에서는 기원전부터 채소를 소재로 한 발효기법이 도입되었고, 자연 상태에서 발효가 일어나 풍미가 좋은 발효제품이 되어, 저장 기간이 극히 짧은 채소류를 상당 기간 비축하여 먹을 수 있는 길을 열었다.

발효에 사용할 수 있는 채소류의 범위는 넓고, 대부분 염절임 방법이 일찍 시작되었으나, 염의 농도가 높은 경우 발효가 같이 일어나지 않는 경우도 있다. 채소류 발효제품은 민족마다 독특한 특성을 갖게 되었으며, 지역이나 한 나라의 대표적인 전통발효식품으로 자리매김하게 되었다.

세계적으로 알려진 채소류 발효식품에는 사우어크라우트(Sauerkraft), 김치(Kimchi), 군드럭(Gundruk), 신키(Sinki), 칼피(Khalpi) 등이 있으며, 죽순을 이용한 발효식품도 여러 나라에서 생산, 식용하고 있다. 채소류 발효제품은 크게 발효제품, 초절임제품(Pickle), 죽순 발효제품으로 나눌 수 있다.

채소류 발효제품은 주로 젖산균류가 관여하는 젖산발효로 맛과 향이 생성되고, 특히 염에 의해서 부패성 미생물의 증식이 억제된다.

세계 여러 나라의 대표적인 제품을 설명하면 다음과 같다.

가. 사우어크라우트(Sauerkraft)

사우어크라우트란 말은 'Sauerkohl'로 독일어이며, 시어진 양배추란 뜻이다. 유럽 이민자들이 미국에 올 때(1730) 통에 넣어서 가지고 왔고 이들을 통하여 널리 퍼졌다. 중국에서는 만리장성을 축성할 때 만들어 먹었고, 그 역사가 2,000년이 넘는다. 칭기즈 칸에 의해서 유럽으로 전파되었다는 학설도 있다. 보통 2 cm × 5 cm × 20 cm 크기로 채 썬 양배추에 소금을 뿌리면서 나무통이나 단지에 넣고 누름뚜껑으로 눌러놓고 발효를 유도한다. 보통 15.5 ℃ 정도에서 1개월 정도 발효하는데, 이때 카라웨이 등 다른 향신료를 넣기도 한다(Steinkraus KH, 1983).

1) 제조 공정

사우어크라우트의 제조 공정은 다음과 같다.

신선한 양배추 → 다듬기 → 세척 → 심 빼기 → 절단(2~5 cm 두께) → 가염(2.25 % 내외) → 용기(나무, 단지) 넣기 → 눌림(돌, 뚜껑) → 발효 → 저온살균 → 포장(통조림, 플라스틱 통, 보존제 사용) → 제품

2) 발효조건

발효온도가 중요하여 7.5 °C에서는 발효가 느리고, 보통 10일 후 산도가 0.4 %에 이르고, 한 달 후에는 0.8~0.9 %에 이른다. 18 °C에서는 20일 후에 산도가 1.7~2.3 %(젖산으로)에 이르고, 초산과 젖산의 비율은 1:4가 된다. 온도가 23 °C 정도가 되면 8~10일 사이에 산도 1.0~1.5 %에 이른다.

소금은 부패성 미생물의 증식을 억제하는 데 중요한 역할을 하며, 염도에 따라(1~3.5 %) 관여하는 젖산균이 달라진다.

3) 관여하는 미생물

발효는 보통 2단계로 일어나는데, 1단계에서는 정상발효(Homofermentative)가 일어난다. 이때 관여하는 젖산균은 *Leuconostoc mesenteroides*, *Laotobacillus brevis*, *Lactobacillus plantarum*과 *Pediococcus sakei*, *Lactococcus lactis* subsp. *lactis* 그리고 *Leuconostoc fallax* 등이 있다. 처음 발효 때는 호기성균이 10^6 cfu/g, Enterobacteriaceae가 10^6 cfu/g, 효모, 곰팡이가 10^2 cfu/g에 이른다. 이 과정을 거치면(2~3일) 더 많은 젖산을 생성하는 젖산균이 증식하여 균수가 10^8~10^9 cfu/g에 이른다. 보통 발효 시작 후 2주일이 지나면 발효가 완료되고, 이때 산에 가장 잘 견디는 *L. plantarum*이 주도 균이 된다. 전체 발효 과정 중 이상 발효균인 Weissella와 *Leuc. citreum* 등 새로운 균이 출현한다.

사우어크라우트 발효 중 젖산균을 먹이로 하는 박테리오파지(Bacteriophage)

가 오염되면 전체 발효제품을 손상시킨다. 여러 종류의 Bacteriophage가 발견되고 있다.

보통 1% 염 농도를 추천하나, 전통적으로는 2% 내외를 사용한다. 발효를 정상적으로 유도하기 위하여 Starter를 사용하는데 보통 *Leuc. mesenteroides*를 접종한다.

4) 안전성

전통적인 발효 방법에서는 모두 양배추를 사용하는데, 이때 오염물(분, 흙 등)에 의해서 문제가 되기도 한다. 원료인 양배추에 흙이나 동물 배설물에 오염되어 식중독 미생물이 존재할 수 있으며, 이들이 발효 과정 중 생존하여 식용할 때 위해를 끼칠 수도 있다. 캐나다에서는 양의 분변으로부터 오염된 *Listeria monocytogenes*가 식중독을 일으킨 예가 있다. 이는 보통 배추를 발효 원료로 사용하는 경우 최종 산도가 양배추로 제조하는 경우보다 낮기 때문이다. 젖산균 증식에 의해서 생성된 젖산은 식중독균의 증식을 저해하거나 살균에 관여한다.

나. 군드럭(Gundruk)

히말라야 지역의 전통발효식품으로 건조되고 신맛을 갖는 제품이다. 인도 북부 식킴(Sikkim) 지역에서 생산하여 먹는 것으로 가구당 3.2 kg 정도를 생산하여 일인당 1.4 g을 먹는다. 이 지역에서 생산되는 특산물은 라요-삭(Rayo-sag)이란 신선한 잎과 겨자 그리고 코리플라워를 시들게 말린 후 채 썰어서 사용하고, 약간 마른 후 용기에 넣어 누름돌로 눌려놓고 발효한다. 보통 따뜻한 곳에 놓아두고 7~10일을 발효한다. 발효 후 바로 먹는 김치나 사우어크라우트와는 다르게 발효한 군드럭은 햇볕에 3~4일간 말려서 수프로 먹거나 피클과 같이 먹는다. 수프로 먹을 때는 10분 정도 물에 불리고 짠 다음 기름에 튀기는데 이때 간 양파, 토마토, 고추, 강황 가루와 소금을 넣는다. 이 혼합물을 10~15분간 끓인 후 밥과 함께 먹는다.

이 발효제품은 주로 젖산균에 의해서 발효가 일어나며 *Lactobacillus(Lb.) fermentum, Lb. plantarum, Lb. casei* 등이 관여한다. 드물게 포도상구균(*Staphyococcus aureus*) 등 식중독 미생물이 발견되는데, 원료가 오염된 것으로 추정된다. 또한 산 생성이 충분하지 않을 때 문제를 일으킬 수도 있다. 발효 중 생성되는 바이오게닉 아민(Biogenic amine)도 다른 발효식품과 같이 발생할 수도 있다.

이 발효제품에서 분리된 젖산균은 프로바이오틱(Probiotic)으로 작용할 수도 있다.

다. 태국 박-시안-동(Pak-sian-dong)

박-시안-동은 잘 알려진 잎채소 피클이다. 제조 방법도 비교적 간단하다. 잎을 잘 씻어 햇볕에 널어서 흐느적거릴 정도로 말린다. 말린 채소 잎에 소금, 물, 설탕과 함께 용기에 넣어 밀봉한다. 혼합 비율은 채소 1 kg : 소금 50 g : 설탕 60 g 그리고 여기에 물 1 L를 넣는다. 쓴맛을 제거하기 위하여 소금물에 하룻밤 침지하기도 한다. 일반적으로 정제설탕보다 팜 설탕이나 사탕수수에서 얻은 당을 넣어야 풍미가 좋다. 보통 72시간 발효하면 먹을 수 있다. 이때 pH는 3.9, 산도는 0.7~0.8 %에 이르며, 젖산균에 의한 정상발효가 일어난다.

이와 비슷한 발효제품으로는 죽순을 이용한 나우-마이-동(Nau-mai-dong), 붉은 양파를 발효한 홈-동(Hom-dong)이 있다. 제조 방법은 다음과 같다.

박-시안 → 다듬기 → 세척 → 햇볕에 말리기 1~2시간 → 소금(2~4 %), 설탕(5 %) 섞기 → 용기에 담기 → 누름돌 → 상온 발효(2~3일) → 포장(1.1~1.2 % 젖산 함유)

라. 중국 훔 초이(Hum choy) (Wongand Jackson, 1997)

중국식 사우어크라우트이다. 주로 중국 학카(Hakka) 지역에서 수세기 전부터 생산해 오고 있다. 지역에서 재배한 가이 초이(Gai choy)라는 채소를 수확한 다음 세척하고 물을 뺀다. 전체 채소잎을 거친 소금으로 덮고 선반에 넣어 햇볕에서 반건조한다. 다른 용기에 넣은 다음 뜨물을 부어 빈 공간이 없도록 봉한다. 이때 공기가 남지 않도록 휘저어 공기 방울을 제거해야 한다. 발효물을 넣은 용기를 24~28 ℃에 놓는데 물 증발이 일어나지 않도록 온도가 낮아야 한다. 발효 중 채소는 암록황색으로 변하면서 부드러워진다. 발효가 끝나면 간단히 세척하여 남은 소금과 산을 제거한 후 물고기나 육즙에 넣어 수프로 먹는다. 이때 혐기성 발효가 일어나며(4일간), 잘 포장되어 있으면 2달 동안은 먹을 수 있다. 뜨물의 양이 적거나 완전히 밀봉되지 않았을 경우 호기성 변질이 일어날 수 있다.

훔 초이는 이제 상업적 규모로 생산되고 있는데, 저장기간을 연장하기 위하여 식초나 보존제를 사용하기도 한다. 이 제품은 사바(Saba) 섬, 말레시아 등에서 서민 식품으로 이용되고 있다.

훔 초이의 간단한 제조 공정은 그림 Ⅳ-1과 같다.

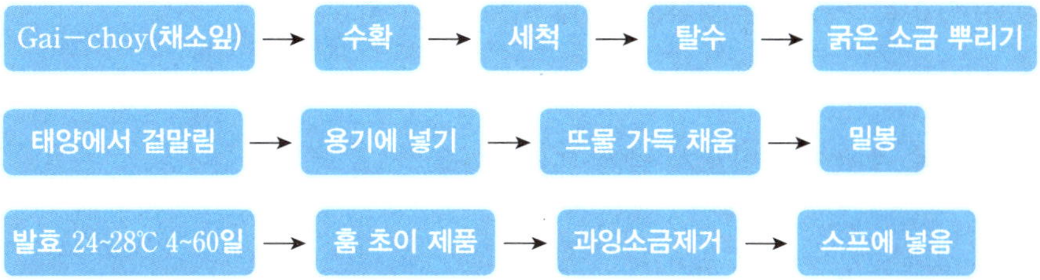

그림 IV-1 훔 초이 제조 공정

마. 칼피(Khalpi) (Tamang, 2010)

네팔이나 인도 북부 지역에서 생산되는 전통발효 오이 제품이다. 완숙된 오이를 수확하고 조각으로 절단한 후 햇볕에서 이틀 정도 말린다. 이를 대나무 용기에 넣고 건조한 잎사귀로 밀봉한다. 상온에서 3~5일 발효하면 산이 생성되어 소비자의 구미에 맞는다. 칼피는 겨자유, 소금, 고춧가루를 넣어 밥과 함께 먹는다. 가정에서 만들어 먹고 있으며, 아직 상품화는 되지 않았다.

관여 미생물은 젖산균, 즉 *Leu. fallax*, Pediococcus, Pentosaceus, *Lb. brevis*, *Lb. plantaru*m 등이며, 초기 균수는 많지 않으나 36시간 지나면 10^8 cfu/g에 이르며, 이후 같은 수를 유지한다. *Lb. plantarum*이 주발효균이다. 이때 pH는 5.6에서 3.2로 내려가며, 산도는 0.28 %에서 1.24 %로 높아진다.

바. 제룩(Jeruk)

주로 가정에서 만들어 먹는 피클류의 하나로 과실이나 채소류를 원료로 이용한다. 주로 작은 오이, 생강, 양파, 고추, 죽순 겨자잎 등을 사용한다. 소득이 낮은 가정에서 간단하게 만들어 먹고, 신맛과 단맛이 있어 어린이들의 구미에 맞는다. 말레시아 등 동남아시아에서 생산되고 있다. 신선한 조직을 갖고 있으며 원료가 과량 생산될 때 저장수단으로 이용된다.

관여하는 미생물은 Leuconostoc, Lactobacillus, Pediococcus, Enterococcus 속 균이며, 주로 젖산발효가 일어난다.

사. 수안 카이(Suan Cai)

중국의 채소 발효제품으로 주로 Lactobacillus 속이 발효에 관여하고, L-lactate가 생성되나 복발효가 일어난다. 확인된 균은 *Lb. harbinensis*이다.

아. 후-차이와 수안-차이(Fu-tsai and suan-tsai)

대만에서 생산되며, 겨자잎을 발효한 제품이다. 보통 수프로 먹거나 다진 고기와 함께 튀김제품으로 만들어 먹는다. 제조 방법은 그늘에서 말린 겨자잎을 4% 정도 소금으로 켜켜이, 차례로 용기에 넣고 밀봉한 후 상온에서 7일에서 2개월 동안 발효시킨다. 발효기간이 2개월 정도로 완전히 발효되면 이를 Suan-tsai라고 하고, 부분 발효되면(7일) 이를 Fu-tsai라고 한다. 발효된 것을 세척하고 햇볕에 말린 다음(1~2일) 다시 2일 정도 발효시킨다. 낮에 말리고 저녁에 발효하는 과정을 3회 반복한다. 부분 건조된 겨자잎을 2조각으로 낸 다음, 유리 용기 등에 넣어 밀봉한 후 뒤집어 놓고 3개월 정도 숙성시킨다. 대만에서 생산되는 이 제품은 *Pediococcus pentosaceus*와 *Tetragenococcus halophilus*가 관계되며, 다른 젖산균으로는 *Lb. farciminis*, *Leuconostoc mesenteroides*, *Weissella cibaria* 등이 확인된다.

자. 포채(苞菜, Pochai)(정동효, 2004)

중국의 젖산 발효채소로 절임 염을 별도로 사용하지 않는다. 포채는 침채

(沈菜)라는 말이며, 사천 포채가 유명하다. 특수하게 제조한 용기를 사용한다. 이 용기는 입구의 밖에 뚜껑을 받치는 접시가 있고, 이 접시는 홈이 있어 여기에 물을 담아 안의 공기는 나오나, 외부 공기가 들어가지 못하게 되어 있어 혐기성 발효를 가능하게 한다.

원료는 배추, 무, 마늘, 죽순, 잎채소 종류를 사용한다. 조미료로는 식염, 술, 생강, 산초, 고추 등이 사용된다.

사천 포채의 제조 방법은 다음과 같다.

원료를 씻고 적당히 절단하고 이것을 20 % 식염수에 담근다. 근채류는 2일간, 잎채소류는 1~2일간 1차 절임한다. 그 다음 1차 절임한 것을 물기를 빼고 포채도기에 넣고 국물이 원료를 덮을 때까지 넣고 뚜껑을 덮는다. 약 10일간 발효시킨다. 먹을 때는 숙성한 것을 모두 꺼낸다.

차. 채소 발효 혼합물(김동신, 1998)

한국의 김치가 대표적인 채소 발효 혼합물이며, 인도네시아의 사자 아신(Sajur asin), 터키의 타하나(Tarhana), 일본의 누카 미소(Nukamiso) 등이 있는데, 대부분 집에서 가정주부가 만들어 가정내 소비용으로 사용한다. 이 제품에 사용하는 채소류는 배추, Singkamas, 무, 당근, 아스파라거스, 콩 등이 사용되며, 주로 젖산 발효가 일어나고, 이런 혼합물에 단백질 함량을 높이고 맛을 개량하기 위하여 어류 발효물을 넣기도 한다. 국가에 따라서는 대량 생산체제를 갖춰 상품으로 기업적 생산을 하고 있다.

02

과실 발효식품

과실들은 그 자체로 맛과 향이 있지만 발효하면 독특하고 새로운 향미를 내는 색다른 제품이 생산된다. 예를 들면 올리브, 커피, 카카오 제품 등이 있다.

가. 올리브(Tamang, 2010)

올리브는 아시아 미노르(Minor) 지역이 원산으로 1,500종이 알려져 있으며, 시리아, 그리스로 전파되었다. 지중해 지역에서 주로 생산되며, 이제 세계 여러 나라, 즉 남아프리카, 호주, 일본, 중국 등에서 재배되고 있다. 대표적인 고유지함유과실이며 주로 착유하여 올리브유를 만드는 데 쓰인다. 이 열매를 이용하여 식탁용 발효제품을 생산하기도 한다. 올리브 나무에서 수확하여 쓴맛을 제거하는 전처리 공정을 거치지 않으면 너무 쓴맛이 강하여 식용하기 어렵다. 쓴맛의 원인 물질은 Glycoside oleuropein이며, 전처리 공정을 통하여 쓴맛을 제거한다. 가공 방법에 따라 다르나 염수, 알칼리 처리를 한다. 이 발효제품의 종류에는 스페인형, 검은색의 캘리포니아형, 그리고 천연색의 검은색 그리스형이 있다. 그 외에 지역에 따라 많은 종류의 제품들이 생산되어 유통되고 있다.

올리브는 세계적으로 1.5백만 톤이 생산되나, 과잉 생산에 따른 문제가 있다.

올리브 발효제품은 다른 과실류 발효제품과는 다르게 맛과 영양면에서 우수하고 화학적 조성이 상당히 다르다. 특히 Polyphenol compound, 즉 Tyrosol, Hydroxy tyrosol 함량이 높아 항산화 활성이 있으며, 발효에 관여하는 미생물들이 Probiotic의 공급원으로도 기능이 있다.

식탁용 올리브의 제품별 제조 공정을 보면 그림 Ⅳ-2와 같다.

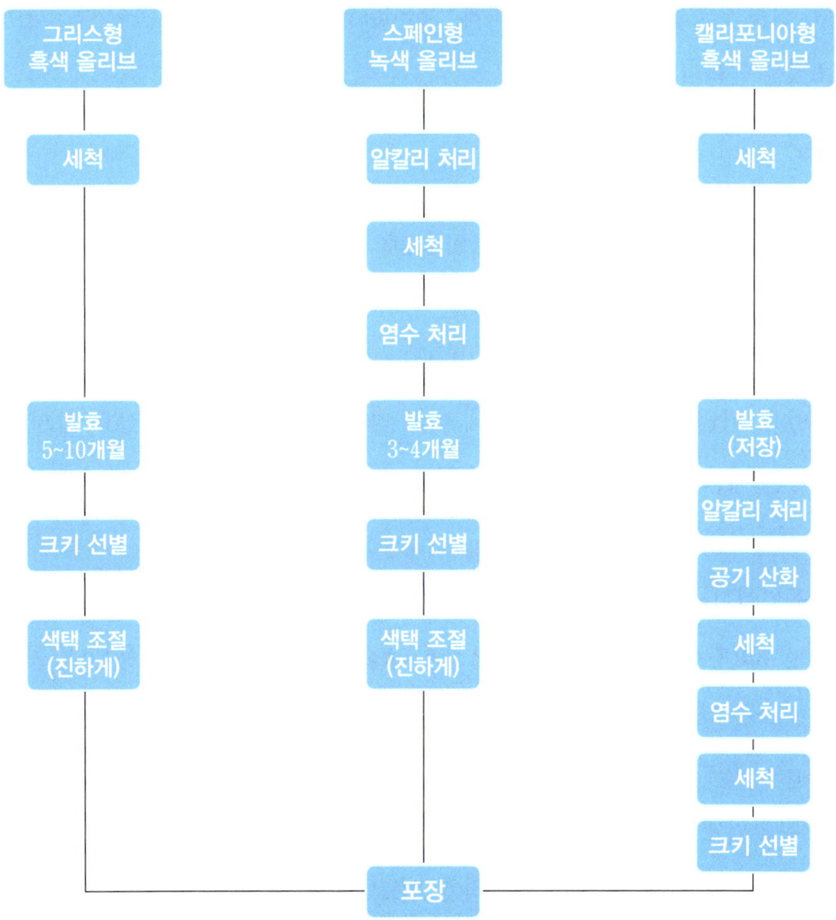

그림 Ⅳ-2 대표적인 식탁용 올리브 제품 제조 공정(Farnworth, 2008)

그림 Ⅳ-2에서 보는 바와 같이 세계적으로 생산량이 가장 많은 3가지 제조 방법은 염수 처리하여 발효하는 과정은 동일하나 약간씩 차이가 있다. 또한 제조 방법에 따라 원료의 수확기가 다르다. 즉, 녹색이나 흑색 등 채취 시기가 다르며, 숙도도 차이가 있다. 발효 과정 중 젖산균이 증식하는 2단계 발효에서는 pH 4.5~3.9까지 내려가게 된다. 주로 *Lb. plantarum*이 관여한다. 잘못 발효될 경우 젖산균 외에 Clostrium 속 혹은 Bacillus 속이 증식하여 조직을 연화시킨다.

나. 커피(Tamang, 2010)

커피(Coffee)란 말은 에티오피아의 Kaffa에서 유래된 것으로 원산지가 이 지역임을 알 수 있다. 야생 커피나무는 아프리카 여러 지역에서 발견되며, 에티오피아에서 처음 볶고 발효하는 기법이 도입되었고 아라비아 지역으로 전파되었다. 아라비아에서는 16세기에 이미 널리 마시는 음료가 되었고, 1600년대에는 이탈리아에도 전파되었다. 이후 베네치아 상인들이 유럽 각지에 커피를 전파하였다.

유럽에서는 네덜란드가 최초로 커피나무를 재배하기 시작하였다. 커피과에는 400속 5,000종이 있으며, 오직 Coffea속이 커피 생산에 사용된다. 커피를 만드는 데 사용하는 커피는 2종, 즉 *Coffea arabica* Linne와 *Coffea canephora* Pierre가 있다. 이제 세계 각국에서 커피나무가 재배되지만, Arabica와 Robusta로 구분되고 있다. 현재는 약 50개국에서 생산되고 있으며, 가장 많이 생산하는 나라는 브라질, 베트남, 콜롬비아, 인도네시아, 에티오피아, 멕시코 그리고 인도 등 주로 열대 지방에 위치해 있다. 보통 표고 600~2,400 m 지역에 속하는 나라에서 좋은 품질의 커피를 생산하고 있다. 우리나라도 일부 지역에서 시험재배를 하고 있다.

커피 열매는 핵과로 외피, 중내피, 내피, 껍질로 둘러싸여 있고, 과내피는 섬유질로 되어 있다. 보통 손이나 기계로 수확을 하며, 미숙과 과숙과를 선별해 낸다. 가공 방법으로는 습식법과 건식법이 있으며 품질에서 차이가 있다.

1) 습식법

손으로 수확한 커피 열매를 기계로 외부에 있는 껍질과 끈적이는 이물을 제거하고, 무게로 선별한 후 물과 함께 시멘트 탱크에 넣고 발효시킨다. 이 과정에서 커피 열매에 있는 펙틴 분해효소에 의해서 외부 껍질 물질이 분해된다. 효소의 역가와 부착된 점질 물질에 따라 발효 시간은 달라지지만 24~48시간 발효할 때 가장 좋은 품질을 얻을 수 있다. 이렇게 발효가 끝난 커피콩은 세척하고 수분 10~12%까지 건조한다. 대개 건조 시간은 1~2주이다. 최종 단계에서 커피콩의 껍질을 제거한다. 습식법은 콜롬비아에서 생산되는 Arabica 커피를 만들 때 사용한다.

2) 건식법

습식법보다는 간단하다. 이 방법으로는 Robasta 커피를 만드는데, 두꺼운 커피 펄프를 그대로 놓아둔다. 브라질, 에티오피아 등에서는 Arabica 커피도 햇볕에 말린다. 건조 공정에서는 커피콩을 매트나 건조 장치에 3~4 cm 두께로 펴놓고 햇볕에 말린다. 보통 저녁에는 재흡습을 막기 위하여 퇴적하고 다음 날 다시 널어 말린다. 햇볕에 따라 다르지만 보통 3~4주가 걸린다.

3) 커피 발효에 관여하는 미생물

처음 발효 단계에서는 그람음성균인 Enterobacteriacea 속이 주발효에 관여하는데, 주로 *Enterobacter cloacae*가 분리되고 있다. 건식 발효에서는 *Bacillus sutillis*, *B. cereus* 등이 발효에 관여한다. 커피 발효에 관여하는 미생물들은 거의 펙틴 분해효소를 낸다고 보고되고 있다. 습식 발효에서는 24시간 이내에 보통 10^3~10^8 cfu/g 수준으로 증식한다. 커피 발효에서 젖산균은 많이 알려지지 않았으나, 초기에 Leuconostoc과 Weissella가 증식, 산성화한다고 알려져 있다. 효모도 관여하는데 습식 발효에서 4.0×10^4~5×10^7 cfu/g이 발견되고 있으며, 발효 과정 중 증가한다고 보고되고 있다. 건식 발효에서도 발효 과정 중 효모의 수가 증가한다. 이들은 *Debaryomyces hansenii*와 *Pichia guilliermondii*로 알려져 있다. 이들 효모는 커피콩에 있는 점질 물질의 분해에 관여한다. 커피콩의 발효는 세균, 곰팡이, 효모 등이 관계되어 수분함량, 온도, 기질 물질의 구성, 미생물의 펙틴 분해효소에 관계가 된다.

주의해야 할 것은 커피콩에 자연적으로 부착된 일부 곰팡이들이 진균독(Mycotoxin)을 생성한다고 알려져 있으며, 커피에서는 Ochratoxin A가 문제된다. 커피콩은 저장, 수송할 때 수분 함량이 높은 여건에 노출되면 독성을 일으키는 곰팡이가 증식하여 진균독을 생성할 수 있다. 습식이 건식보다 진균독 생성을 억제하는 데 효과적이다.

다. 카카오(Cacao)

적도 근방에서 자라는 카카오 나무에 열리는 카카오 열매를 이용한 역사는 2,000년이 넘는다. 카카오는 스페인 점령자들을 통해 유럽에 전파되었고,

'신의 음식'이란 별칭이 있다. 카카오 나무는 학명이 *Theobroma cacao*로 여러 종이 있다. 멕시코를 스페인이 통치할 때 칼라비안 군도에 전파되었고, 후에 필리핀, 술라웨시, 자바 등으로 전파되었다. 그 후 기후가 맞는 세계 여러 곳에서 재배하고 있다.

카카오는 박피한 카카오를 마쇄하여 발효하고 건조한 후 볶아서 만든다. 카카오는 차 종류와 같이 사람의 기분을 진작시키는 알칼로이드 함량이 높으며 다른 많은 영양소가 함유되어 있어 식품으로 분류되고 있다. 카카오 빈은 지방(52 %), 단백질(14 %), 전분(6 %), Theobromine(1.5~2.1 %), 카페인(0.2 %), 그리고 카테킨, 탄닌(6~7 %)이 들어 있는 우수한 식품 소재이다. 카카오 빈에는 2가지 종류가 있는데, 포라스테로(Forastero)는 보라색 줄이 있으며, 가공처리 시 강한 풍미가 있다. 크리올로(Criollo)는 백색, 혹은 상아색 등 엷은 색을 띠고 있으며 향기가 많이 난다. 크리올로가 크고 둥글며 지방함량이 낮다. 보통 크리올로는 2~3일 발효하나, 포라스테로는 5~7일 발효한다.

1) 카카오 빈 발효

카카오 빈에 붙어 있는 펄프가 발효가 되는 기질이다. 여기에는 수분(82~87 %), 당(10~15 %, 주로 포도당, 과당, 설탕), 펜토산(2~3 %), 구연산(1~3 %), 펙틴(10~15 %)이 들어 있다. 여기에 들어 있는 펙틴질이 다른 다당류(1~2 %)와 함께 점도를 갖게 한다. 숙도에 따라서 당의 구성이 달라지는데, 숙성됨에 따라 포도당과 과당함량이 높아진다.

수확된 카카오 빈은 상당한 기간 동안 놓아두는데 이때 당의 변화가 일어난다. 카카오 빈을 나무망치로 쳐서 수분이 많은 펄프로 싸인 씨를 빼낸 다음,

용기에 담아 발효시설이 있는 곳으로 옮긴다. 카카오 빈을 질경이 잎 위에 퇴적하거나 춤이 깊은 트레이에 넣어 발효시킨다.

발효시키는 방법은 바나나 잎이나 방수포를 넣어 퇴적하거나 용기에 넣어 발효한다. 이 방법들은 코트디부아르에서 주로 이용된다.

발효 과정 중 1단계에서 유기산과 에탄올이 생성되고, 미생물 작용에 의해서 열이 발생한다. 2단계는 자엽 내에서 발효하여 생성된 물질들 간에 생물학적 반응들이 일어난다. 발효를 통하여 남아 있는 펄프를 제거하고, 배아를 불활성화하면서 향, 풍미, 색깔을 내게 된다. 발효로 점성 물질의 제거는 건조를 쉽게 하는 데 기여한다. 발효기간(3~13일) 중 퇴적물을 뒤집어주어 공기를 공급해 주면서 적정온도(45~50 ℃)를 유지시킨다.

발효기간은 생산지마다 다르나 제조하는 농부들의 경험에 의해서 결정하는데, 냄새나 물성으로 판단한다(초산냄새). 발효가 끝나면 건조에 들어간다. 건조는 초기수분 40~60 %에서 최종 6~7 %로 낮추어 곰팡이의 증식이 일어나지 않도록 한다. 건조과정 중 풍미가 발현되고 맛과 색이 형성된다. 가능한 빠르게 건조해야 하나 이때 풍미와 빛깔을 고려해야 한다. 보통 48시간 정도가 적당하다.

2) 미생물

발효 중 생물계는 계속 변화가 일어나는데, 사상균, 효모, 젖산균, 초산균, Bacillus속 균이 발효에 관여한다. 초기 사상균이 발생하여 24~36시간에 균수가 10^6~10^7 cfu/g에 이르며, 발효가 진행되면서 급격히 줄어드는데 펙틴 및 전분 분해효소 생성과 깊은 관계가 있다. 이들은 카카오 빈의 향과 맛에 영향을 준다. 또한 지방질 분해도 일어나는데 주된 곰팡이는 *Aspergillus fumigatus*, *A. glaucus*, Mucor spp. 등이다. 미생물들이 고분자 물질들을 분해하여 당류를 생성함에 따라 효모가 증식하여 산과 향을 생성하게 된다. 이들은 Kloeckera, Hanseniaspora, Saccharomyces, Candida, Pichia 속 등이다. 이들 효모가 끝에 가서 산을 이용함으로써 pH가 상승(3.5~4.2)하여 세균류가 자랄 수 있는 환경을 만든다. 이 결과, 에탄올, 휘발성 유기물이 생성되어 초콜릿 향을 만들게 된다. 또한 펙틴 분해효소는 점도를 낮춰 통기효과를 높이기도 한다.

발효 후반에 pH가 상승하면서 젖산균이 증식하여 10^6~10^8 cfu/g 수준에 이르게 되며(36~48시간), 이때 Lactobacillus, Leuconostoc 그리고 Lactococcus 속이 주된 역할을 한다. 발효 초기에는 *L. plantarum*이 카카오 발효에서 주된 역할을 하나, 지역에 따라서 주발효 젖산균이 다르다는 보고도 있다.

초산발효는 최종 단계에서 일어나는데 주로 Acetobacter, Gluconoacetobacter, Gluconobacter 등 호기성균이 관여하고, 이때 균수는 10^6~10^9 cfu/g에 이른다. 전체적으로 호기성 포자생성균은 후반에 나타나는데 10^7~10^8 cfu/g에 이르며, 산미가 줄어들고 호기성 조건이 된다. 이와 같이 발효 중 관여하는 미생물은 기질의 성분과 산소 유무, 온도, 길항 미생물의 존재, pH 변화에 의해서 계속 미생물 총이 변하게 된다. 이런 현상은 모든 자연 발효식품에서 일어나는 아주 일반적인 현상이다.

3) 가공 중 생화학적 변화

카카오의 맛과 향은 발효, 건조 그리고 이어지는 카카오 빈의 볶음 조건에 따라 달라진다. 발효 과정에서 미생물에 의해서 자엽에 들어 있는 성분, 즉 단백질, 지질, 탄수화물이 분해되고, 다시 결합하면서 향과 맛의 변화가 계속 일어난다. 단백질이 분해돼서 생성된 아미노산은 볶는 과정에서 향 발현에 큰 영향을 주고 Anthocyanin이 Anthocyanidin으로 전환된다. 설탕과 같은 2당류도 분해되어 단당류가 되면서 여러 미생물들의 영양원으로 이용되면서 새로운 물질을 만드는 역할을 돕는다.

카카오 발효는 확실하게 여러 미생물이 관여하는 복발효이며, 아직까지도 관여하는 모든 미생물이나 이들의 역할이 확실히 규명되지는 않았으나, 젖산균과 초산균들이 하는 일들이 서서히 알려지고 있다. 또한 볶는 과정에서 생성되는 많은 향기 물질과 맛에 영향을 주는 성분들에 대해서는 더 많은 연구가 진행되어야 한다.

라. 템포약(Tempoyak) (Steinkraus, 1983)

말레이시아에서 생산하는 독특한 제품으로 두리안 과실(*Durio zibethinus*)의 펄프로 만든다. 이 발효식품은 두리안이 갖고 있는 독특한 유화 수소 냄새를 가지며, 유액상은 노란색을 띤다. 독특한 향을 가진 두리안에 친숙한 말레이시아인들이 선호한다.

템포약은 가정에서 과량 생산되는 두리안을 처리하기 위해서 만들고 있으며, 품질이 떨어지거나 과숙한 과실을 이용하기도 한다. 이 발효제품은 생선이나 채소음식을 먹을 때 고추로 만든 삼발(sambal)과 함께 찍어먹는 용도로 사용되며, 시장에서 소량으로 판매하기도 한다.

제조 방법은 두리안 펄프에 소량의 소금을 넣고 용기에 넣어 밀봉한다. 발효기간은 보통 7일 내외로 산막효모가 표면에 나타나는데 먹기 전에 걷어낸다.

발효 과정 중 고체 상태의 펄프가 반고형 상태로 변하면서 강한 산취를 낸다. 이때 산도는 3.6 %에 이르며, 약간의 당이 잔존한다.

발효에는 세균과 효모가 관여하여 균수는 10^7 cfu/g에 이르며, 최종 pH는 3.8~4.6에 이른다. 분리된 균은 Bacillus와 효모, 산 생성은 젖산균과 초산균에 의한 것으로 추정하고 있다.

03
죽순 발효식품(Tamang, 2010)

가. 메수(Mesu)

죽순이 생산되는 인도 히말라야, 네팔, 부탄 지역에서 생산되는 전통발효식품이다. 연한 죽순의 겉껍질을 벗겨내고 잘게 자른 후 녹색 대나무 줄기의 빈 공간에 넣어 단단히 누른다. 대나무통 입구를 대나무잎이나 다른 식물의 잎으로 막고, 7~15일간 혐기성 상태에서 발효시킨다. 메수는 피클과 같이 먹는데, 보통 식용유, 고추, 소금과 함께 섞는다. 밀봉된 상태로 수개월 동안 저장할 수 있다. 발효에 관여하는 미생물은 *Lb. plantarum*, *Lb. brebvis*, *Lb. curvatus*, *Leuc. citreum*과 *Pediococcus pentosaceus*가 분리된다. 정상 젖산 발효균인 *Lb. curvatus*도 확인된다.

나. 소이범(Soibum)

소이범은 인도 메니퍼(Manipur) 지역에서 생산되는 전통발효식품이다. 즙액이 많은 죽순(*Dendrocalamus sikkimensis*, *D. giganteus*, *Melacona bambusoide* 등)을 얇게 세절하고, 용기에 단단히 적재한다. 용기에 세절한 죽순을 완전히 채운 후 폴리에틸렌 필름으로 덮고 누름돌을 얹는다. 용기의 밑은 구멍을 뚫어서 발효되어 시어진 액즙이 흘러내리게 한다. 발효 6개월이 지난 다음 제품은 10~12개월 저장할 수 있다. 보통 인도의 지방 채소 시장에서 흔히 판매되고 있다. 관여하는 미생물은 *Lb. plantarum, Lb. brevis, Leu. fallax, Leuc. mesenteroides, Leuc. lactis* 그리고 *Enterococcus duran* 등으로 기능성 젖산 발효균으로 알려져 있다. 발효 과정 중 유리 아미노산량이 증가하여 영양 가치가 상승하고 미생물 작용으로 Phytosterol이 만들어진다.

다. 소이돈(Soidon)

소이돈은 완숙된 죽순 끝을 모아 발효한 제품이다. 인도 마니퍼 지역에서 생산되는 제품이다. 죽순 끝을 모아 위쪽과 아래쪽을 제거하고 전체를 물을 채운 항아리에 담근다. 전에 발효한 액을 스타터로 첨가(1:1)하여 3~7일 상온에서 발효한다. 이 지역에서 나는 헤이붕(Heibung) 잎을 넣어 발효 중 풍미를 돋운다. 발효 후 항아리에서 꺼내어 밀봉 용기에 담으면 상온에서 1년 정도 저장할 수 있다. 커리, 피클, 쌀밥 등과 같이 먹는다. 발효에 관여하는 미생물은 *Lb. brevis, Leuc. fallanx, Leuc. lactis* 등이다.

라. 나우-마이-동(Naw-mai-dong)

태국에서 생산되는 죽순 발효제품이다. 보통 단맛이 나는 죽순(*Bambsa burmanica*)을 사용한다. 어린 죽순을 수확 후 굳은 조직이나 결점을 제거하고 세척한 다음 2% 정도 소금과 혼합한다. 물속에서 끓인 후 쓴맛이 나는 액을 버리고 용기에 담아 누름돌을 얹는다. 실온에서 3~4주 발효한다. 관여 균은 *Leuc. mesenteroids, Lb. fermentum. Lb. buchneri, Lb. brevis* 그리고 *Pediococcus pentosaceus*가 검출된다.

마. 기타 죽순 발효제품

주로 인도에서 생산되는 것으로 소이짐(Soijim), 에쿵(Ehung), 엡(Eup), 히링(Hirring) 등이 있으며, 지역에 따라 제조 방법은 조금씩 다르다.

04
곡류 발효식품

곡류는 크게 나눠 쌀, 밀, 옥수수, 보리, 수수, 기장 등으로 분류하고, 이들이 생산되는 지역에서 다양한 곡류 발효제품이 생산된다.

곡류를 원료로 생산하는 세계 여러 나라의 발효제품은 표 Ⅳ-1과 같다.

표 Ⅳ-1에서와 같이 쌀, 보리, 옥수수, 수수 등을 이용한 다양한 발효식품들을 아침 식사용이나 음료 등으로 먹는다. 이들 제품발효에 관여하는 미생물은 젖산균과 효모가 주를 이루나, 그 외에 곰팡이와 다른 세균이 발견되기도 한다. 대부분 특정 지역의 특산물로 자연발효에 의존하고 있지만, 서서히 우수 균을 분리하여 이 균을 이용하는 순수발효가 진행되고 있다. 이들 지역 전통식품은 거주자들에게 영양 공급은 물론, 관여 균이 프로바이오틱으로 작용하여 장내 건강에도 영향을 줄 것이다.

가. 빵류

효모를 이용하는 대표적인 곡류 발효식품으로 그 기원이 원시시대로 거슬러 올라가며, 1만 4,400년 전 빵 유적이 발굴되어(The Science Times, 2018) 오랜 역사가 있음을 알려 주고 있다. 밀가루를 주원료로 이용하지만 지역에

표 IV-1 곡류를 이용한 식품들(Farnworth, 2008)

제품	국가	기질	관여 미생물	제품특징
Kanji	인도	쌀과 당근	*Hansenul anomala*	액상
Bagni	코카서스	기장	–	액상(음료)
Bhatura	인도	흰색 밀가루	젖산균, 효모	조식용
Buruktu	나이지리아	수수 + 카사바	젖산균, *S. cerevisiae*	액상
Darassum	몽골	기장	–	액상
Hopper	스리랑카	쌀 혹은 밀가루 + 코코넛액	빵효모, 산생성균	아침
Idli	인도	흑그램, 쌀	젖산균, 효모	빵 대체
Injera	에티오피아	밀, 보리, 옥수수	*Candida guiliermondii*	빵 대체
Kenkey	가나	옥수수	Corynebacteria, 효모, 곰팡이	고형제품
Lao-chao	중국, 인도네시아	쌀	곰팡이, 효모	연질, 고상
Mahewa	남아프리카	옥수수	젖산균	음료
Merissa	수단	수수	효모	음료
Ogi	나이지리아	옥수수	젖산균	대표적 아침식
Puto	필리핀	쌀	젖산균+효모	간식
Uii	케냐, 우간다, 탄자니아	옥수수, 수수, 기장	젖산균	아침, 점심
증편	한국	쌀	효모, 젖산균	간식

따라서 옥수수 등 다른 곡류 전분으로도 생산하고 있다. 현대의 빵 발효기술은 3,500년 전 이집트까지 거슬러 올라간다(Farnworth, 2008). 이때 빵 반죽을 만들어 놓았을 때 부푸는 것을 확인하였고, 이 기술로 만든 빵류가 이집트인의 주식이 되는 한편, 급여로 대신 지급되기도 하였다.

포도주에서 분리한 효모를 최초로 빵 발효에 이용한 것은 로마인들이다. 기원전 100년에는 로마에 250개에 이르는 빵집이 있었다고 추정된다. 옛 그리스에서는 보릿가루가 함유된 빵이 있었으나, 부푸는 정도가 떨어져 서서히 소멸하였다.

초기 유럽인들은 기원전 800년 전부터 스타터를 첨가하여 귀리빵을 만들었으며, Sour rye빵은 여러 나라에서 생산하여 식용하였고, 유럽과 북미에서도 인기 있는 빵이 되었다. 이 빵을 제조하는 데 사용하는 'Mother sponge'는 효모와 세균의 비율이 1 : 100인데, 미국 샌프란시스코에서 프랑스빵을 만드는 데 이용한다.

빵은 이제 동서양을 막론하고 밀가루나 다른 곡류를 이용하는 대표적인 발효제품이며, 효모뿐만 아니라 젖산균 등 여러 세균류가 발효에 관여하여 맛과 향에 영향을 미친다.

나. 이들리(Idli)(Steinkraut, 1983)

씻은 쌀을 침지하고 이집트 콩(Gram)과 함께 분쇄한 후 반죽을 만들어 같이 존재하는 세균으로 자연 발효되는 제품이다. 인도 남부와 스리랑카에서 광범위하게 식용되고 있다. 이들리는 작고 흰색이며, 산 발효 후 증숙한 제품이다. 이들리와 유사한 제품으로 Dhokla, Khaman, Dosa 등이 있는데, 원료와 제조 방법에 약간의 차이가 있다.

이들리 제조 방법은 그림 Ⅳ-3과 같다.

이들리는 남부 인도인들에게는 중요한 단백질원이며, 칼로리 공급의 주된 역할을 한다. 이 제품들은 주로 아침식사로 이용되며, 스리랑카에서는 1주일

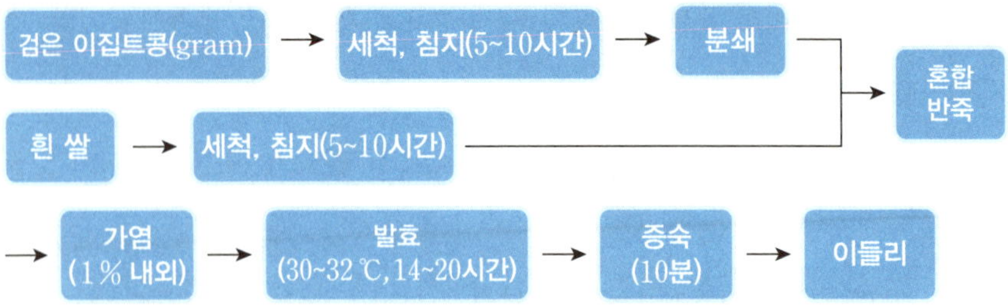

그림 Ⅳ-3 이들리의 제조 공정

에 3~4회 취식한다.

발효 중에 비타민 B_1과 B_2가 생성되고, 발효 중 피틴과 인 관련 물질이 감소된다. 주로 젖산균인 *Lb. mesenteroides*가 발효에 관여한다.

다. 필리핀 푸토(Puto)(Sanchez, 1997)

푸토는 필리핀에서 고미(묵은 쌀)를 이용하여 만드는 발효 케이크이다. 쌀을 침지·마쇄한 후 천연 상태에서 산 발효와 가스 생성을 유도한다. 생성된 산은 최종 단계에서 중화한다. 완성된 푸토는 강판에 간 코코넛과 같이 제공한다. 푸토는 인도의 이들리와 비슷한데, 단지 두류가 없다. 푸토는 필리핀의 여러 지역에서 만들어 먹고 있다. 보통 아침식사나 간식으로 주로 먹는다. 어떤 것은 치즈, 계란 등을 추가하기도 한다.

제조 공정은 그림 Ⅳ-4와 같다.

푸토 발효에는 사상균, 세균, 효모가 관여되며, 초기 호기성 미생물이 증식하나 주요균은 *Lb. mesenteroides*, 다음은 *S. faecalis*, 끝에는 *S. cerevisiae*가 관여한다. 주로 이상발효젖산균이 역할을 하면서 산 생성으로 pH는 떨어진다. 근래에는 건조 스타터를 사용하여 발효를 관리하기도 한다.

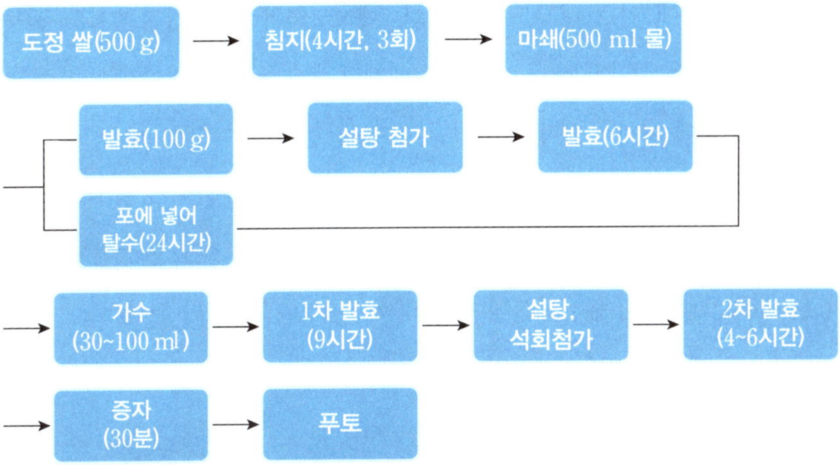

그림 IV-4 푸토의 제조 공정

라. 도사(Dosa)

쌀과 이집트 콩(Gram)으로 만들어진 팬케이크이다. 16세기 타밀(인도) 지역에서 만들어 먹었고, 이 제품은 두류를 이용한 Dhokla(발효, 증숙한 향신료가 들어 있는 케이크)로 1066년 기록에 나타난다. 밀가루 반죽이 발효하여 만들어진 Nam, Bhatura, Kulcha는 납작한 빵류로 인도, 파키스탄, 아프가니스탄, 이란에서 만들어 먹는다(Farnworth, 2008).

마. 엔제라(Enjera)

아랍어 이름이며, 에티오피아에서 주식으로 먹는 산 발효한 팬케이크 형태의 빵이다. 크기가 지름 55~60 cm로 무게는 두께에 따라 다르지만 250~700 g이다. 밀가루를 반죽하여 만들고, 옥수수 가루로 만든 것은 더 무겁다. 발효하여 만든 제품은 약간 바삭거리고 부드러우며 유연하다. 공기방울이 맺힌 아이(Eye)가 표면에 있고 내부도 부드럽다. 에티오피아 인근 나라에서도 만들어 먹고 있으며, 성인이 하루 2~3개의 엔제라를 먹는다. 가정에서는 부엌 밖에 화덕이 있어 여기서 엔제라를 만든다. 보통 엔제라는 육류, 채소, 삶은 두류 제품(Wot)과 함께 먹고 있다. 소금에 찍어먹거나 다른 여러 향신료 등을 섞어서 먹기도 한다. 따뜻한 지역으로 가면 수수나 옥수수로 만들기도 한다. Tefenjera는 고산지대에서 생산되며, 보리와 수수가 주원료가 된다.

엔제라의 제조 방법은 그림 Ⅳ-5와 같다.

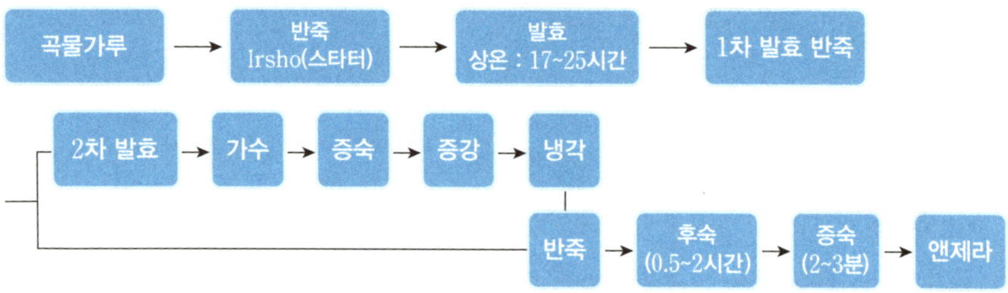

그림 Ⅳ-5 엔제라 일반 제조 공정

엔제라 발효에 관여하는 다양한 균들이 밝혀졌고, 균 속으로 보면 Pullartia, Aspergillus, Penicillium, Rhodotorula, Hormodendrum, Candida와 그 외에 확인되지 않은 세균들이 있다. 가장 빈번하게 검출되는 미생물은 *Candida guilliermondii*이며, 대개 균수는 10^8~10^9 cfu/g에 이른다(Steinkraus, 1983).

발효 중 영양 변화가 있는데, 엔제라는 필수아미노산이 많지 않아 효모 등 우수 균을 이용한 발효유도로 영양개선 필요성이 대두되고 있다. 이와 비슷한 제품으로 코초(Kocho)가 있다.

바. 호퍼(Hopper)

스리랑카 전통식품으로, 쌀이나 밀가루에 코코넛 액을 넣어 반죽한 후 산 발효한 후 증숙한 발효제품이다. 둥근 형태이고, 지름 15 cm에 중앙의 두께는 1 cm, 밖은 바삭바삭한 조직을 갖는다. 주로 가정이나 식당에서 아침식사로 이용된다. 생선, 육류, 커리, 고추, 정제되지 않은 설탕(Jaggery) 등과 함께 먹는다.

쌀 및 밀가루를 혼합한 후 여기에 설탕, 효모(2 g/100 g)와 코코넛 즙을 넣어 반죽하고 발효한다.

주발효는 효모에 의해서 일어나나 산 생성 젖산균도 관여한다. 효모가 발효에 관여하기 때문에 단백질과 비타민 B가 보강되고 향미개선에 기여한다.

호퍼의 제조 공정은 그림 Ⅳ-6과 같다.

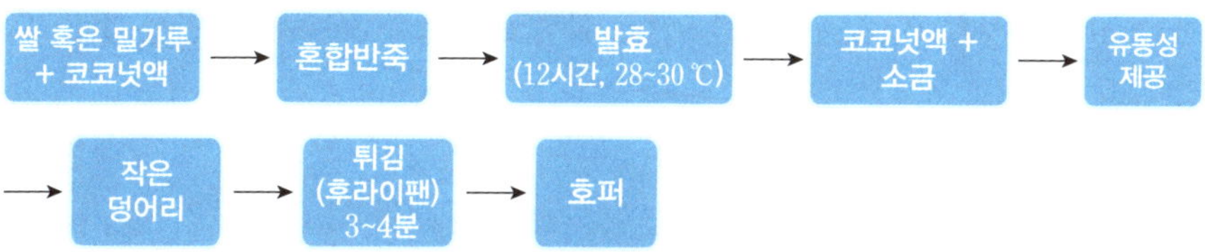

그림 Ⅳ-6 호퍼의 제조 공정

사. 키스라(Kisra)

수단 전 지역에서 만들어 먹는 발효 빵으로, 수수를 원료로 사용한다. 키스라에는 2가지 형태가 있는데, 얇은 시트형의 Rhaheefa와 죽 형태의 Aseeda가 있다. 노동자들에게 인기가 있다. 먹을 때는 고기, 채소류와 함께 먹는다.

수단 사람들은 수수가루를 여러 가지 형태의 식품으로 하루에 200~500 g 정도 소비한다. 지금은 수수가 밀가루로 대체되어 수수를 이용하는 키스라의 소비량은 줄어들고 있다.

주로 관여하는 미생물은 젖산균인 Lactobacillus sp.와 초산균인 Acetobacter sp. 그리고 효모인 *S. cerevisiae* 등이다. 전통적으로 발효 후 남는 반죽을 스타터로 사용한다. 이에 따라 젖산과 초산이 주요 구성 산이 된다.

아. 오기(Ogi)

오기는 뜨거운 브라망즈(Blancmange, 우유로 갈분, 우무를 뭉친 것)와 비슷한 조직을 가지며, 요거트를 떠올리게 한다. 색깔은 원료에 따라 크림색(옥수수), 적갈색(수수), 진회색(조)으로 다르다.

주로 나이지리아에서 식용하고 있으며, 수수로 만든 것은 오기 바바(Baba), 조로 만든 것은 오기 제로(Gero)라고 부른다. 북부 나이지리아에서는 후라(Furah)라고 부르고, 수수, 조를 쓴다. 실제로는 보통 옥수수로 만든 것을 오기라고 부른다.

오기의 제조 공정은 그림 Ⅳ-7과 같다.

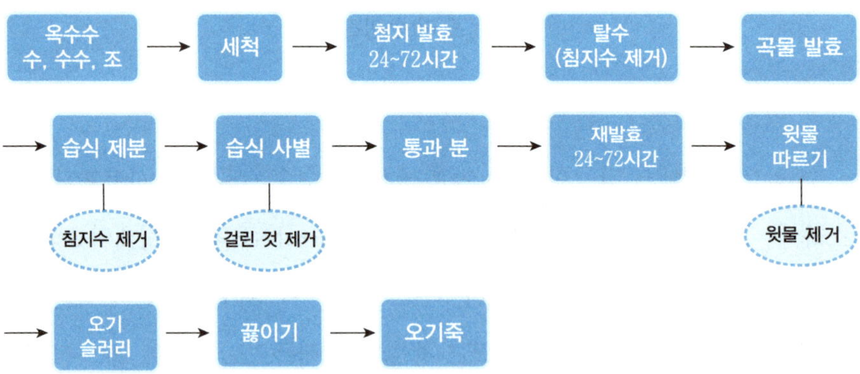

그림 Ⅳ-7 오기의 제조 공정

오기는 죽(Pap) 형태이며, 고형분이 8% 정도의 겔상 제품으로 많은 나이지리아 사람들이 먹는다. 오기는 이 지역에서 중요한 전통식품이며, 이유식이나 성인의 아침식사로 이용된다. 9개월쯤 된 어린아이에게는 하루 한차례 먹여 모유를 보완하는데, 이유식을 구입하지 못하는 가정에서 주로 먹인다. 맛을 보강하기 위하여 농축우유나 분유를 첨가하기도 한다.

오기죽은 자연 발효에 의존하여 스타터를 쓰지 않는다. 표면발효에는 몇 종의 곰팡이와 세균이 쓰이는데, 젖산균과 Corynebacterium sp.가 관여한다. *Lb plantarum*이 산 생성에 주된 역할을 한다.

옥수수를 정제하고 발효하는 과정에서 영양 손실이 일어나 피부병인 펠라그라의 원인이 되기도 한다. 그러나 환자 등 소화가 어려운 대상에게는 소화율을 높여 영양 섭취를 돕는다. 단백질을 보강하기 위하여 대두–오기 발효제품이 개발되기도 하였다.

자. 우지(Uji)

동아프리카 지역의 사람들이 먹고 있는 크림 형태의 발효음료이다. 주로 옥수수, 수수, 조, 카사바를 원료로 사용하고, 가열 조리 전, 혹은 후에 발효한다. 물성은 보통 수프보다 진하다. 발효한 우지는 주로 시골에서 주부들이 만들어 먹는다. 학교급식, 병원식으로 이용되며 아프리카 지역마다 이름이 다르다. 때때로 차 종류와 같이 마시고, 아침, 점심에 제공된다. 방문객에게 제공되기도 한다. 케냐에서는 중요한 식단구성식품이 되고 있고, 여러 축제에서도 항상 제공되는 음료이다. 초기 발효는 대장균군이 주도하다 16~24시간 이내에 젖산균으로 대체된다. 발효에 관여하는 균은 *L. mesenteroides* 혹은

*Lb. plantarum*이고, 그 외 젖산균으로 *Lb. cellobiosus, Lb. buchneri, Pediococcus pentosaceus* 등이 분리되고 있다.

사용하는 곡류 중에 함유된 α,β-amylase가 전분 분해에 관여하고, 여기서 만들어진 단당류가 젖산균 증식에 도움을 준다(Steinkraus, 1983).

차. 마헤우(Mahewu 혹은 Magou)

남아프리카 Bantu인들에 의해서 만들어 먹은 전통 신맛의 비알코올성 발효 음료이다. 주로 시골에서 전통적인 방법으로 만들고 있으며, 주로 옥수수를 원료로 사용한다. 기업적으로 만들기도 하며, 고형분 함량은 8~10 %, pH는 3.5, 산도는 0.4~0.5 %(젖산으로)에 이르며, 액상과 함께 농축제품(건물 25 %), 건조제품도 생산된다.

마헤우의 제조 공정은 그림 Ⅳ-8과 같다.

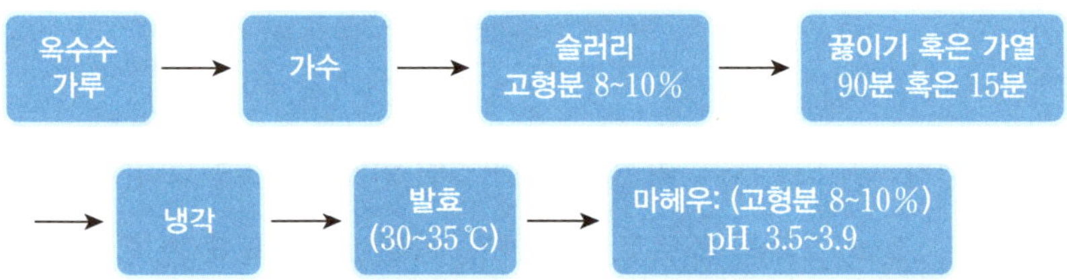

그림 Ⅳ-8 마헤우의 제조 공정

마헤우는 자연발효(35 °C)로 주발효균은 *Streptococcus lactis*이며, 그 외에 다른 산 생성 균과 효모도 발효에 관여한다(Steinkrans, 1983).

카. 증편(황혜성 등, 1989)

한국의 역사 깊은 전통식품이며, 오늘날에도 가정에서 별식으로 먹고 있다. 일부 상업적으로 생산하여 유통되는 양이 늘고 있다. 쌀을 주원료로 사용하는 증편은 지역에 따라 기증병, 기주떡, 가지떡, 술떡, 벙거지떡 등으로 불린다. 막걸리를 넣기 때문에 술맛이 있고 전분이 분해되어 단맛이 나며 단기간 저장성이 있다.

증편의 제조 공정은 그림 Ⅳ-9와 같다.

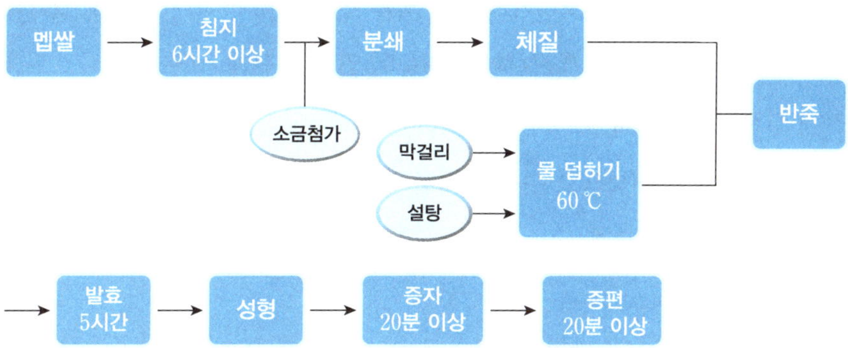

그림 Ⅳ-9 증편의 제조 공정

증편은 한국 사람들이 기호 혹은 간식으로 먹고 있으며, 산과 알코올이 일부 남아 있어 저장성이 있다. 중국에도 쌀가루로 발효하여 만든 증편이 있다. 반죽한 것을 둥글게 만들어 발효하고 부피로 50 % 정도 팽창하면 찐다. 만두라고도 한다(정동효, 2004).

타. 유과(황혜성 등 1989)

유과는 강정, 산자, 과즐 등으로 불리는데, 명절, 제사 등 각종 행사 때 주로 만들어 먹는다. 쌀을 일정 시간 발효(침지)하여 분쇄 후 이용하는 대표적인 스낵 제품이다. 찹쌀을 불려 가루를 만들고 막걸리나 다른 술을 넣어 반죽한 후 일정시간 발효하고 얇게 밀어 두께 0.5 cm 내외 반데기를 만든 후 낮은 온도에서(보통 온돌방) 딱딱하게 말린다. 이 반데기를 콩기름이나 들기름에 튀긴다. 기름을 사용하지 않고 직화로 튀기기도 한다. 이렇게 만든 것을 유과바탕이라고 하며, 여기에 조청이나 물엿을 바르고 고명을 얹는다. 고명에 따라 홍매화, 연사과 등 다른 이름이 붙는다. 튀김제품으로 독특한 다공질 조직을 갖고 기름 튀김으로 맛이 고소하다. 공기접촉 면적이 넓어 산패가 쉽게 일어나고, 흡습하기 쉬운 등 장기 보존에 어려움이 있으나, 근래 작은 형태로 소포장하여 상품화하고 있다.

한국 대표 전통식품으로 수출도 되고 있다.

파. 식혜

한국의 오래된 곡류를 원료로 한 단맛의 음료로 주로 쌀을 이용한다. 쌀밥에 전분 분해효소가 생성된 엿기름 추출물을 부어 60℃ 전후로 보온하여 4~5시간 당화시킨다. 생성되는 당은 주로 맥아당이다. 당화가 완료되면 가열하여 효소의 활성을 중지시킨다. 맥아효소를 이용하기 때문에 발효음료로 구분된다.

05
두류 발효식품

두류 중 콩은 단백질이 40% 내외, 지방이 20% 내외 함유된 영양학적으로 우수한 식물성 식품소재이다. 발상지는 만주 근방으로 알려져 있다. 특히 동남아시아 지역에서 대두를 이용한 다양한 발효식품이 개발되어 식생활에 큰 영향을 끼쳤다. 특징적으로 한국, 일본, 중국과 함께 태국, 인도네시아, 베트남 등에서도 발효두류제품을 쉽게 발견할 수 있다. 특히 높은 단백질 함량으로 육류소비량이 많지 않은 이 지역 거주인들에게 양질의 단백질 공급원으로 영양면에서 중요한 역할을 해왔다.

두류는 크게 나눠 콩과, 콩이 아닌 두류(녹두, 동부, 팥 등)로 나눠지며, 발효제품의 특성도 다르다. 현재 콩은 세계 여러 나라에서 생산하고 있으나 그림 Ⅳ-10과 같이 몇 나라에 집중되어 있다.

국가별 콩 생산량은 그림 Ⅳ-10과 같다.

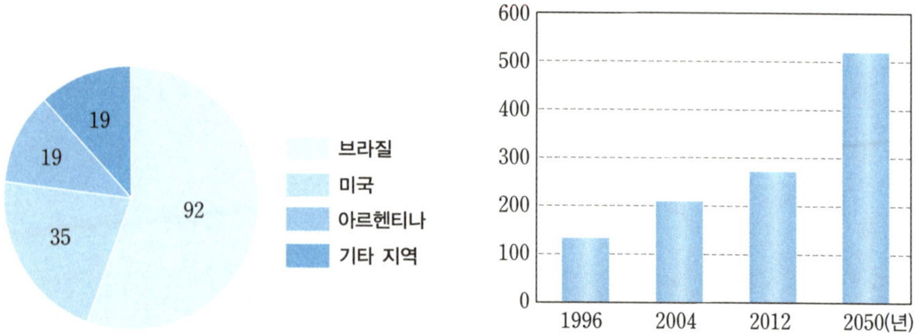

그림 Ⅳ-10 **세계 콩 생산 지역과 생산량**

그림 Ⅳ-10과 같이 2012년 세계 콩 생산량은 270백만 톤이 생산되었으나 계속 소비량이 늘어남에 따라 생산량도 2050년 514백만 톤으로 증가할 것으로 추정하고 있다.

한편 단백질원으로서 육류와 콩 단백질과의 가격을 대비하면 표 Ⅳ-2와 같다.

표 Ⅳ-2 **콩 단백질의 경제성 비교**

단백질원	단백질 함량	가격/kg 단백질	비교국가
대두	38%	2.06	1.0
쇠고기	25%	21.22	10.3*
닭고기	22%	30.64	14.9*
계란	13%	29.40	14.3*

자료: Steven K Kwon. Soy Industry Development in Afghanistan as a Practical Solution to Malnutrition(2015)

표 Ⅳ-2에서와 같이 콩 단백질에 비하여 동물성 단백질은 10~15배 비싼 것으로 평가되었다. 따라서 경제사정이 좋지 않은 저개발국가에서는 대두 단백질을 자국민의 식성에 맞게 적절히 처리하여 국민 영양 개선에 활용할 수 있을 것이다. 콩 단백질의 단점인 인체 내 낮은 소화율을 개선하기 위해서 발효 기법을 도입하는 것이 최선의 방법 중 하나이며, 기호성 개선에도 도움이 될 것이다. 또한 부족한 필수아미노산(리신 등)의 보완도 필요하다.

다음으로 세계 여러 나라에서 생산되는 콩 발효제품을 소개하고, 관여하는 주요 균에 따라 분류하고 각각의 특성들을 살펴보고자 한다.

가. 곰팡이에 의한 발효

1) 템페(Tempe, Tempeh)(Fung, et. al, 2008)

템페는 인도네시아에서 처음 만들어 먹던 콩 발효식품이며, 껍질을 벗긴 콩을 증자한 후 *Rhizopus oligosporus*를 증식시켜 발효한 식품이다. 곰팡이의 균사가 발효하면서 대두를 강하게 결착시켜 굳은 케이크 형태가 된다. 발효하면서 깨끗하고 신선하면서 효모 냄새를 낸다. 잘라서 기름에 튀기면 고소하고 기분 좋은 냄새를 내면서 조직이 좋아 세계인들에게 잘 받아들여지고 있다. 사람에 따라서는 날것으로 먹는 경우도 있다. 발효 후에는 서양인들이 싫어하는 콩 비린내가 없어 기호성이 개선된다. 콩치즈라 불리기도 한다.

채식에 대한 관심으로 템페의 인기가 높아지고 있는데 이에 따라 '채식주의자의 버거(Vegetarian burger)'라고도 한다. 콩 발효제품 대부분이 조미료나 풍미 개선에 사용되나, 템페는 주식의 자리를 차지하고 있다.

가정에서 만드는 템페의 제조 방법은 그림 Ⅳ-11과 같다.

대규모 템페 제조 공장에서는 대두의 크기 선별, 기계 박피, 혼합 등을 기계화하였고, 대형 공장에서는 대부분 공정에서 기계의 힘을 빌린다. 기계화

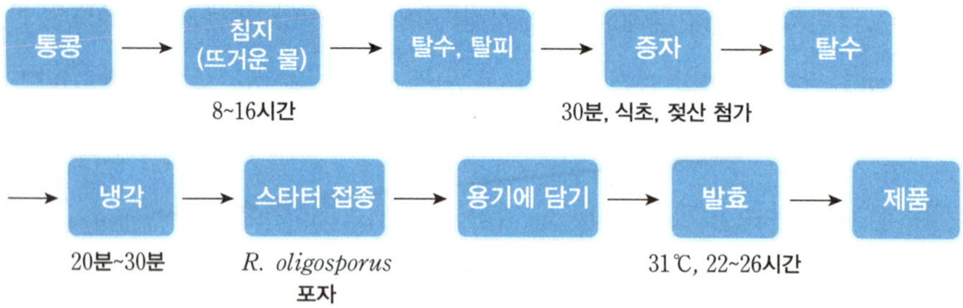

그림 IV-11 **템페의 제조 공정**

공정은 콩을 침지, 증자한 후 종균을 접종하고, 구멍 뚫린 선반에 놓아 플라스틱 필름으로 덮어 발효시키고 있다. 그 외에 실험실에서는 여러 다른 방법이 사용된다.

템페의 종류는 여러 조합으로 만들어지고, 서로 다른 많은 종류가 생산되어 유통된다. 사용하는 용도도 샐러드용, 샌드위치용, 버거용, 소스용 등이 있고, 바삭한 조직을 얻기 위해서는 침지식으로 튀기는 경우가 많다.

좋은 품질의 템페는 깨끗하고 신선한 효모 냄새가 있고 대두취가 없어야 한다. 보통 먹을 때는 얇게 자르고 기름에 튀겨서 조직이 바삭거릴 정도로 만들어 먹는다.

템페 발효에서는 사상균이 주도하지만 세균이 10^8~10^9 cfu/g, 효모가 7 cfu/g 정도 검출된다. 사상균은 비타민 생성능이 없다고 생각되나 같이 증식하는 세균은 Vitamin B_1과 Vitamin B_2를 생성한다. 그 외에 *Klebsiella pneumonia*, Enterobacter spp.가 확인되고 있다.

발효 중 생리적 효과를 내는 Gamma aminobutyric acid(GABA)를 생성하고 피보리노겐 용해효소인 T-pase도 만들어 낸다. 또한 강한 항산화 물질을 만드는데, 이 기능은 비타민 E와 비슷하다는 연구 결과도 있다. 유지에 대하여 항산화제로 역할을 한다.

템페 발효에 관여하는 *R. oligosporus*는 진균독을 생성하지 않으며, 오히려 다른 곰팡이가 생성한 진균독을 분해시키는 기능도 갖고 있다.

템페는 다양한 종류의 제품을 생산할 수 있고 값이 저렴하면서 영양가가 높고, 맛이 좋은 전통발효식품이다. 서양에서도 호응도가 높으며, 비타민이나 다른 생리기능성 물질도 만들어 기능성을 갖춘 발효식품이다.

2) 도우치(Douchi)

도우치는 중국의 전통식품으로 조미용으로 쓰인다. 한나라(BC 206) 시대에 의료용으로 사용되기도 하였으며, 지금도 한약재의 소재로 사용되기도 한다(Nagai 등, 2010). 식욕회복, 소화증진, 천식예방 등의 효능이 알려지고 있다.

도우치는 2단계 발효로, 첫째 대두를 침지 후 증자(1시간)한 후 세균을 증식시키고, 2단계로 큐-메이킹(Qu-making)으로 증자한 대두에 황곡균(*Aspergillus oryzae*)를 접종(0.3 %)하거나 거미줄곰팡이(Mucor) 포자를 접종(0.5 %)하기도 한다. 이후 25 ℃ 이상에서 3~4일 발효하면 큐를 얻게 된다. 황곡균으로 발효한 경우, 물로 세척하여 포자와 균사를 제거하여 쓴맛과 떫은맛을 제거한다. 가끔 소금(콩 대비 18 %), 약간의 설탕과 고추를 섞어서 풍미를 좋게 한다. 이렇게 혼합한 것을 밀봉용기에 넣어 발효한다. 황곡균 접종 시에는 30~35 ℃에서 7~40일, 털곰팡이 접종 시에는 20 ℃에서 10~12개월 발효한다. 이렇게 만들어진 도우치는 쌀, 국과 같은 음식과 함께 수프 형태로 먹는다. 다른 용도로는 풍미재로 채소, 육류, 해산물에 넣어 먹기도 한다.

도우치에 관여하는 미생물은 Mucor, Aspergillus, Bacillus 등이며 Aspergillus로 발효한 것이 중국에서 가장 인기가 있고 발효기간이 짧다. 바이오게닉 아민(Biogenic amine)에 의한 문제도 일으킬 수 있으며, 혈압상승과 관계되는 Angiotensin I-converting enzyme(ACE)를 저지하고, 항 α-glucosidase 효과가 있다. 또한 총 페놀성 화합물의 증가로 항산화 효과가 높아진다.

3) 수후(Sufu)

중국에서 생산되는 두부를 이용한 전통발효식품이고, 치즈와 같이 발라 먹을 수 있는 크림 형태의 제품으로 독특한 풍미가 있다(Han 등, 2001). 문헌에 수후는 곰팡이우유(Molded milk)라는 말이며, Tosufu(Dou-fu-fu)는 곰팡이두유라는 말로 쓰이고 있다. 그 외의 지역마다 다른 방언이 있다. 토후(Tofu)라는 말은 Liu An에 의해서 시작되었고, 수후의 역사적 기록은 주나라 시대 제후국의 하나인 위나라(AD 220~265)에서 생산하였다고 기록하고 있다(Tamang, 2010).

수후는 중국 지역마다 조금씩 다른 방법으로 생산되고 있으며, 지방 방언이 많아 통일된 이름이 없다. 왕수-헝(Wang-Hsiung, 1861)은 두부는 단단하여 소화되기 어려워 노인이나 환자 혹은 어린이가 먹기에는 적당하지 않으나, 수후는 나이든 사람이나 환자에게 좋다고 설명하고 있다.

현재 수후는 중국, 대만 등에서 상업적으로 생산되고 있으며, 1주일에 12 g 정도 소비되고 있다(Steinkraus, 1983). 접종하는 곰팡이에 따라 품질이 다르다.

수후의 제조 방법은 그림 Ⅳ-12와 같다.

수후는 제조 공정에서 보듯 일단 두부를 만든 후 절단하고 여기에

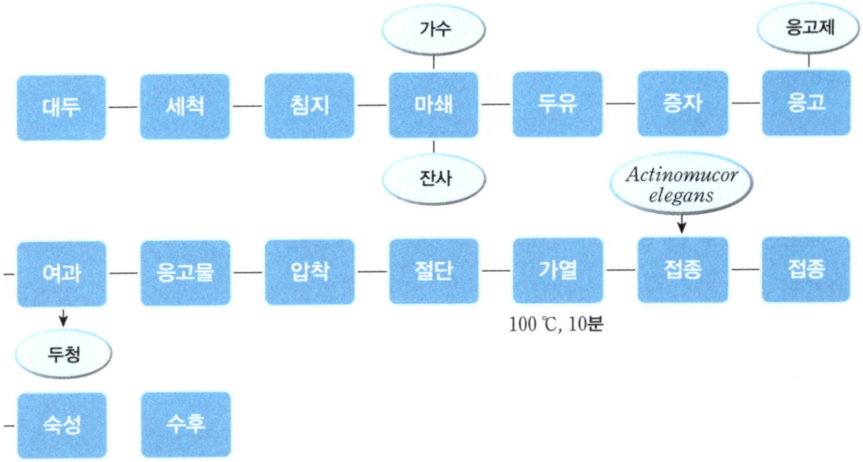

그림 IV-12 수후의 제조 공정

*Actinomucor elegans*를 접종하여 발효 후 숙성하고 있다. 볏짚에서 유래한 Actinomucor, Rhizopus, 혹은 Mucor가 관여하고, 이들이 막을 이룬다(이를 Pehtze라 한다). 또한 Micrococcus도 관여한다. 수후는 흰색과 적색이 있고 적색은 적색고지를 이용하여 착색한다. 수후에 발효한 쌀을 넣기도 하고(Tsao sufu), 고추와 다른 첨가물을 넣어 특성이 다른 제품을 만들기도 한다. 숙성 기간이 길어질수록 풍미가 좋아진다. 보통 다른 대두 발효제품보다는 단백질 함량이 높다.

4) 된장(Doenjang)

한국 전통 콩 발효식품이며, 전통적인 방법으로는 주로 곰팡이, 세균들이 증자, 마쇄한 콩에 증식하여 만들어진 메주를 이용한다. 대량 생산에서는 코오지를 사용하는데 전통적인 방법과 개량식 제조 방법이 같지 않고 최종 산물도 맛이 다르다. 주로 *Aspergillus oryzae*와 젖산균 등이 관여된다. 더 자세한 내용은 Ⅴ장에서 다루고 있다.

5) 미소(Miso)

일본의 독특한 콩 발효식품으로 조미료로 사용한다. 대두, 쌀, 보리를 발효 기질로 사용하고 수프 형태로 먹는다. 가장 대중적인 것은 쌀과 함께 발효한 쌀미소이며, 대개 상품화되고 있다.

6) 타우코(Tauco)

인도네시아에서 생산되는 콩으로 발효한 제품이며, 미소와 비슷하다. 이 제품은 황색을 띤 가염된 페이스트로 고기와 비슷한 냄새와 죽 형태의 점성을 가지고 있다.

처음 증자한 콩에 *Rizopus oligosporus*, *R. oryzae* 그리고 *A. oryzae*를 접종하여 발효하고, 후에 *Lactobacillus delbrueckii*와 Hansenula sp. 등이 관여한다. 2차 발효 후 액즙을 분리하고 팜 설탕(25 %)을 넣고 혼합물을 가열한 후 24시간 정치한 후 병조림한다. 이 제품은 조리 시 풍미 개선제로 사용한다.

나. 세균(주로 Bacillus)에 의한 발효

콩을 기질로 하여 세균이 증식하여 발효한 제품들로 낫토(Natto), 키네마(Kinema), 투아나오(Thuanao), 청국장 등이 있다. 세균에 의한 발효로 곰팡이에 비하여 증식 기간이 짧아 발효가 빠르게 일어난다. 이들은 소금을 사용하지 않는 경우가 많다.

1) 낫토(Natto)

일본에서 생산·유통되는 대표적인 콩 발효식품으로 Bacillus균이 관여하며, 특징적으로 점질물이 생성되는데 이의 주성분은 Glutamate로 고분자 물질이다.

역사적 기록으로는 사무라이 군단의 영수였던 하치만 타로 요시이가 북부 일본을 점령하기 위하여 묵었을 때(1083년) 삶은 콩을 매달고 다니다가 이 콩이 발효하여 만들어진 식품이 맛이 좋아 전파하게 되었다고 한다. 처음 기록에 나온 것은 신 사루구기(Shin–sarugu ki)에 나오며, 이때가 1050년대이다(Tamang, 2010).

낫토는 제조 방법이 간단하고 가격이 싸고 인기가 있는 제품이면서 최근 여러 기능성이 알려지면서 세계에 넓게 알려지기 시작하였다. 또한 발효에 관여하는 미생물이 프로바이오틱으로도 활용 가능성이 있어 소비자의 관심을 끌고 있다.

처음 낫토 생산에 사용하는 대두는 소립종이였으나, 그 후 연구결과 중립종이나 대립종도 문제가 없다고 한다. 그러나 발아능이 떨어진 대두의 경우 품질 열화에 원인이 된다(Farnworth, 2008).

낫토의 제조 공정은 그림 Ⅳ-13과 같다.

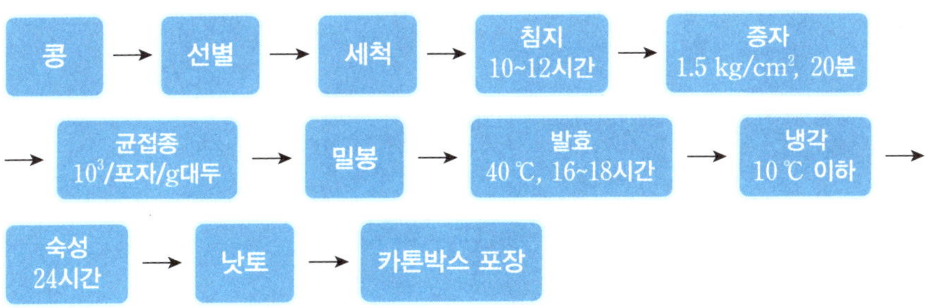

그림 Ⅳ-13 낫토의 제조 공정

낫토 발효에 관여한 *B. subtilis*는 장내에 들어가 장내 균총 변화와 장 점막의 면역기능에 긍정적인 영향을 준다. 많은 종류의 효소를 생산하고, 비타민 K_2와 Subtilisin은 단백질 알레르기 물질을 분해하고 혈관 내 응고 물질의 용해에 관여한다. 낫토에는 파이토케미칼(Phytochemical)인 Isoflavone이 함유되어서 유방암이나 전립선암 예방 효과가 있다. 또한 면역기능과 항 알레르기 기능도 알려지고 있다(Farnworth, 2008).

낫토와 비슷한 발효제품들이 동남아에서 생산되고 있으며, 관여하는 균은 *B. subtilis*이다.

2) 키네마(Kinema)

네팔의 오랜 전통식품으로 브라만 출신의 힌두교도들이 먹어온 음식이다. Bacillus가 관여하고 점질성 발효식품으로 약간의 암모니아 냄새가 난다(Tamang, 2010). 크기가 작은 콩을 이용한다.

키네마 제조 공정은 그림 Ⅳ-14와 같다.

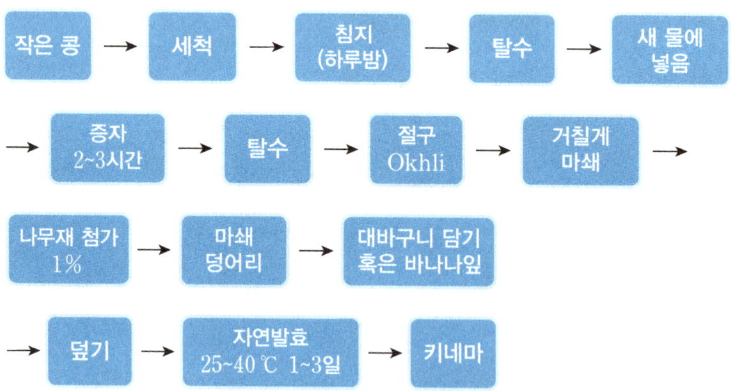

그림 Ⅳ-14 키네마 제조 공정

키네마 제조 공정은 비교적 간단하며, 건조하면 저장 기간이 길어진다. 키네마 제조 방법은 지역마다 조금씩 다르다. 전통적으로 가정주부에 의해서 기술이 전수된다.

낫토와는 다른 발효 과정이고 소금을 사용하지 않으며, 기름에 튀기고 커리와 같이 먹는다. 건조된 것은 엽채류와 섞어 혼합 커리를 만들기도 한다.

관여 균은 주로 *Bacillus subtilis* 그 외에 *B. licheniformis*, *B. cereus*, *B. circulans* 등이 분리되나, *B. sutilis*가 주류를 이룬다. 그 외 젖산균과 효모도 분리되고 있다.

만들어진 키네마는 가장 저렴한 식물성 단백질 공급원이고, 관여한 미생물이 분비한 단백질 분해효소가 콩 단백질을 펩타이드나 아미노산으로 분해시켜 소화 흡수율이 높고, 수용성 질소 화합물이 크게 증가한다. 키네마에 들어있는 필수아미노산은 계란이나 우유 단백질에 버금간다. 또한 비타민도 증가한다.

3) 투아 나오(Thua nao)

태국 북부에서 먹고 있는 전통무염 콩 발효식품이다. 태국에서는 보통 건조 페이스트로 채소 요리에 풍미를 증진시키는 데 사용한다(Tamang, 2010).

전통 투아 나오의 제조 방법은 그림 Ⅳ-15와 같다.

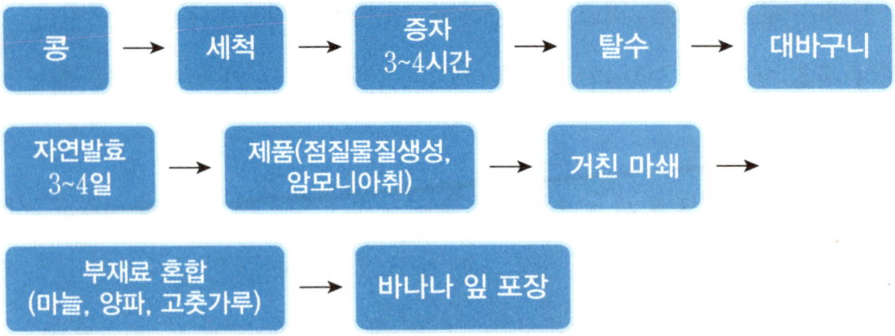

그림 Ⅳ-15 투아 나오 제조 공정

그림 Ⅳ-15와 같이 제조하여 포장된 투아 나오 제품은 취식하기 전에 증기로 찐다. 단백질 함량은 16.9~36.8 %, 지방은 7.4~14.8 % 정도이다. 분말 형태는 저장 기간도 길고 단백질 함량이 높으며, 간편하게 먹을 수 있는 장점이 있다. 수프, 커리, 튀김 채소류 등에 조미료로 사용한다.

주로 관여하는 세균은 *Bacillus subtilis*이며, 호기성균의 수는 증자 후 10^3 cfu/g에서 2일 발효 후에는 10^{10} cfu/g에 이른다. pH는 초기 6.3에서 8.6으로 상승하고, 그 후에는 큰 변화가 없다. *B. subtilis*는 단백질 및 탄수화물 분해 효소를 생산하고 Subtilisin, NAT(Natto kinase)와 Polyġamma glutamic acid(PGA)도 만든다.

4) 청국장

한국에서 생산되어 즐겨먹는 장류의 하나로 가장 쉽고 빠르게 만들어 먹을 수 있다. 이 청국장은 병자호란 때 청나라 군사에 의해서 전파되었다고 보이며, 지금까지도 가정에서 주부의 손으로, 혹은 공장에서 대량 생산하여 판매하고 있다. 근래 간단한 포장이나 혹은 동결제품으로 유통되고 있으며, 우수 균주를 선발, 순수발효를 하여 역한 냄새를 크게 감소시켜 소비자의 호응을 얻고 있다. 가정에서는 볏짚을 넣어 발효를 유도하나, 그러지 않아도 공기 중, 혹은 콩에 붙어 있는 세균에 의해서 발효가 일어난다. 단백질의 소화흡수율이 높아 건강식으로 인식되고 있다. 일본의 낫토와는 관여하는 균이 다르다.

5) 즙장(황혜성 등, 1995)

전통 제조 방법은 밀기울과 콩을 물에 불려 찧은 다음 덩어리를 만들고, 닥나무 잎을 덮어 곰팡이가 슬게 만들고 햇볕에 말린다. 이 즙장용 메주를 분쇄하여 가루로 만들고, 이 가루를 다른 재료와 섞어 즙장을 만든다.

지금은 즙장 메주 가루에 소금에 절인 가지, 오이, 무 등 과채류를 한데 넣어 삭히고 숙성하여 먹는다. 지역마다 담그는 방법이 조금씩 다르다. 그 외에 담북장, 막장 등이 있다.

6) 툰그림바이(Tungrymbai)

툰그림바이는 인도 메가라야(Megalaya) 지방에서 인기 있는 콩 발효식품이다. 제조 방법은 그림 Ⅳ-16과 같다.

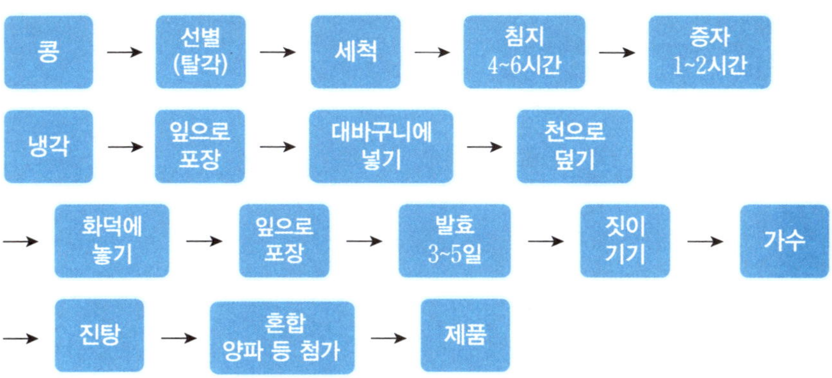

그림 Ⅳ-16 툰그림바이 제조 공정

툰그림바이의 발효에는 많은 Bacillus속 균이 관여한다.

7) 기타 콩 발효식품

인도 Nagaland 지방에서 건조하여 먹고 있는 전통 콩 발효식품인 Aakhone, Bekang, Peruyaan 등이 있으며, 이는 인도 다른 지역에서도 만들어 먹는 전통식품이기도 하다.

06
육류 발효식품

육류 발효제품을 만들기 위해서는 소, 돼지, 양, 닭, 오리, 토끼 등에서 얻은 원료 고기가 필요하다. 많은 나라에서 만들어 먹는 육류 발효제품에는 주로 돼지고기가 사용된다.

육류는 양질의 단백질 함량이 높고 식감이 좋으며 맛이 있어 고급 식재료로 사용된다. 특히 돼지고기를 발효하여 만든 햄, 소시지 등은 육류 소비량이 많은 서양의 식단에서는 빠질 수 없는 육류가공 식품이다. 원시시대부터 수렵으로 얻은 동물의 고기를 먹어왔고, 불의 이용으로 고기의 맛과 향을 개선해 왔으나, 발효기술이 더해지면서 다양한 새로운 제품이 출현하였다. 국가에 따라서 차별화된 특산품이 생산, 유통된다. 특히 소시지, 햄 등 육류 발효제품은 세계적으로 널리 보급되어 지역성을 잃은 경우이다.

이 장에서는 세계적으로 보급되었거나 지역별로 특화된 발효육류제품을 소개한다.

가. 소시지

소시지라는 말은 라틴말 Salsus에서 유래했으며, 이는 소금을 넣었다는 말에서 유래했다. 키프러스 등 지중해의 따뜻하고 건조한 지역에서 만들어졌으며, 로마시대부터 건조소시지가 장기저장용으로 이용되었다. 오늘날 소시지는 많은 나라에서 생산, 유통되고 있으며, 일부 지역에서는 전통식품으로 자리 잡아 독창성과 고유성을 갖고 있다.

육류 발효제품은 고기를 마쇄한 후 여러 부재료를 넣거나 뒷다리 등 전체를 그대로 사용하는 제품으로 구분한다. 여기서는 일반화된 제품보다는 지역별로 특색이 있는 제품을 소개하고자 한다.

1) 태국의 육류 발효제품(Tamang, 2010)

태국에서 생산되어 소비되고 있는 육류 발효제품들은 표 Ⅳ-3과 같다.

표 Ⅳ-3 태국에서 생산되는 육류 발효제품

이름	조성	포장	발효 기간	저장 기간 (상온)
Nan-neua(쇠고기)	마쇄 육, 간, 소금, 마늘, 붉은 쌀	소장 혹은 위	3~4일	1개월
Naang-neua(쇠고기)	돼지고기, 쇠고기, 소금, 설탕, 꿀	옹기	5~10일	1개월
Nham	돼지 적육, 마쇄 육, 마늘, 소금, 증숙쌀, 향신료	바나나 잎, 플라스틱 포장	3~4일	1~2주
Sai-krork-prieo	돼지고기, 지방마쇄, 쌀밥, 소금, 설탕, 향신료	돼지 창자	2~3일	1주
Som-neua	마쇄 쇠고기, 소금, 밥	바나나 잎, 옹기	3~4일	1~2주

이들 제품은 육류를 사용하나 소금, 쌀밥, 기타 향신료를 넣어 지역 사람들의 기호에 맞게 조합하고 있으며, 동물의 내장이나 바나나 잎 등으로 포장

한다. 저장 기간은 몇 주에서 1개월까지로 길지 않다.

2) 넴차(Nem chaa)(정동효, 2004)

산육(酸肉)이라고도 하며 베트남에서 생산한다. 산 발효가 일어난 돼지고기로, 주로 젖산 발효한 제품이며 pH는 3.8로 낮다. 돼지 허벅다리를 분쇄하여 기름과 혼합하고 배초미를 넣어 압출하여 봉으로 만든 후 바나나잎으로 싸서 실온에서 발효한 제품으로 고추와 함께 먹기도 한다. 생성된 산은 주로 젖산이며, 소금 함량은 2~3 % 정도이다.

3) 컨츄리 햄

세계 각국에서 생산하며 지역에 따른 특징이 있다. 자연건조시킨 반건성 염지 돈육 햄으로 가열처리 없이 훈연하는 경우도 있다. 특징적인 향을 내기 위해서 2~3년을 숙성하기도 한다. 숙성된 제품을 얇게 잘라 그대로 먹는다. 특히 온도가 낮은 북유럽 지역에서는 가정마다 겨울철 비축식량으로 만들어 먹는다.

기생충에 오염되지 않은 돼지고기 뒷다리를 사용하여 뼈를 제거하거나 그대로 두고 고기 표면에 식염, 질산염, 설탕, 향신료를 혼합한 재료를 바르고 5~15 ℃에서 2~4주간 염지한다. 냉훈을 하는 경우도 있다. 질산염은 빛깔 발현에 관계가 있고 발효하는 중에 젖산균, 푸른곰팡이, Aspergillus 등이 증식하여 저장성을 높이고 독특한 향을 생성한다.

4) 향장(정동효, 2004)

중국 건조 소시지이다. 뼈, 껍질을 제거한 돼지고기를 간 것에 식염, 질산염, 설탕, 조미료를 넣고 3~4시간 동안 놓아둔다. 이 혼합물을 돼지 창자에 넣어 1~3일간 건조하고 실외에서 20~25일 동안 매달아 내용물을 서서히 건조시키면서 발효, 숙성시킨다. 훈연하는 경우도 있다. 향장, 육장, 관장 등이 있다. 광동에는 납장, 남경향장(방광 이용), 화퇴장 등이 있다.

5) 기타 육류 발효제품

각국에는 여러 종류의 육류를 원료로 이용한 발효제품들이 있으며, 지역특산품으로 선호하는 제품들도 있다. 라오스의 돈육 발효제품인 솜 모우(Som-moo), 인도네시아의 건조 발효육 제품인 베본톳(Bebontot), 태국의 발효 소시지인 맘(Mam), 오리를 이용한 중국 남경의 판압 등이 있다.

07

알 발효식품(정동효, 2004)

조류의 알을 이용하여 발효한 제품들도 알려지고 있다. 여러 종류의 알을 소금에 절여 발효하거나 자체 효소를 이용한 제품들이 있다.

가. 이토로그 나 말라트(Itolog na maalat)

필리핀의 염지 오리알 제품으로 알을 삶은 후 식염, 석회 혼합물(1 : 4 부피로)로 싸서 10~14일간 처리한다. 염지한 알은 붉은색을 띈다.

나. 카이 켐(Khai-kem)

태국에서 만드는 염지하여 발효한 알 제품이다. 보통 계란, 오리알, 메추리알을 사용한다. 식염수(소금 : 물 = 1 : 4)를 가열, 냉각하고 여기에 알을 넣어 약 3주간 눌러놓는다. 다른 방법으로는 식염과 반고형 석회를 알 표면에 발라 왕겨 혹은 재로 덮는다. 음지에서 15~20일 동안 숙성하여 제품화한다.

다. 함단

오리알이나 계란을 염지, 숙성한 것으로 중국에서 만든다. 엄단이라고도 한다. 강소성 고유의 함단이 유명하다. 황니(黃泥)와 소금물로 혼합한 죽을 만들고, 여기에 알을 넣어 30~40일간 숙성한다.

라. 피단

오리알에 알칼리성을 띠게 만든, 식염과 흙을 칠하여 숙성한 알 제품이다. 보통 소다, 식염, 나뭇재, 물, 점토 등을 혼합하여 이겨 이 점질물을 알 표면에 1 cm 두께로 발라 독에 넣고 땅에 묻어 1~6개월 동안 숙성한다. 중국, 한국 등의 전통식품이다.

마. 기타 알 발효제품

송화단(중국), 오리알로 만든 발루트(Balut, 필리핀), 발효란(중국), 오리알로 만든 핫 비팀(Hot-vitim, 베트남) 등이 알려져 있다.

08
우유 발효식품

우유는 영양면에서 가장 잘 균형 잡힌 음료로 포유동물로부터 얻는다. 인간이 동물을 순화하여 사육한 이후(10,000~15,000년 전)부터 지금까지 식용으로 사용하고 있다. 수메르, 바빌로니아, 이집트, 인도 등에서 처음으로 먹기 시작하였고 이후 세계 각지에서 음용하게 되었다.

초기 발효 기술이 인간 식생활에 영향을 끼치면서 우유도 자연히 발효한 제품들이 나타나게 되었다. 초기 우유 발효는 밖(외기)에 놓아두어 자연히 일어나는 현상이었고 발효가 미생물의 작용이라는 것을 알기 이전부터 수백 종의 발효유제품이 식용되었다.

발효유제품은 크게 ① 산/알코올형 (Kefir, Koumis) ② 고산도 제품 (불가리안 사우어 밀크) ③ 중간제품(신 정도) (Aicdophilus milk, 요거트) ④ 저산제품(Butter milk, Cheese)이 있다.

우유를 바탕으로 생산할 수 있는 발효 제품은 그림 Ⅳ-17과 같다(Tamang, 2010).

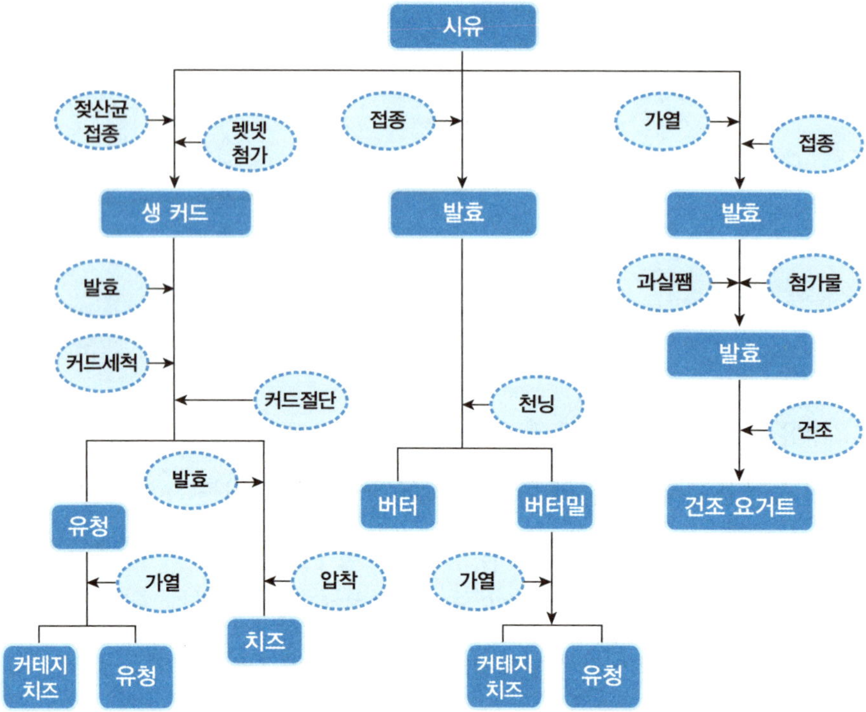

그림 IV-17 우유를 이용한 발효제품들

그림 Ⅳ-17에서 보는 바와 같이 생우유를 여러 가지 방법으로 전처리한 후 주로 젖산균을 접종, 발효하여 치즈, 버터, 버터밀크, 요거트 등을 만들 수 있다. 제조 과정에서 여러 부재료나 첨가물을 넣어 다른 맛과 형태의 제품을 만들고 있다, 발효에 사용하는 젖산균은 산을 생산하여 유단백질(카제인)을 응고시키고 probiotic으로의 기능도 알려지고 있다.

우유를 이용한 세계 여러 나라의 발효유제품을 소개한다.

가. 요거트(yogurt)

정확한 기록은 없지만 고대 터키 유목민이 최초로 만들어 먹었다고 추정된다. 터키에서 처음 8세기에 "Yoghurut"라고 불렀고 11세기에 들어와 지금과 같은 이름이 확정되었다. 그 외에 발칸 반도에서 최초로 만들어 먹었다는 주장도 있다. 고대 그리스나 로마에서도 Sour milk를 만들어 먹었고 기록에 의하면 로마 제국(AD 204~222)에서도 Sour milk의 레시피가 보이고 있다. 중동의 의사는 요거트나 Sour milk가 위, 장, 간 장애에 치료 효과가 있고 식욕을 돋운다고 쓰고 있다. 또한 페르시안 여성의 화장품으로도 사용하였다.

체계적인 연구를 수행한 것은 Metchnikoff로 그는 장수와의 관계를 그의 저서 "Prolongation of life"에서 밝히고 이때 관여하는 미생물이 *Lactobacillus bulgaricus*라 하였다. 이는 불가리아 사람들이 장수하는 이유는 발효우유에 함유된 젖산균이라고 하였다. 그 이후 장까지 내려가 건강에 긍정적 영향을 주는 것은 *Lb. acidophilus*로 밝혀졌고 이 균은 유아의 변에서 분리되었으며, 이 균은 장내에서 생존한다고 알려져 있다.

기업적으로 대량 생산체제에 들어간 것은 마드리드에 있는 Danone(1922)이었고, 세계 2차 대전 이후 1950년대에 이르러 급속히 제조기술이 발전하고 생산량이 증가하였다. 지금 미국에서 생산되는 연질 커드는 중동에서 생산했던 것과 다르다. 상업적으로 생산하는 요거트는 *Lb. bulgaricus, Streptococcus thermophilus*가 이용되며 최근에는 *Bifidobacterium bifidus*가 건강 기능성이 인정되면서 일반화되고 있는 추세이다(Farnworth, 2008). 장내에서 생존할 수 있는 균은 *Streptococcus thermophilus*와 *Lb. delbrueckii*이며 기능성이 있고 유아 급성설사의 완화, 면역기능의 개선 등의 효과가 알려졌다. 요거트의 풍미 물질로는 젖산, Carbony compound, 피루빈산, 개미산, 초산, 프로피온산 등이 있다.

나. 치즈(Cheese)(Farnworth, 2008)

고대 기록에 의하면 치즈는 아라비안 상인들에 의해서 만들어졌다고 하는데 이들이 우유를 낙타 등에 놓고 사막을 가로지르는 긴 여행 동안 외기 온도가 오르면서 우유의 고형분과 유청이 분리되어 만들어졌을 것으로 추정한다. 이 때가 기원전 7000년 정도이며 유프라테스강과 티그리스강 사이라고 생각한다.

거슬러 올라가는 치즈의 역사는 인도(기원전 6000~4000년), 이집트(기원전 4000년), 바빌로니아(기원전 750년) 등에서 나타나고 이때 우유, 버터, 치즈가 더불어 식용된 것으로 보인다.

우유를 고온에서 흔들면 유지방이 분리되고 자연 상태에서 젖산균이 증식하면 pH가 내려가 유단백질(카제인)이 분리되고 이 응고물이 치즈가 된다.

그리스(기원전 1550년)와 로마(기원전 750년) 등에서는 우유와 치즈가 중요한 식단을 구성하는 식품으로 등장하였다. 기원 후에는 전 유럽으로 퍼지면서 일반인들이 먹게 되었다.

호리스 아하(기원전 3000년)의 무덤에서도 치즈의 흔적이 발견되고 있다. 이때는 동물의 위장 등을 사용한 주머니 형태로 자연발효하고 천으로 응고물을 걸러 치즈를 만들었을 것으로 추정한다. 중동 지역에서는 여러 가지 방법으로 치즈가 만들어져 일상생활에서 이용되었고 이런 관경들이 암각화 등에서 발견되고 있다.

이후 14세기에 들어와서 스위스에서는 치즈 제조업이 산업화되었고 수출을 금지하기도 하였다. 이 당시 스위스의 고우다(Gouda)나 덴마크에 치즈 시장이 형성되기도 하였다(약 1380년).

이후 치즈 제조업은 영국, 프랑스, 독일, 덴마크로 확대되면서 이탈리아가

치즈 종주국의 위치를 잃게 되었다.

지역의 이름을 따서 영국의 체다 치즈(Cheddar cheese)가 만들어졌고 미국으로 진출하기도 하였다. 초기 치즈 제조 방법은 가내수공업으로 전승되었으며 지역마다 특징을 갖는 계기가 되었다. 발효 관여 균을 분리하여 사용한 것은 조셉 리스터 경(1878)이었고 이때 사용한 균을 확인한 결과 *Lactococcus lactis*였다.

이후 우수 균을 순수 분리하여 치즈를 만드는 데 사용하게 되었다. 순수 균을 이용하기 전에는 온도 조절로 산화시키거나 시어진 유청이나 버터밀크를 넣거나 집에서 만든 스타터를 첨가하는 방법을 썼다.

덴마크의 한센(Hansen, 1870)에 의해서 렛넷이 만들어졌고 1900년에 상업적인 스타터가 생산, 시판되기 시작하였다. 현재 2000개 정도의 이름으로 판매되는 치즈가 있고 이들은 지역명, 기원, 나라, 우유의 종류, 제조 방법, 수분량, 사용균주, 발명자, 숙성법에 따른 구분을 하고 있다.

이들을 연대별, 지역별 구분하면 표 Ⅳ-4과 같다.

표 Ⅳ-4 연대별, 지역별 치즈의 종류

치즈	연대	지역	특징
Karish cheese	BC 3200	이집트	연질 치즈(sour milk에서 만듦)
Feta(구 시크롬스)	BC 1184	그리스	백색 피클형 연질 치즈
Gorgonzolla	AD 879	이탈리아	청록 줄
Roguefort	AD 1070	프랑스	청색 줄, 반경질 고형
Cheddar	AD 1500	영국	경질 치즈(3–6월 숙성)
Gouda	AD 1697	덴마크	감미커드, 반경질, 경질
Camembert	AD 1791	프랑스	연질, 표면 곰팡이
Limberger	AD 1800	벨기에	연질, 표면 세균 육성, 강한 냄새

표 Ⅳ-4과 같이 지역이나 나라에 따라 독특한 치즈가 생산되고 있으며 이제는 세계 각국으로 전파되어 생산하고 있으며 교역량도 계속 증가하고 있다.

다. 사우어 크림(Sour cream)(Tamang, 2010)

우유를 자연에서 발효하여 산성화시킨 제품이다. 현재는 유지방 함량에 따라 조성이 다르다. 보통 고온에서 살균하여 사용하고 종균을 2~5 % 정도 접종한다. 보통 *Lac. lactis.* subsp. *lactis*와 *Lac. lactis* subsp. *cremoris*을 이용한다. 향기를 좋게 하기 위하여 *Lac. lactis* subsp. *lactis* biovar. *diacetyllactis*와 *Leuconostoc spp.*를 함께 넣어서 배양한다. 배양시간은 22 ℃에서 16~18시간 정도이다. 이때 pH는 4.6 정도에 이른다. 북미에서는 18 % 지방과 유고형분 9 %를 선호하나 프랑스와 유럽 국가는 35~50 % 제품(Créme fraciche)이 유통되고 있다.

라. 케피어(Kefir)(Farnworth, 2008)

케피어는 젖산균, 효모, 초산균에 의해서 발효된 우유 음료이다. 복발효에 의해서 특징적인 맛과 냄새를 갖는다. 초기 케피어는 우연히 만들어졌으며 냉장고나 다른 장기저장 방법이 정립되지 않았을 때 우유를 상당기간 저장하는 수단이 되었다. 동물가죽 속에서 발효하는 방법이 대대로 전수되었으며 케피어 그레인(Grain)이 만들어지고 이 그레인을 종균같이 사용한다. 현재 유럽에서는 Kephir, Kiaphar, Kefyr, Képhir, Kéfer, Knapon, Kepi, Kippe 등으로 불리고 있다. 처음 가정에서 자가수요에 맞추기 위하여 만들어졌으나 점차 상업용 제품이 나와 건강에 좋다고 알려지면서 시장에서 판매되고 있다. 특히 질병예방 등 기능성이 알려지고 프로바이오틱의 역할도 하고 있다. 케피어를 생산할 때는 케피어 그레인을 스타터로 사용하는데, 이는 단백질과 탄수화물 등 우유의 구성성분이 뭉쳐진 덩어리인데 여기에 수종의 세균, 효모가 부착된 상태이다. 케피어 발효 후에 이 그레인은 회수되어 다음 발효스타터로 사용되는데 콜리플라워와 비슷한 모양으로 황백색을 띠는 20~30 mm 크기 형태이다. 이 그레인에는 세균, 효모, 다당질 등이 뭉쳐져 있고 단백질 분자가 엉겨있어 우유 단백질보다 크며 효소에 의해서 분해되지 않는다.

이 그레인에서는 *Leu. kefiranofaciens*가 분리되고 있으며 그 외 Lactobacills, Lactococci, Leuconostoc이 동시에 나타나며 일부 연구에서는 Acetobacter가 확인하고 있다. Lactobacills Kefir와 Candida Kefir는 공생관계가 잇다는 것이 확인되었고 케피어 발효 중 효모는 세균 증식에 의해서 크게 증식하지 못한다. 발효에 관여하는 효모는 비타민, 아미노산 등 세균이 증식할 수 있는 영양소를 공급하고, 공생관계로 발효를 돕는다고 한다. 많은 연구자들에 의하여 수많은 관여 미생물이 확인되었고 발효 과정 중 증식과 소멸 과정도 밝혀지고 있다.

케피어 발효용 스타터로 이용되는 그레인은 −20℃로 저장 시 미생물 보존 상태나 물성 등 기능이 그대로 유지되어 장기 저장에 적당한 방법이다. 이 그레인을 두유에 접종시켰을 때 pH는 우유보다 낮아졌고 단백질 함량은 높고 다당류 양은 낮아지는 경향을 보였다. 그 외 케피어 그레인은 빵 만드는 밀가루 반죽에도 사용하면 빵의 저장 기간을 연장하고 맛도 개선한다. 또는 치즈 스타터, 단세포 단백질(Single cell protein) 생산에도 사용할 수 있다.

케피어는 미생물 발효가 일어나서 소화율이 높고 장내에서 이상증상을 나타내지 않는다. 특히 젖당을 분해해놓았기 때문에 젖당에 내당성이 있는 사람들에게도 문제를 일으키지 않는다.

그 외에 인체 내에서 항종양, 항균, 면역기능개선 등 긍정적인 기능과 함께 발효에 관여한 젖산균 등이 프로바이오틱 역할을 한다는 것이 밝혀지고 있다.

마. 애시도필러스 밀크(Acidophilus milk)

우유 발효제품의 장수 관련설을 제기한 메치니코프가 처음 프로바이오틱균으로 확인한 제품이다. 이때 최초로 *Lb. acidophilus*(전에는 *Bacillus acidophilus*)가 분리되었고 모유를 먹은 어린애 변에서도 동시에 발견되었다. 이 균은 우리 장내, 입, 여성의 질에도 존재하며 담즙 및 산에서 내성이 있어 장내 생존균으로 알려지고 있다. 애시도필러스 밀크는 여러 젖산균이 증식하여 37 ℃에서 24시간 증식시키면 1~2 % 산이 생성되어 기호성이 떨어졌으나 당을 첨가하여 식미를 개선한 제품이 시장에서 주도권을 갖게 되었다. *Lb. acidophilus* 균은 식중독균의 증식을 억제하고 면역 기능을 증진시킨다는 연구결과들이 나오고 있다. 정기적으로 섭취하는 경우 혈중 독성이 있는 아민(Amine)의 수준을 낮추기도 한다.

바. 야컬트(Yakult)(Tamang, 2010)

야컬트는 일본에서 개발된 제품으로 탈지유에 특수 균 종인(Shirota) *Lb. casei*를 접종하여 발효시킨 제품이다. 처음 일본, 대만 등에 판매되었고 1966년 일본 이민자들에 의해서 브라질까지 확대되었다. 이 제품은 장내 미생물을 유지시키고 면역기능과 변비개선 효과로 인기를 끌었다. 현재 두유를 혼합한 제품으로 *Bifidobacterium brevis*를 배양한 제품이 나오고 있다.

사. 코미스(Koumiss)

코카서스 지방에서 자연 발효로 생산한 제품이다. 현지에서는 Kumis, Kumys 혹은 Kymys로 불리고 있다. 비슷한 제품이 몽고나 중국에서도 생산되며 Chigee, Airag라고 불린다(Kosikowski and Mistry, 1997). 몽골족은 13세기에 비슷한 제품을 만들어 먹었고 당나귀 젖을 사용했는데 이 젖은 우유에 비하여 카제인이나 지방의 함량이 낮다.

코미스는 응고물이 잘 확산되어 케피어보다 부드러운 맛을 준다. 케피어보다 알코올 함량(3 %)이 높고 탄산가스가 더 많이 함유되어 있다. 당나귀 가죽에 넣어 자연 발효하여 먹었으며 이 제품은 남아있는 코미스를 다음 발효에 스타터로 이용한다. 발효 관여 균은 *Lb. casei*, *Lb. helveticus*, 그리고 *Lb. plantarum* 등이다. 최근에는 당나귀 젖에서 일반 우유로 전환되고 있다. 코미스는 영양 공급원이면서 옛날부터 치료용으로 쓰이기도 하였다.

아. 빌리(Viili)

빌리는 핀란드에서 생산하는 발효유 제품으로 여름철에 과잉 생산되는 우유를 저장하는 방법으로 도입되었다. 다른 이름으로는 Viilia 혹은 Piima, Viilipiima라고 불리기도 한다. 같은 제품이 스웨덴, 노르웨이에서도 생산되어 소비된다.

이 제품은 진하고 끈적거리는 특성을 가졌고 단맛에 늘어나는 성질을 갖고 있다. 관여 균은 *Lb. lactis* subsp. *lactis*와 *Lb. lactis* subs. *cremoris* 등으로 배양액에 다당류를 생성하여 점도와 끈적거림을 준다. 일부 사상균이 발견되며 곰팡이와 효모가 증식하여 표면에 매끄러운 막을 형성하여 카멘벨트치즈나 브리치즈와 비슷한 모양을 준다.

1950년대에 상업적으로 생산하기 시작하였고 우유를 표준화 및 균질화한 후 80~82 ℃에서 살균 후 냉각시키고 스타터를 첨가(4 %)한 뒤, 약 20시간 발효하면 pH가 4.3에 이른다. 저지방, 저젖당, 과일향 첨가로 다양한 제품이 생산되어 시장에서 판매되고 있다.

09
수산 발효식품

어류는 부패하기 쉽고 육질이 약한 원료의 특성 때문에 어획 후 변화를 최소화하기 위한 신속한 처리가 필요하다. 그 중 가장 오래된 저장 방법은 건조하여 건어물로 만들어 저장 기간을 늘리는 것이다. 또 다른 처리로는 소금으로 염장하는 방법이 인류 역사와 함께 해왔다. 이런 원료의 특성 때문에 어류의 포획량이 많고 식용이 보편화된 동남아시아 지역에서 소금 절임에 의한 발효식품이 널리 보급되었다. 염장 시 가염하는 양이 많아지면 발효가 제한되나, 농도가 20 % 내외이면 부패는 억제되고 서서히 발효가 일어난다.

적당한 양의 염을 첨가하여 발효를 유도한 제품들이 젓갈류이며, 동남아에서 많이 생산되고 있다. 가염한 어류는 어체가 갖고 있는 자체 분해효소와, 외부에서 유입된 미생물에 의해서 생성된 효소로, 어류의 구성 성분인 단백질 및 지방질의 분해가 일어나고, 분해산물인 아미노산과 펩타이드 등이 감칠맛을 주어 조미원으로 널리 사용되었다.

여기서는 동남아시아 지역에서 생산, 유통되고 있는 전통발효식품인 젓갈류를 중심으로 설명하고자 한다.

가. 일본의 젓갈류(Itoh 등, 1992)

일본에 젓갈이 도입된 것은 고대로 올라가 가미구시(Kamigush, Keikoki in Nifon Shoki) 때 기록에 나오며 타가마수(AD 71) 왕조 때이며 만요슈에는 게장 소스에 대한 설명이 남겨져 있다(AD 165). 이와 같은 기록으로 보았을 때 일본의 젓갈 문화는 깊은 역사를 갖고 있음을 알 수 있다.

1) 숏츠루(Shottsuru)

사용 원료는 도루묵, 일본 정어리, 멸치, 고등어, 보리새우 등을 사용하며, 보리새우는 색깔을 내기 위해서 약 10 % 정도 첨가한다. 어류와 소금의 비율을 3 : 1 혹은 7 : 2로 하고, 독이나 나무통 혹은 시멘트통에 넣어 발효가 일어나게 한다. 발효에는 12~18개월이 소요되며, 발효 중 잘 휘저어 주고 필요에 따라 소금을 더 넣기도 한다. 발효가 끝나면 열처리 후 모래를 이용한 여과 방법으로 액을 분리하고 침전하도록 정치한다. 품질 개량을 위해서 캐러멜, 간장, 단백질 분해물을 첨가하기도 한다. 조미료로 사용한다.

2) 이까나고와 코나고(Ikanago and konago)

어간장이고 이까나고로 알려져 있다. 까나리와 간장을 2 : 1로 섞은 다음 약 100일 정도 절임한다. 이때 분해가 일어나고 추출액을 여과하여 만든다. 다른 제품으로는 코나고라고 하는데, 작은 까나리로 만들며 치바 지역에서 생산된다.

이와지쇼유는 멸치에 소금을 넣어(5 : 1) 2주 동안 놓아둔 후 꺼내서 씻고 다시 소금을 넣어 냉암소에 놓아 발효(3년)한 후 액즙을 여과하여 사용한다.

3) 이까쇼유와 이시루(Ika-shoyu and Ishiru)

이까쇼유는 오징어 내장으로 만든 소스인데, 풍미가 대단히 강하고, 보통 소금과 고지를 섞어 만든다. 이시루 소스는 이시가와 지역인 노토에서 만들어 먹고, 홋카이도에서도 비슷한 제품이 생산된다. 이 소스를 만들 때 어육을 내장과 함께 넣는데 비율은 4(어육) : 1(소금)로 나무통에 넣어 발효한다. 발효기간은 1년 정도이고, 액을 분리하여 병조림하고 장기간 저장이 가능하다.

이와 같이 어류로 만든 젓갈들은 어류 내장에 들어 있는 단백질 분해효소에 의해서 분해가 진행되면서 감칠맛을 낸다. 주로 트랩신 유사 효소와 펩신이 관여한다. 일본 젓갈에서는 세균, 젖산균, 효모, 곰팡이 등이 검출되고 있다.

나. 대만의 젓갈류(Chen HC, 1993)

대만에서는 신선 어류나 패류 혹은 가공 제품을 선호하며, 발효한 젓갈류는 많지 않은 편이다. 식당에서 먹는 것으로 어육 페이스트, 굴 페이스트, 새우간장 등이 일부 사용되고 있다. 주로 가정 내에서 생산하지만 산업적으로는 Kaohsiung, Renghu, Me–Tzu 지역에서 생산된다.

1) 유루(Yu-lu)

작은 생선, 멸치류를 원료로 사용한다. 보통 가염(30 %, 원료 대비) 후 발효한다. 전체 제조 공정은 그림 Ⅳ–18과 같다.

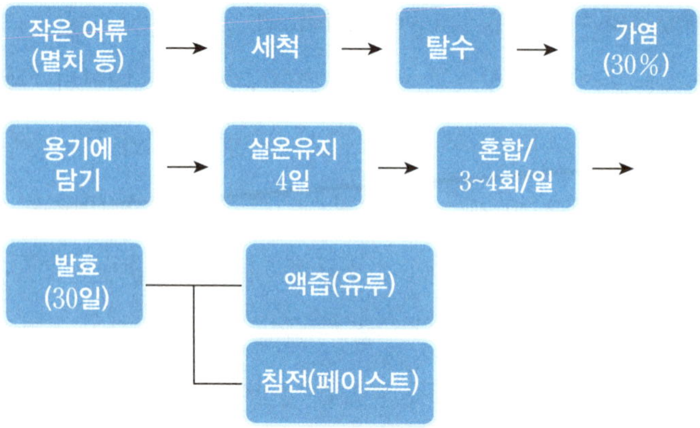

그림 Ⅳ-18 유루의 제조 공정

2) 어간장(Mavine sauce)

신선 어류나 새우를 원료로 사용한다. 제조 방법은 유루와 비슷하나, 액즙 분리 시 압착하는 것이 다르다.

어간장의 제조 공정은 다음 그림 Ⅳ–19와 같다.

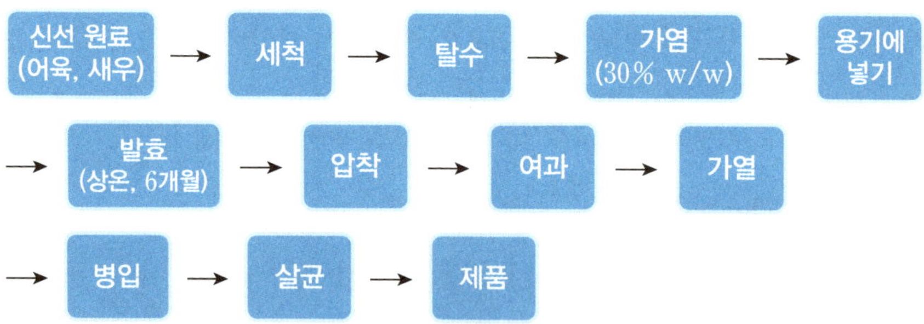

그림 Ⅳ-19 어간장 제조 공정

3) 굴페이스트와 굴간장

굴을 물에 끓여 추출물을 얻고 이를 농축한 것(농후액)을 굴페이스트라고 하고, 희석한 것을 소스로 분류한다. 끓이는 시간은 보통 20분 정도로 추출물을 이중 솥으로 농축한다. 농축 페이스트는 굴소스에 전분이나 젤라틴을 첨가하여 만들거나, 굴소스를 더 농축하여 제조한다.

굴페이스트 및 굴간장 제조 공정은 다음 그림 Ⅳ-20과 같다.

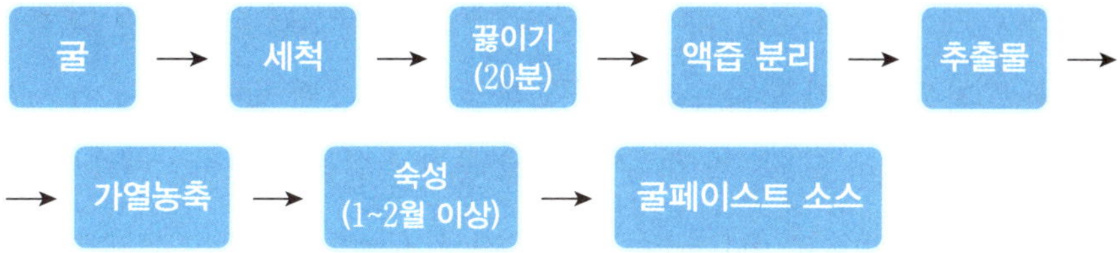

그림 Ⅳ-20 굴페이스트와 굴간장 제조 공정

4) 크릴 소스(Krill sauce)

크릴은 잠재적인 단백질원으로 이용될 수 있으며, 남극대륙 해양에 있는 크릴의 양은 해수에 최고 10~15 kg/m² 정도로 많은 양이다. FAO 보고서에 의하면 연간 50~70백만 톤을 잡을 수 있다고 한다. 중국 정부는 남극 해안에 시험선을 보내 크릴을 채취하여 이 재료로 크릴소스를 만들었다.

그 외에 새우머리를 갈고 가열처리하여 Bacillus를 증식, 액화한 다음, 액을 분리, 가염한 후 여기에 콩 발효제품을 혼합하여 소스를 제조하기도 한다.

다. 북유럽 절임 어류(Knochel S, 1993)

북유럽, 특히 스칸디비아 3국에는 여러 어류 발효제품이 전통식품으로 알려져 있으며, 지금도 일상식으로 이용된다. 보통 소금절임을 하는데 12세기 말에 이미 통에 넣어 염절임한 청어들이 여러 인접 국가에 수출되었다. 현재는 고염제품보다 저염 제품이 일상화되었다.

1) 마티에스-청어(Maaties-herring)

원료는 네덜란드에서 어획되는, 북해 청어를 5~6월에 잡아 사용한다. 이때 어류 장내 단백질 분해효소가 가장 역가가 높고 지방 함량도 많다.

청어는 우선 다듬고 창자나 부수물을 그대로 이용한다. 가염(5~10 %)하고 저온(5 ℃)에서 1주일 정도 놓아두면 먹을 수 있다. 숙성된 것은 멸치 젓갈과 비슷하고 치즈 냄새가 난다. 조직은 투명하고 부드러우며 필렛보다는 어두운 색을 띤다. 요즘은 염 농도를 더 낮추는 데 동결된 원료를 쓰기도 한다. 내장을 제거한 것도 원료로 이용된다. 숙성 과정에 관여하는 단백질 분해효소들이 밝혀졌으며, 미생물의 작용은 크지 않다.

2) 쉬넬 마티에스(Schnell maaties)

생물 혹은 동결한 청어 필렛을 이용한다. 여러 청어 원료가 이용되는데, 숙성을 관리하기 쉽기 때문이다. 필렛을 5~10 % 염수에 담가 2일 간 숙성시키고, 이때 상업적으로 이용되는 효소나 보존제도 같이 사용한다. 이렇게 처리한 필렛을 기름과 함께 포장하고 저온에 놓아둔다. 이 과정에서 자체변화에 의하여 냄새가 줄어들고 색이 엷어지며 투명해진다.

3) 그래바드 피쉬(Gravad fish)

그래바드 요리에는 기름기가 있는 고급 어종인 참치, 송어 등을 이용한다. 원료의 유지함량이 중요하다. 제조 방법은 해동한 어류의 필렛을 뜬 다음 소금, 설탕, 후추, 딜 등을 뿌리고, 고기 부분이 서로 닿게 겹겹이 쌓아 가벼운 누름돌을 놓고 5 ℃에서 1~4일간 놓아둔다.

최종 제품의 소금 함량은 3 % 이상 되게 한다. 이는 *Cl. botulinum*의 증식을 억제하기 위해서이다. 보통 염도는 2~9 %에 이른다. 맛은 순하고 조직은 부드럽다. 이 과정에서 단백질 분해효소가 관여하며, 주로 Lysosomal cathepsin이 알려져 있다. 진공 처리한 제품에서는 Lactobacillus spp.가 주로 발견된다.

4) 라케레트(**Rakeorret**)

산 속 개울에서 잡히는 송어가 원료로 사용된다. 어획 후 바로 내장을 제거하고 수 시간 염처리한 후 씻어낸다. 처리한 송어를 15 % 염수나 건염(5 % + 설탕)을 넣어 용기에 담는다. 이렇게 만든 것을 8~10 ℃에서 2~3개월 숙성시킨다. 이때 pH는 4.5에 이른다. pH가 올라가는 것은 부패를 의미한다. 이 제품은 단백질 분해효소가 중요한 역할을 한다. 숙성 후 균수는 5×10^7 cfu/mL에 이른다.

기타 발효 제품으로는 청어를 사용하는 중간 염 농도의 Surstromming, 당과 소금 절임 청어가 있다.

라. 말레이시아의 어류 발효식품(Karim M.I.A, 1993)

말레이시아의 어류 및 수산물 수요는 계속 늘어날 것으로 예측되며, 상당 부분이 생물이나 동결제품으로 소비되고 있으나, 일부는 발효제품으로 만들어 말레이시아인의 식탁에 오르고 있다. 대표적인 발효산물은 Pudu, Pekasam, Belacan과 Cincaluk 등이며, 관련 발효제품 산업이 발전하고 있다.

1) 부두(**Budu fish sauce**)

부두는 동 말레이시아 지역에서는 아주 인기 있는 발효소스이다. 이 제품은 가염하여 발효한 어류제품으로 검은 갈색을 띠는 액상이다. 소금함량이 높고 가용성 질소 화합물이 많아 독특한 풍미를 갖는다. 비슷한 제품들이 여러 나라에 있는데, 캄보디아와 베트남의 Nuoc-mam, 필리핀의 Patis, 라오스와 태국의 Nam-pla, 일본의 Shiokala, 인도네시아의 Ketjap-ikan 등이 있다.

Budu는 작은 멸치를 발효시켜 만든 제품인데, 지방에서는 Ikan billis라고 부르기도 한다.

부두의 제조 공정은 그림 Ⅳ-21과 같다.

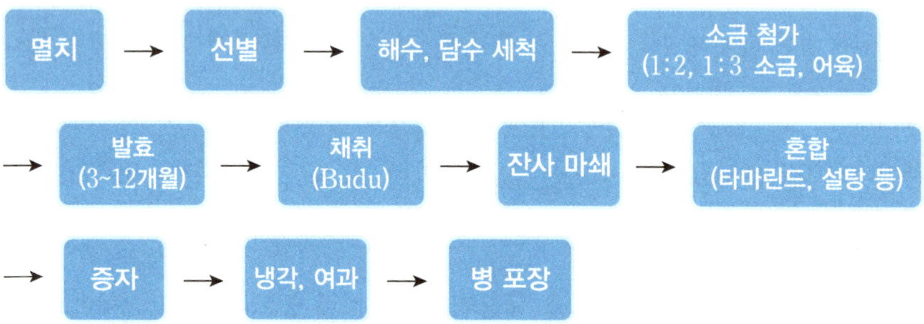

그림 Ⅳ-21 **부두의 제조 공정**

부두는 혐기성 발효가 일어나고 발효 과정에서 단백질이 분해되고, 이로 인하여 독특한 어간장 풍미가 생긴다. 발효가 끝나면 어육은 거의 분해되고 갈색의 액체가 된다.

2) 키캅 이칸(Kicap Ikan)

건조멸치 값이 올라감에 따라 다른 어종을 이용하여 부두(Budu) 제조업자들이 비슷한 것을 만든 것이 Kicap Ikan이다. 값이 싸고 부두와 비슷한 특징을 갖는다. 제조 방법은 부두와 비슷하다. 보통 스테인리스 용기로 밀폐하여 발효한다. 순도가 높은 소금을 사용하며, 품질을 높이고 발효 기간을 단축시킨다.

3) 페카삼(Pekasam)

민물고기로 발효한 제품인데, 부재료로 볶은 쌀, 타마린드와 소금을 섞는다. 해산물도 이용한다. 이 발효제품은 말레이시아 반도에 있는 케다(Kedah), 페락(Perak)과 케란탄(Kelantan) 지역에서 생산하고 소비한다. 보통 기름에 튀기거나 쌀밥과 함께 먹는 반찬이다.

페카삼의 제조 공정은 그림 Ⅳ-22와 같다.

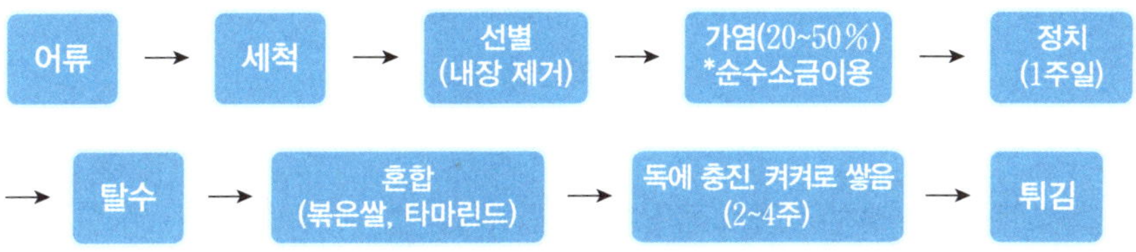

그림 Ⅳ-22 **페카삼의 제조 공정**

발효 과정 중 많은 젖산균이 증식하여 젖산을 포함한 유기산을 만들고, pH를 낮추어 부패균 증식을 막아 저장성을 준다. 이 유기산류가 풍미 발현에 관여한다. 볶은 콩은 발효기질로 이용되며, 비린내를 없애는 역할과 색을 내는 데 기여한다. 어체에 들어 있는 단백질 분해효소의 작용으로 생성한 물질들이 풍미발현에 관여한다.

4) 벨라칸(Belacan, 새우 페이스트)

말레이시아에서 인기 있는 새우 페이스트이며, 여러 음식에 풍미를 내는 데 사용하는 조미료이다. 작은 새우(Acetes, Mysid)를 원료로 사용하고, 비슷한 제품이 인도네시아(Trassi), 필리핀(Bagoong), 라오스(Padoc), 캄보디아(Prahoc) 등에도 있다.

벨라칸의 제조 공정은 그림 Ⅳ-23과 같다.

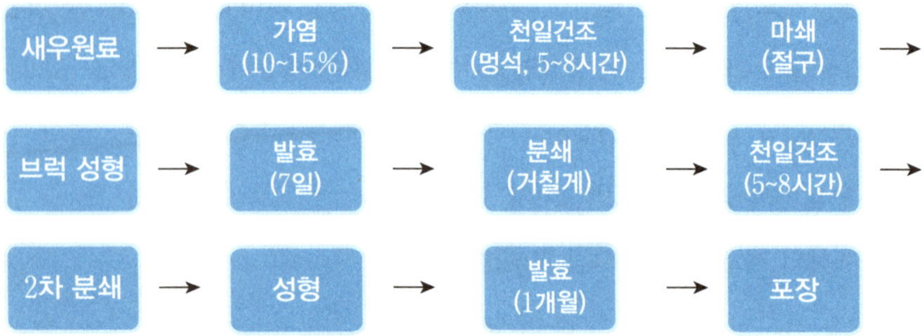

그림 Ⅳ-23 **벨라칸의 제조 공정**

그림 Ⅳ-23에 제시한 발효 과정을 몇 번 반복하는 경우도 있다.

최종 제품은 어둡고 짠맛이 나며 새우 냄새가 진하다. 원료인 새우 150 kg에서 40~50 kg의 제품을 얻을 수 있다.

발효 과정 중 Bacillus, Pediococcus, Lactobacillus, Micrococcus, Sarcina, Clostridium, Brevibacterium, Flavobacterium, Corynebacteria 등이 확인되고, 특히 젖산균과 내염성 균들이 많이 관여한다.

이들 제품은 주로 말레이시아 북부에서 생산·유통되고 있다.

5) 친칼룩(Cincaluk)

이 발효제품은 작은 새우(Acetes, 지역명은 Udang geragau, Udang bubok, Udang bari)와 염, 그리고 쌀을 섞어 발효한다. 보통 옅은 핑크색을 갖고 강한 풍미와 짠맛을 갖는다. 이 발효식품은 말레이시아 남쪽, 즉 Malacca, Negri Sembilan과 Johore에서 만들어 먹는다.

새우를 해수로 씻고 탈수한 다음 20~25 % 염을 첨가하고, 6 % 정도 밥을 넣고 용기에 넣어 밀봉한 후 발효(20~30일)한다. 발효 중 가스 생성이 많고 붉은색을 띠며, 경우에 따라서는 라임주스나 세절한 고추, 양파를 넣어 혼합하기도 한다. 보통 쌀밥과 함께 먹거나 찍어 먹는 용도로 사용한다.

마. 인도네시아의 어류 발효식품(Putro S, 1993)

인도네시아는 많은 섬으로 이루어진 나라로 풍부한 수산자원을 갖고 있다. 수산물은 국가경제에 기여하는 몫이 크고 외화를 벌어들이는 주요 자원이다. 특히 국민에게 동물성 단백질을 공급하는 주요 자원이다.

어획된 자원은 염장, 건조, 자숙, 발효한 제품으로 유통되고 있으며, 상당 부분 내수용으로 소비되나 일부는 수출되고 있다. 특히 냉동 새우, 참치, 가다랑어 등은 수출되고 있다.

인도네시아의 발효제품은 전체 수산 제품의 5 % 정도이지만, 사람들의 일상 식탁에 올라 독특한 향과 풍미, 조직 등으로 식욕을 돋우는 데 중요한 역할을 하고 있다.

1) 페다(Pedah)

페다는 태국, 말레이시아와 인도네시아에서 전래된 것이다. 고등어를 염처리 후 몇 단계 가공 과정을 거쳐 만든다. 이 발효식품은 다른 건조품이나 어류 발효제품과는 풍미와 조직에서 상당한 차이가 있다.

고등어 원료에 가염하고 바구니에 담아 서서히 건조시키면서 숙성이 일어나도록 한다. 이 과정은 약 2개월 정도 걸리는데, 생화학적인 변화가 일어나 바람직한 풍미와 조직이 만들어진다.

간단한 페다의 제조 공정은 그림 Ⅳ-24와 같다.

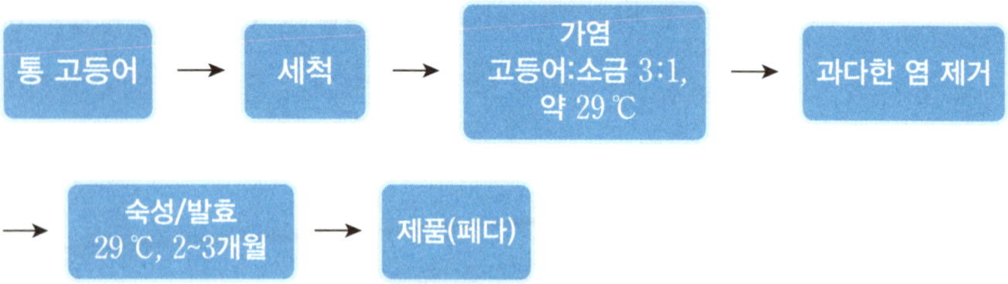

그림 Ⅳ-24 페다의 제조 공정

페다의 저장 기간이 길어지면 산패취가 나며, 육색이 변하여 적갈색이 된다. 지역마다 조금씩 제조 방법은 다르나, 전체적인 과정은 위 공정에 따른다.

2) 트라시 우당(Trasi udang)

새우 페이스트이며, 일반적으로는 트라시(Trasi)로 알려져 있다. 몇 종의 새우를 사용하며 크기가 작은 것도 이용한다. 인도네시아에서 생산하는 트라시 이칸(Trasi ikan)과 비슷하다. 이 제품은 보통 고추, 마늘, 소금을 넣어 먹으며, 이를 삼발(Sambal)이라고 부른다. 트라시를 만들 때는 선상에서 새우에 약 10%의 소금을 뿌려 변질을 막고 수송한 후 다시 5% 소금을 더 첨가한다. 소금을 첨가한 새우를 선반에 널어 부분 건조하는 데 보통 2~3일이 걸린다. 수분함량이 80%에서 50%로 줄어들었을 때 새우를 으깨면서 혼합한다. 혼합 후 다시 건조하고 으깨기를 반복한다. 이때 인공색소, 즉 Carthamine D나 Rhodamine B를 첨가하기도 한다. 니파야자 잎으로 원통형을 만들어 압착하고 이를 발효시킨다.

인도네시아 여러 섬에서는 조금씩 다른 트라시가 만들어지며, 브라본(Brabon), 트라시 히탐(Trasi hitam)(검은색)으로 그 명칭도 다르다.

3) 어간장(Fish sauce)

바리섬 지역에서 정어리를 이용하여 어간장을 만드는데, 근래에는 굴간장에 밀리고 있다. 고염의 어간장이지만 주민에게 양질의 필수아미노산을 공급한다. 대표적인 어간장으로는 베카삼(Bekasam)이 있는데, 이 제품은 담수어를 재료로 만든다. 남수마트라나 담수가 있는 지역에서는 인기가 높다.

베카삼의 제조 공정은 그림 Ⅳ-25와 같다.

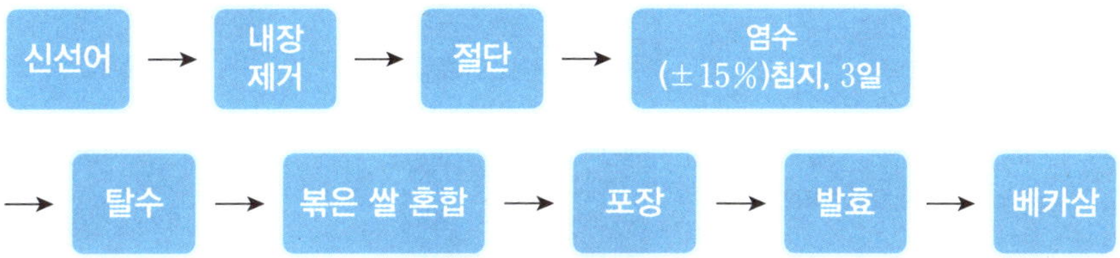

그림 Ⅳ-25 베카삼의 제조 공정

이 제품은 지역마다 조금씩 다르게 만든다.

인도네시아에는 이들 발효제품 외에 잠발 로티(Jambal Roti), 베카상(Bekasang) 등이 있다.

바. 태국의 어류 발효식품

태국은 계절성 열대 기후로 3~4개월의 우기를 제외하고는 건조하여 기후에 어울리게 발효식품의 종류가 많다. 태국인들의 식생활에 발효식품은 큰 비중을 차지하고 있다. 그 중 어류 발효제품으로는 남프라(Nam-pla-어간장), 하피(새우 페이스트), 염절임 발효한 팔아아-라아아(Plaa-raa)가 있다. 이들 어류 발효제품은 지역 간, 사회구성원 간 서로 교류하면서 확산되었고, 이제는 태국의 전통식품으로 자리매김하였다. 이 발효제품들의 제조 공정은 간단한 것도 있고 복잡한 것도 있지만, 어간장의 경우 다른 동남아시아 국가와 비슷한 방법으로 제조한다. 보통 가정에서 전통적인 방법으로 만들고 있고, 차츰 소규모 공장에서도 만들어지고 있다.

전통적인 태국의 어류 발효제품을 분류해 보면 그림 Ⅳ-26과 같다.

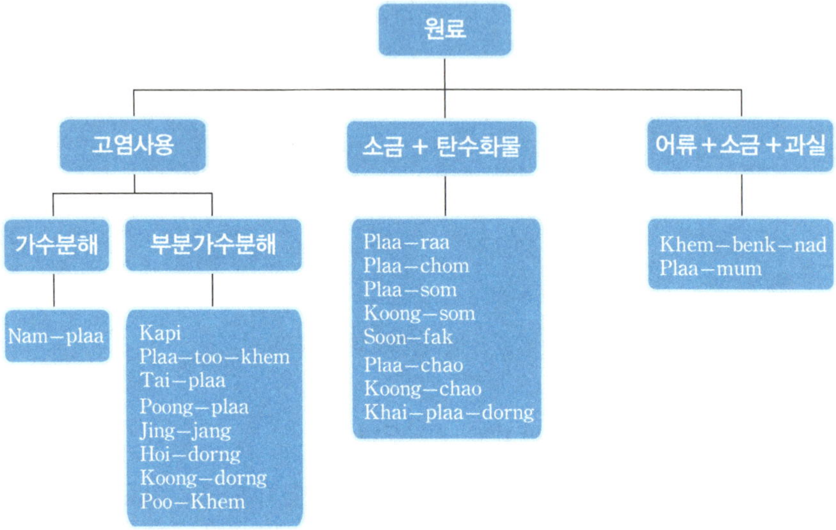

그림 Ⅳ-26 태국의 전통적 어류 발효제품 분류

이들 제품에 관여하는 미생물의 종류는 대단히 광범위하며, 종류에 따라 조금씩 다르지만, 젖산균, Micrococcus, Staphylococcus, Candida, Bacillus, Saccharomyces 등으로 보통 전통발효식품에서 많이 발견되는 균들이 나타나고 있다.

사. 스리랑카의 어류 발효식품(Subasinghe S, 1933)

스리랑카에서 생산되는 어류 발효제품은 몰디브 생선으로 전체의 75 %를 차지한다. 그 외 염장/훈연 제품이나 태양에 건조한 것들이다. 모든 어류 발효 제품은 가염한 것으로 염도는 제품이나 사용하는 어류에 따라 다르다.

1) 자아디(Jaadi)

자아디는 고염제품이며 어육이 부분적으로 가수분해되어, 고기에서 나온 침출물에 침지된다. 또한 숙성된 고아라(*Garcinia gamboges*) 꼬투리에 들어 있는 유기산에 의해 발효 중 낮은 pH가 유지된다. 주로 사용하는 어종은 고등어이며, 정어리나 참치로도 만든다. 사용하는 생선은 내장을 제거하고 해수로 씻은 다음 나무통이나 옹기에 고아라와 생선소금을 층층이 쌓는다. 이때 비율은 생선과 염과 고아라액의 비율이 3 : 1이 되게 한다. 이 비율로 적재한 것을 밀봉하고 누름돌을 올린다. 보통 2~3개월, 혹은 그 이상 발효가 되고 이에 따라 향과 풍미가 생긴다. 오염되는 것을 잘 막으면 1년 정도는 저장이 가능하다. 발효 중 조직은 단단해지고 암갈색으로 변하며 과일향이 난다. 변질이 일어나는 주요 원인은 물을 재흡수하는 과정에서 발생하는 세균이나 곰팡이 혹은 구더기에 의해서 일어난다. 진공포장하고 보존제를 쓰면 2~3년 저장이 가능하다.

2) 몰디브 생선

몰디브 생선은 날치를 약하게 염처리한 후 훈연하고 말린 제품이다. 수분함량이 낮고 조직이 딱딱하여 일본의 훈제 가다랑어(가쓰오부시)와 비슷하다. 조미재로 널리 쓰이고 있다. 몰디브와 스리랑카 등 인접국에서 주로 유통되고 있으며, 주변 국가로의 수출이 점점 늘어나고 있다.

몰디브 제조 공정은 그림 Ⅳ-27과 같다.

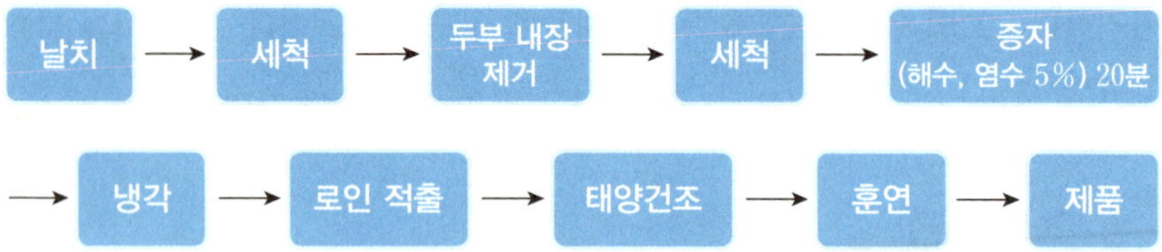

그림 Ⅳ-27 몰디브 생선 제조 공정

제조 공정 중 건조와 훈연을 번갈아 하면서 조직이 딱딱해질 때까지 반복한다. 공정을 개선하기 위한 실험을 통하여 열 훈연하는 방법을 도입하여 품질을 개선하고 제조기간을 단축하고 있다. 훈연한 후 나무 재에 굴려 저장성을 개선하기도 한다. 사용 원료로는 황참치나 고등어를 사용하기도 한다.

그 외에 스리랑카에서는 가염 생선을 태양 건조하여 수분을 낮춰(15 % 정도) 건조제품으로 유통되는데, 정확히 발효제품으로 구분할 수는 없으나 부분적으로 발효가 일어난다. 이런 종류의 제품은 붉은 세균이나 호염성 곰팡이에 의한 오염이 일어날 수도 있다.

아. 필리핀의 어류 발효식품

필리핀 사람들은 어류 발효식품들을 폭넓게 잘 받아들이고 있다. 이들은 일상 식생활에서 발효식품을 많이 먹고 있으며, 다른 아시아 지역의 사정과 비슷하게 저장성 향상 및 기호성을 높이기 위해 노력하고 있다. 필리핀에서 생산되는 발효제품은 파티스(Patis-어간장), 바궁(Bagoong-페이스트), 바궁 알라망(Bagoong alamang-새우 페이스트), 혼합물로 버롱이스다(Burongisda)와 새우 발효제품인 발라오 발라오(Balao-balao)가 있다. 처음 3개 제품은 대량생산되어 필리핀 사람이나 인접국에 수출되고 있다.

자. 미얀마의 어류 발효식품

미얀마인들이 어류를 발효하여 먹은 기록은 AD 1세기쯤으로 거슬러 올라가며, 오늘날에는 일상 식생활에서 중요한 위치를 차지하고 있다. 어류 발효식품의 일종인 느가-피(Nga-pi)는 12세기 암벽에 새겨져 있기도 하다. 이때 신맛이 나는 식품(토마토 등)들을 같이 먹었다는 것이 15세기에 기록되어 있다. 느가-피는 처음 남부에서 시작하며, 서서히 북쪽 지역으로 전파되었다고 본다.

1) 느가-피(Nga-pi)

느가-피의 역사에 대해서는 잘 알려져 있지는 않지만 느가-피라는 이름이 계속 이어져오고 있다. 현지 언어로 생선을 누른 것이란 뜻을 갖고 있는 이 이름은 암석에 기록(1192)된 것으로 최초 확인되었다. Pi에는 절구질한다는 뜻도 포함되어 있다. 이를 미루어 보았을 때 느가-피는 어류를 소금과 함께 절구질하거나 마쇄한다는 것을 뜻하며, 오늘날에도 이러한 방법으로 만들고 있는 것을 확인할 수 있다.

느가-피는 어류나 새우를 소금과 함께 거칠게 절구질 혹은 마쇄한 후 이 혼합물을 햇볕에서 3~4일 건조시킨다. 이 혼합물을 돌이나 콘크리트 용기에 눌러 담고 3~6개월 숙성시킨다. 사용하는 원료에 따라 가공 방법은 조금씩 다르다. 전통적으로 느가-피는 어류를 통째로 페이스트로 만들어 이용한다. 새로운 형태로는 압출하여 유연한 조직을 얻기 위하여 수분함량을 40~50 %로 조정한다. 그런 다음 길고 가느다랗게 모양을 만들고 햇볕이나 건조기에서 말려 수분함량을 10 % 정도까지 낮춘다. 이 건조물을 분해하여 상품으로 만든다.

2) 느간 프야 에(Ngan-pya-ye)

이 제품은 느가-피 제품을 만들 때 나오는 침출액이나 추출액이다. 보통 어류나 새우를 이용하여 느가-피를 만들 때 발효 과정 중 3개월 혹은 1년간 숙성할 때 나오는 액을 모아 만든다. 이 과정에서 부분적으로 가수분해되어 풍미가 생성된다.

숙성된 후 가열처리하여 농축하며, 이때 수분함량은 55~60 %에 이른다. 이때 부분적으로 살균이 된다. 이 발효제품은 어두운 갈색이어서 식탁에 놓기에는 적절하지 않다. 따라서 탈색하여 갈색이나 노란 금색을 띠게 만든다. 이렇게 만든 제품은 외국의 어간장과 비슷하다.

이 제품은 필수아미노산이 함유되어 있고 비타민도 확인되었다. 관여 미생물로는 Aeromonas, Bacillus, Corynebacterium, Lactobacillus, Staphylococcus 등이 알려지고 있다.

V

한국의 전통발효식품

인류의 기원으로부터 먹이는 생명 유지에 필수품이었으며, 어찌 보면 인류사는 먹이를 확보하기 위한 투쟁이었고, 더 많은 것을 확보하기 위해서 전쟁도 불사하였다. 지금으로부터 약 1만 년~1만 2천 년 전 지구상에서 농업이 식량 확보 수단으로 자리잡으면서 정주 생활을 하게 되었다. 농업 생산성이 향상됨에 따라 과량 생산된 원료를 오래 갈무리하거나 더 좋은 맛을 내기 위한 노력으로 태양건조, 염절임 등 자연 현상을 이용한, 실로 많은 수단의 새로운 기술이 개발되었다. 이런 시도 중 하나가 자연 상태에서 일어나는 발효식품의 출현으로 이어졌다. 초기에는 스스로 만들어진 발효식품을 그대로 먹는 수준에 머물렀을 것이다.

이후 생산 가능한 원료와 기후, 풍토 등 주어진 여건에 순응하면서 많은 가공식품들이 다양하게 나타났다. 따라서 동질성을 갖는 민족의 음식은 그 지역의 산물과 삶의 형태, 그리고 기후 풍토, 사는 사람의 식습관 등과 깊은 관계가 있다. 이런 여건에 따라 각국의 전통 음식이 정착되고, 후대로 이어가면서 토착화되고 차별화된 특징을 갖는다. 세계 여러 나라 사람들의 먹는 음식과 선호하는 대상이 크게 다른 것은 역사성, 기호성, 사용 가능한 식재료 그리고 기후 풍토와 깊은 관계가 있다.

우리나라는 기원전에 만주에서 한반도로 이주하면서 농업이 도입되어 오랜 농경 중심의 먹을거리 이용 문화가 정착되었다. 농산물을 주로 이용하여 일상식품이 되었고, 사계절에 순응하여 겨울철 갈무리하는 방법을 개발하여 실생활에 넓게 이용하게 되었다. 특히 주식인 쌀을 중심으로 식단이 꾸며지면서 끓여서 익히는 밥 문화가 이미 오래전에 정착되었고, 밥과 함께 먹을 수 있는 반찬의 곁들임이 자연히 식단의 주요구성을 이루는 계기가 되었다. 특히 독특하거나 별 맛이 없는 주식이 된 밥의 경우, 간을 맞추고 맛을 부여하는 보조 재료가 절대적으로 필요하였고, 이 필요에 따라 채소류를 중심으로 한 부식이 발달하게 되었다. 그러나 생산량이 많아 이용하기 쉬운 채소류의 경우도 독특한 맛이 없이 밋밋하였고, 밥반찬으로서는 적당하지 않아 발달된 것이 염절임 기법이다. 우리의 식생활에 염절임 기술이 도입되면서 발효 중심의 식단이 꾸며지는 계기가 되었다.

현재 한국인 식단에서 직간접적으로 발효기법을 이용하지 않는 음식이 없을 정도로 발효식품은 우리 음식에 깊이 뿌리 내렸으며, 각종 발효산물의 활용 방법에 따라 음식의 맛이 좌우되고 있다. 특히 채소류가 없는 겨울철을 위한 갈무리 방법으로 절임과 발효기법이 활용되면서, 한민족의 식문화와 특징을 결정짓는 큰 틀을 만들게 되었다. 또한 맛을 내는 데 있어 소금과 함께 발효를 통한 감칠맛, 신맛, 단맛 등이 창출되었고, 이 맛들이 한국전통 음식의 차별화와 독창성을 부여하는 데 크게 기여하였다.

이런 이유로 발효식품을 제외하고는 한국의 음식문화의 전체를 볼 수 없으며, 발효식품의 특징 속에서 우리의 전통식단이 발전하고 계승되어 현대에 이르렀다. 시간이 축적되어 만들어진 발효, 즉 삭힘식품은 독창적인 식문화를 형성하였고, 이는 한국이 세계 속에서 독특한 식문화를 형성하는 뿌리가 되었다.

한국의 발효식품은 사용 원료나 방법 등 차이에 따라 그 종류가 다양하나, 생산량과 식생활에 미치는 영향을 고려할 때 김치, 장류, 젓갈 그리고 식초 등 4대 발효식품이 중요한 역할을 하게 되었다.

01
한국 발효식품 개괄

가. 발효식품의 기능

우리 식생활에 가장 큰 영향을 미치는 4대 발효식품인 김치, 장류, 젓갈 그리고 식초는 우리 식생활에서 없어서는 안될 부식이고, 주요한 조미원으로 확실한 위치를 점하고 있다. 발효를 통하여 평범한 채소인 배추가 김치라는 새로운 제품으로 탄생하는가 하면 간장, 된장, 고추장, 청국장 등은 콩에서 새로운 맛을 내는 독특한 음식으로 탈바꿈하고 있다. 또한 식초는 술을 원료로 이용하되 완전히 새로운 맛과 향을 창조하고 있다. 젓갈은 다양한 어류의 단백질을 분해하여 감칠맛을 내며 이 맛이 조화되어 여러 음식의 가치를 높이고 있다.

이와 같이 발효식품은 원재료가 갖고 있는 성분과 성질을 크게 바꾸어 새롭게 창조된 식품이라고 할 수 있다. 따라서 우리 식품에서 발효란 창조의 개념으로 새로움을 우리에게 선사하는 중요한 기법이 되고 있다.

김치 원료인 배추에는 존재하지 않았던, 신맛을 내는 젖산이 김치발효 과정 중 젖산균에 의하여 생성되어 맛에 기여한다. 이 물질이 독특한 향기를 창조하여 독창성을 부여하는 작용을 하게 된다. 장류는 콩 단백질을 분해하여 물에 용해되는 아미노산류가 생성됨으로써 감칠맛을 내고, 여러 음식과 조화되면서 풍미를 증진시키는 데 크게 기여하고 있다.

근래 밝혀지고 있는 발효식품의 또 하나의 장점은 발효 과정을 거치면서 맛과 향뿐만 아니라, 여러 건강기능성 물질이 많이 만들어진다는 것이다. 김치에서 항암 성분, 장류에서 순환기계 질환 억제 그리고 요거트 등에 의한 정장 작용 등 건강식품으로 각광을 받기 시작하는 것은 결코 우연이 아니다. 콩류에서는 콩 그 자체에 들어있는 기능성 물질뿐만 아니라, 발효 중 생성되는 물질들의 기능에 많은 관심이 집중되고 있는 것이 근래의 추세이다.

발효기술을 통하여 새로운 식품을 창조할 뿐만 아니라, 기능을 다르게 하는 마술이 일어난다.

나. 한국 발효식품의 특징

한국의 발효식품은 지역에서 생산되는 다양한 농축수산물 원료를 이용하여 만들 수 있으며, 특히 쉽게 생산이 가능한 여러 종류의 식재료, 특히 채소류와 두류 그리고 어류가 좋은 소재가 되어 관련 발효제품들이 쉽게 식생활에 침투하였다.

발효식품은 미생물이 생산하거나 혹은 생체가 자체 내에 갖고 있는 효소가 농축수산물 원료에 작용하여 분해시키거나 새로운 물질을 창조하고, 이들이 독특한 특성을 갖게 되어 특이한 풍미를 낸다. 어릴 때부터 발효식품에 식성이 젖어들면 일생동안 그 맛을 잊지 못하고 선호하는 식품이 되는데, 이는 우리 유전인자에 각인되는 효과가 있지 않을까 여겨진다. 예를 들면 여러 회귀성 어류와 같이 유전인자에 기록된 습성으로 자기가 출생한 고향을 찾아 가

듯, 발효식품을 먹고 자란 사람들은 세계 어느 곳에 있거나 그 발효식품의 맛을 잊지 못하고 선호하는 취향을 갖는다. 좋은 예로 우리의 김치와 장류, 특히 된장, 고추장을 들 수 있으며, 젓갈류 역시 비슷한 경향을 보이고 있다. 이런 현상은 근래 많이 연구되고 있는 후성유전학(Epigenomics)에서 그 실마리를 찾을 수 있다.

여러 발효 과정을 통하여 얻어지는 비교적 저분자 물질들은 특수한 생리적 기능을 갖는다는 것이 알려지고 있다. 된장의 펩타이드(Peptide)는 순환기계 질환의 발생 억제 혹은 항암 효과가 있음이 동물 시험 결과에서 알려지고 있으며, 고추장의 경우 고추의 매운맛 성분인 캡사이신(Capsaicin)이 지방 대사를 촉진하여 비만을 억제하는 데 기여하는 것으로 알려지고 있다. 또한 김치에서도 여러 생리기능이 밝혀지고 있는데, 특히 식중독 미생물의 사멸효과가 뚜렷하여 유해미생물의 증식억제 및 사멸에 관여한다. 김치발효에 관여하는 젖산균은 프로바이오틱으로 장내 균총의 개선에 효과가 있으며, 발효를 통하여 원재료에 없던 특수물질, 즉 비타민, 펩타이드 등 미량물질이 만들어져 긍정적인 생리기능을 기대할 수 있다.

다. 앞으로의 과제

우리나라 전통발효식품은 제품의 차별성으로 인기가 높아지고 있으며, 한류에 힘입어 세계인의 관심의 대상이 되고 있다. 세계인들이 한국의 전통 식문화에 큰 관심을 가지면서 한국식 식단이 바로 건강식이라는 개념이 서서히 스며들고 있다. 일부 학자는 학술회의에서 한식이 건강식이라 주장하여 많은 연구자의 호응을 얻고 있다. 이 건강식의 중심에는 곡류와 채소류, 그리고 발효식품이 근간을 이루는 우리 식단과 관계가 있을 것이다.

외국인들이 한식을 접하며 우리의 발효식품이 가진 풍미에 매료되면 평생 동안 우리 식품을 찾는 고객이 될 것이다. 얼마 전까지만 하더라도 우리의 김치는 자국민들과 해외교포들만을 위한 식품이었으나, 제24회 88서울올림픽을 계기로 세계인의 관심을 끌었고, 국내뿐만 아니라 외국에서도 소비가 점점 늘고 있으며, 건강식으로서 이미지가 서서히 정착되고 있다. 앞으로 우리 전통 발효식품이 세계화 상품으로 더욱 폭을 넓이기 위해서는 관련된 연구들을 세계에 알리려는 노력이 필요하다.

다음과 같은 사항의 노력이 필요하다.

첫째, 발효는 미생물이나 효소의 작용으로 일어나므로 우수한 균주의 선발과 확보, 그리고 최적의 발효조건을 확인하여 균일하고 우수한 품질의 제품을 만들어야 한다.

둘째, 우리 전통발효식품의 기능성을 과학적으로 폭넓게 확인하고 홍보해야 한다. 이를 위한 다양한 형태의 학술발표와 학술지게재가 큰 역할을 할 것이다. 특히 발효에 관여하는 미생물은 인체에 긍정적 영향을 주는 것으로 알려져 왔으며, 이들의 직접적인 작용과 함께 발효산물의 기능이 밝혀져야 한다.

셋째, 발효식품은 발효조건과 관여 미생물에 따라서 다양한 신제품을 개발할 수 있다. 기존의 발효제품의 품질개량뿐만 아니라, 새로운 형태의 소비자 상품을 내놓을 수 있다. 특히 다른 발효기법을 적용하여 음료, 절임류, 소스 등의 품종을 다양화하는 것은 소비자의 선택의 폭을 넓힌다는 의미가 있다.

넷째, 건강에 부정적 영향을 미치는 발효식품의 요인을 제거하는 노력이 필요하다. 김치나 절임, 젓갈 등에서 거부 반응이 있는 과도한 매운맛이나 과다한 소금 사용은 소비대상을 좁히고, 소비층을 확대시키지 못하는 제한 요인이 되고 있다. 소금의 사용은 보존성과 관계가 있으므로 가능한 한 저염화하되 부패와 변질을 막을 수 있는 방법을 개발해야 한다. 또한 콩 발효식품에서 진균독(Mycotoxin)이나 바이오게닉 아민(Biogenic amine) 문제는 심각하게 고려되어야 하고, 이를 예방하기 위한 연구와 생성 방지 방법이 확립되어야 한다.

다섯째, 발효식품은 발효기법을 폭넓게 이용하므로 미생물과 효소, 그리고 발효로 얻어지는 특수 기능성 성분 등을 폭넓게 이용할 수 있다. 즉 균 자체나 효소 혹은 발효산물을 별도로 생산하여 기능성 상품으로 활용할 가능성이 있다. 예를 들면 김치발효에 관여하는 젖산균 중 GABA를 많이 생산하는 예가 빈번하게 밝혀지고 있으며, 콩 발효로 얻어지는 Peptide의 기능성은 학문적으로 인정되고 있다. 이들 특수성분 생산 분야의 연구를 활성화하여 새로운 사업으로 확대시킬 수 있을 것이다. 관련 학자와 기업 간에 긴밀한 협조로 새로운 영역으로 전통발효식품의 영역을 넓힐 수 있는 노력이 필요하다.

02
김치

각종 채소류(과채류 포함)를 소금에 절인 후 여러 부재료를 혼합한 후 발효하는 김치는 한국을 대표하는 발효식품 중 하나이다. 재료나 절임, 부재료의 종류에 따라 다양한 김치가 있다. 세계적으로 산 발효한 채소류 제품으로는 독일의 사우어크라우트, 네팔과 인도의 군드럭, 일본의 쓰케모노 등이 알려져 있다. 서양의 침채류는 아주 단순하나, 동양은 여러 식재료를 사용하고 제조 방법 또한 다양하다. 이는 식생활이 육류 중심이냐 곡류와 채식 위주의 식생활인가에 따라 차이가 있다. 여러 식초절임이나 된장, 간장, 고추장과 같은 장류에 절임하여 만든 장아찌류는 일본이나 중국에서 볼 수 있지만 고추 같은 독특한 향신료를 넣어 발효한 김치는 다른 나라에서 찾아보기 어렵다.

식품공전에서는 배추 등 채소류를 주원료로 하여 절임, 양념 혼합 공정을 거쳐 그대로 또는 발효시켜 가공한 것을 김치 혹은 배추김치라고 정의하고 있으며, 중금속함량을 규제하고 인공색소 및 보존료 사용을 금하고 있다. 김치를 담그는 재료에 따라 김치류를 분류할 수 있는데, 알려진 김치는 조사된 것이 193종에 이른다(최홍식, 2004).

가. 김치의 역사

채소류와 소금이 우리 식생활에 도입되면서 자연스럽게 절임은 가능했을 것으로 추정한다. 우리나라의 전통적인 김치가 언제부터 시작되었는가는 정확히 알 수 없으나, 채소절임에 고추가 혼합되어 지금의 김치 형태를 갖춘 것은 고추의 전래 시기와 밀접한 관계가 있다. 일부 학설은 고추가 임진왜란 전후에서 도입되었을 것이라 추정하나, 훨씬 이전에 한국에서 재배되었을 것이라 주장하기도 한다(권대영 등, 2017).

우리나라 김치 담금의 변천 과정을 정리해 보면 표 V-1과 같다(최홍식, 2004).

표 V-1에서 보는 바와 같이 상고시대 이후 현대에 이르기까지 채소류를 절임 하여 다양한 절임식품이 만들어져 식용되었으며, 사용 재료와 방법도 계속 진화되었을 것으로 추정된다.

시대별로 구분하여 김치의 역사적 변천 과정을 더듬어 본다(이철호, 2017).

표 V-1 우리나라 김치 담금의 변천과 발달 과정

구분	상고시대	삼국시대	통일신라 · 고려시대	조선 전기	조선 후기
절임명칭	醢(해) 菹(저)	醢 菹	漬(지) : 장아찌 및 짠지류 沈菜(침채) : 김치류	漬 沈菜	漬 沈菜
주요 채소 절임 종류	• 장아찌류 및 짠지류 : 소금 절임, 소금/술(술지게미) 절임, 초절임, 장절임 등		• 장아찌류 및 짠지류 • 김치류 : 나박김치류, 동치미류	• 장아찌류 및 짠지류 • 김치류 : 나박김치, 동치미, 섞박지, 무김치	• 장아찌류 및 짠지류 • 김치류 : 나박김치, 동치미, 섞박지, (몽)배추김치, 깍두기, 오이김치 등
주재료	채집채소 재배채소	무 · 가지 · 박 · 죽순 등 여러 가지 채소류		여러 가지 채소류	배추 등 여러 가지 채소류
부재료	–	–	산초·생강·귤피 등(주재료 · 부재료 구분 모호)	향신채 양념류(천초 등)	여러 가지 부재료 향신료(고추 등)· 젓갈 등
근거	추정	문헌 등	문헌 등	문헌 등	문헌 등

1) 상고시대 김치

삼국시대에 식용된 채소류는 순무, 가지, 상추 박, 토란 등과 그 외 생강, 아욱, 파, 부추, 겨자, 숭(배추의 일종) 등이 있으며, 죽순, 고비, 고사리, 도라지, 더덕 등 산나물, 들나물도 식용으로 사용되었다.

삼국사기에 의하면 신문왕 3년(683년) 왕이 부인을 맞을 때 보내는 폐백 품목에 간장, 된장, 식해 등 발효식품이 포함되었고, 어해(魚醢), 저해(菹醢)가 있어 이들이 젓갈이나 절임류의 총칭으로 추정된다. 또한 남아 있는 유물로는 법주사 석옹(石瓮–신라 33대 성덕왕 19년, 720)이 형태로 보아 김치절임독이었을 것으로 추정하고 있다. 따라서 이때 이미 채소류 발효와 어류를 원료로 한 발효식품이 일반화되었고, 식생활에 깊이 침투했을 것이다. 늦어도 통일신라시대 초기 이래 김치류의 식용이 보편화되었다고 여겨진다.

2) 고려시대 김치

고려시대 김치의 제조법이 기록된 문헌으로는 『동국이상국집』(이규보, 1168~1244)이 있고, 『가포육영』에 "순무를 장에 넣으면 삼하(三夏)에 더욱 좋고, 청염(淸鹽)에 절여 구동지(九冬至)에 대비한다"라고 기록된 부분을 통해 당시에 절임이 일반화되었음을 알 수 있다. 이렇게 만든 장아찌는 동치미와도 관계가 있을 것으로 보인다.

『고려사』의 예지에서는 미나리김치, 죽순김치, 무김치, 부추김치 등 4가지를 들고 있는데, 이들이 지금과 같은 형태가 아닌 짠지 형태가 아닐까하고 추정하였다(장지현, 1972).

고려시대에 재배된 채소류는 『향약구급방』에서 보면 무, 오이, 동과(冬瓜), 순무, 배추, 큰마늘, 부추, 아욱, 상치, 파, 박 등으로 삼국시대에 재배된 것들이 이어졌다고 본다. 그리고 성종 2년(983) 원구행사(단을 쌓고 하늘에 제사를 지내는 행사)가 있었고, 여기에 진설하는 음식으로 4가지 김치류를 제시하고 있다(장지현, 1975),

중국의 『제민요술』(532~549)에도 김치 제조법을 기록하고 있으며, 식초 사용 여부와 식초조미 침채법 등에서 고려의 침채법과는 차이가 있음을 알 수 있다. 이규보의 시 가운데 청(靑-순무)을 염지하여 구동(九冬)을 지탱한다는 뜻은 분명 이것이 김치의 일종임이 뚜렷하고, 염지식의 단순한 김치류가 고려사회에서 식용되었음을 알려주고 있다(장지현, 1972).

이와 같이 고려시대에도 다양한 침채류가 있었으며, 생채소의 차원을 넘어 절임이나 발효기법을 도입하여 새로운 형태의 반찬류를 만들어, 저장하면서 식용한 것으로 보인다.

3) 조선시대 김치

조선 초기까지 김치의 재료로 사용되었을 것으로 생각되는 일반 채소는 아욱, 가지, 부추, 염교, 미나리, 박, 댓무우, 쉿무우, 배추, 갓, 상치 등이며, 이들이 생채 혹은 절임용으로 이용되었다.

조선시대에 들어와 비로소 현재 우리가 먹고 있는 김치와 비슷한 발효제품이 나타나고 있다. 특징적으로 고추와 젓갈이 사용되어 김치가 다양화되었음을 알 수 있다. 윤숙경은 1500년대 초에 『수운잡방』이란 책에서 소금절이 김치가 17항에 나오는데 이 가운데, 7항은 그냥 채소에 소금을 섞은 것이고, 3항은 채소와 소금에 겨자를, 또 1항은 마늘을, 또 다른 것은 마늘과 후추를 섞은 것이다(이철호, 안보선, 1995).

허균의 『도문대작』에는 죽순해(竹筍醢)와 산개저(山芥菹)가 나오는데, 이는 죽순 장아찌와 산갓김치(무염지)로 추정된다. 또한 여러 절임용 채소류의 설명도 곁들여 있다.

조선 초기 세종실록 전128 오례 조에서 죽순김치, 미나리김치, 무김치(나박김치), 부추김치 등 4종이 기술되었고, 이들이 제례음식에 관계되었기 때문에 일반에서도 비슷한 김치류가 있었을 것으로 추정된다(장지현, 1989).

이 기록들을 보았을 때 김치를 초기에는 '딤채'라 불렀는데, 이는 침채(沉菜)에서 유래된 말이다. 이들 제조 방법은 고려시대에 식염으로 염지하여 전통화된 것으로 보인다. 이후 저염으로 만든 싱건지 김치가 만들어졌다. 이는 단순 고염으로 염지한 것에서 저염화하여 발효를 유도하는 계기가 되었을 것이다. 이런 정황을 볼 때 김치류가 나박김치(菁菹), 미나리김치, 부추김치 등으로 발전하였고, 죽순을 이용한 김치도 출현하였다. 따라서 고염 절임에서 저염 발효제품으로 발전하였으나, 조선 초기의 김치는 지금의 김치와 같지는 않았을 것이다.

이후 『도문대작』(광해군 10년, 1618)에는 채소류와 침채류 목록이 보이고, 일상적으로 재배되었다고 여겨진다. 여기에 죽순김치가 나오는데, 이는 세종 때부터 전래된 죽순짠지로 추정된다. 또한 새로운 김치 형태로 산개저(山芥菹)가 출현하고, 이는 무염절임이 아닌가 여겨진다(장지현, 1989).

조선시대에는 그래도 다양한 문헌에 식생활에 대한 자료가 있고, 김치에 대한 내용도 구체화되었다. 시기적으로 1600~1700년대 김치의 특색은 오늘의 김치와 비슷하게 각종 양념이 충분히 들어간다는 것이다. 이때 양념으로 마늘과 고추가 들어가고 있으나, 고추 도입과 함께 고춧가루가 바로 김치에 이용되지는 않았다고 여겨진다(최홍식, 2004). 연대가 확실하지 않으나 1800년대 집필된 것으로 보는 주방문에는 약지히(가지, 외, 죽순 등을 볶아 간장을 달여 만든 것), 생강침, 참고사리, 외가지, 무 침채, 청태침(청태콩의 염침)이 기술되어 있다. 김치에 고추가 사용된 것은 1700년대 가까이에서 시작되었다고 본다(이철호, 2017).

김치 담금이 크게 발전한 것은 고추가 유입되고 배추재배법이 개량되는 것과 궤를 같이한다. 한편, 고춧가루의 이용에 대하여 『증보산림경제』에도 고추를 저며 넣는다라고 했으며, 고춧가루를 사용했다는 기록은 없다. 이 책에는 국내외 저채류 만드는 법의 34가지 예가 있다. 홍만선(1643~1715)의 『산림경제』에는 송침저법(배추김치 담그는 법), 강수저법(순무 또는 무를 파, 생각과 같이 싱거운 김치로 담금), 황과 담저법(오이 속에 고춧가루, 소금, 마늘 넣어 삭힘-오이소박이), 황과 함저법(오이지 담금) 등 다양한 김치 형태의 음식이 소개되고 있다(이철호, 2017).

빙허각 이씨(1759~1824)가 저술한 『규합총서』에도 섞박지를 담글 때 고추를 져며서 양념에 섞어 켜켜이 넣는다고 되어 있어 고춧가루를 버무려 김치를 담그는 것이 이후가 되는 것으로 생각된다. 이 과정을 거친 후 김치를 담글 때 젓갈을 섞어 담고 고춧가루를 버무려 절임한 것으로 보인다. 그 외에도 『임원십육지』(1800년)에 저채류 제법 92가지가 있어 가장 자세한 기록이 담겨 있고 『동국세시기』(1849년)에 섞박지, 나박김치, 동치미, 장김치 등이 출현하고 있다.

조선 후기로 들어오면서, 넣는 부재료가 다양해졌고 마늘, 고추, 고춧가루, 생강, 파, 천굴, 청각 등이 포함된다. 이들은 현재 김치양념속의 뿌리를 이루었다. 이때 조기젓, 준치젓, 밴댕이젓 등 젓갈이 다양하게 같이 사용하게 되었다.

김치의 원료인 배추는 19세기말~20세기에 와서 통배추 재배가 성공하였고, 사용량도 크게 증가하였으며, 통이 크고 알찬 통배추는 1850년에 이르러 재배하기 시작하였다(조후종, 1991). 이 과정을 거치면서 지금의 김치가 정착되었고, 김치 종류만도 60~100종에 이르고 있다.

우리 김치는 일본과 중국의 김치와 크게 다른데, 고춧가루를 많이 사용하고, 젓갈을 첨가하여 감칠맛을 내는 특징을 갖고 있다.

나. 산업 현황

김치는 전통발효식품 중 가장 많이 생산되어 판매되고 있으며, 수출액도 상당량에 이른다. 그러나 근래 수출량보다 수입량이 많아 무역 역조가 심하고 가격 차이 때문에 개선될 가능성이 낮은 것이 현실이다. 특히 젊은 국내소비자들의 김치 선호도가 떨어져 앞으로도 특별한 계기가 없는 한 국내 김치 소비량이 크게 증가할 기미는 보이지 않는다.

김치의 소비처는 크게 가정과 외식업체로 나누며, 여기에 수출량이 포함된다. 연도별 김치 생산 실적은 표 V-2와 같다.

표 V-2 연도별 김치 생산 실적

연도	배추김치			기타 김치			김칫소		
	생산량 (톤)	생산액 (백만)	수출액 (천$)	생산량 (톤)	생산액 (백만)	수출액 (천$)	생산량 (톤)	생산액 (백만)	수출액 (천$)
2013	341,370	749,686	70,049	104,791	228,230	2,639	447,628	984,839	72,578
2014	323,298	667,481	55,436	95,779	200,058	3,112	2,428	9,405	36,534
2015	336,896	698,775	65,388	101,048	218,878	2,906	2,811	10,720	42,655
2016	334,115	767,859	69,356	105,088	253,060	3,475	3,189	12,515	26,948
2017	334,986	751,458	74,602	108,934	266,001	5,490	5,625	14,940	6,272

자료 : 식품 등의 생산 실적, 식약처(각 년도)

표 V-2에서 보는 바와 같이 김치의 총생산량은 총 334,986천 톤(2017)에 이르며, 가장 대표적인 배추김치의 생산액은 751,458백만 원에 달한다. 전체적으로 생산량은 2013년 이래 큰 변화가 없다. 반면, 수출량은 조금씩 증가하는 경향을 보이고 있다.

한편 김치 종류별 소비자 1인당 김치 소비량을 보면 표 V-3과 같다.

표 V-3 김치소비량, 1인/1년(2016)

조작 방법		소비 주체						전체		
		가정			외급식					
		배추김치	기타김치	소계	배추김치	기타김치	소계	배추김치	기타김치	소계
담금	kg	12.6	5.3	17.9	3.7	1.1	4.8	16.3	6.4	22.7
	%	70.5	29.5	100.0	76.9	23.1	100.0	71.8	28.2	100.0
구입	kg	5.5	2.2	7.7	4.9	0.8	5.6	10.4	3.0	13.4
	%	71.3	28.7	100.0	86.5	13.5	100.0	77.7	22.3	100.0
합계	kg	18.1	7.5	25.7	8.6	1.9	10.4	26.7	9.4	36.1
	%	70.7	29.3	100.0	82.1	17.9	100.0	74.0	26.0	100.0
		100.0	100.0	100.0	100.0	100.0	100.0	100.0	100.0	100.0

1인당 소비량은 추정한 부문별 국내 소비량을 2016년 추계인구(통계청) 51,245,750명으로 나눈 값

표 V-3에서 보듯 국민 1인당 김치소비량은 연간 36.1 kg이며, 가정 소비량이 25. 7 kg, 외식을 통한 소비량은 10.4 kg이다. 연간 소비량을 통계청발표 인구수로 나눠 일일로 계산하면 1인 1일당 김치 소비량은 평균 98.9 g이며, 가정에서는 70.4 g, 외급식 업소에서는 28.5 g이다.

가정 김장 여부를 조사한 결과, 가정에서는 92.9 %가 집에서 김장을 했다고 응답(2016)했으며, 김장을 하지 않는 가구는 7.1 %로 양에 관계없이 거의 대부분 가정에서 김장을 하는 것으로 나타났다(세계 김치연구소, 2017).

한편, 김치의 수출입 실적을 보면 표 V-4와 같다.

표 V-4 **연도별 김치 수출입 실적**

구분	2016		2018		2016 대비 2018	
	중량(톤)	금액(1$)	중량(톤)	금액(천$)	중량(%)	금액(%)
수출	23.490	78.900	28,197	97,456	1.2	1.2
수입	253.432	121.485	290,742	138,215	1.1	1.1

표 V-4에서 보면 2018년 기준 수출량은 28,197톤이고 290,742톤을 수입하였다. 금액으로 보면 수출액은 97,456천 달러에 수입액은 138,215천 달러에 이르러 심한 무역 역조를 보인다. 즉, 수출량보다 수입량이 월등히 많고, 국내 총 소비량 중 62.9 %가 수입량(2017년 기준)으로 채워지고 있다. 이는 가격 차이에서 오는 결과이며, 특단의 대처가 없는 한 이런 현상은 계속될 것으로 예상된다.

김치의 수출입 경향을 그림으로 보면 그림 V-1과 같다(세계김치연구소, 2017).

그림 V-1에서 보면 근래 김치수출입 역조가 급격히 심해진 것으로 보인다. 그러나 국내 김치가 수출되는 국가는 계속 늘어나고 있으며, 2017년 세계 78개국에 이르러 수출다변화가 진행되고 있다.

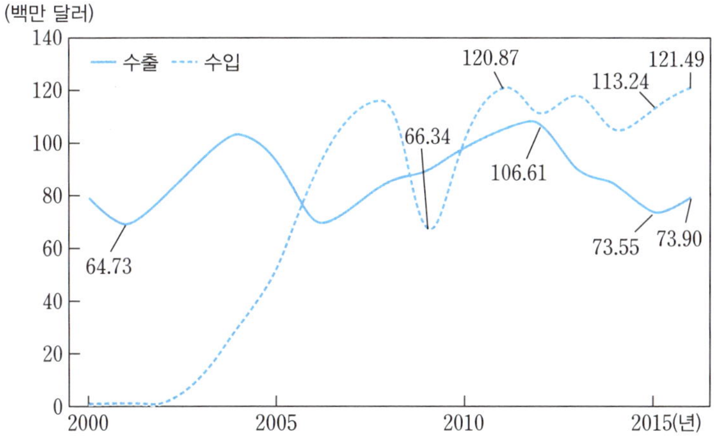

그림 V-1 김치의 연도별 수출입 경향

1. 수출 또는 수입액의 원화 환산액은 각 연도의 달러 표시 금액과 각 연도의 달러화에 대한 원화의 환율을 곱하여 구하였다. 환율 자료는 한국은행 경제통계시스템 ECOS(http://ecos.bok.or.kr/_)에서 내려받은 연도법 평균 환율을 이용하였다.
2. 일본 엔화가 2016년에 평가 절상된 것은 일본 정부의 엔화 약세 능력의 한계, 미 달러화의 약세 기조, 엔화 약세의 계절성 등의 영향에 의한 것이다(NH투자증권 글로벌 이슈 분석, 구자원, 2016).
3. 2013년 1월부터 매월 13조 엔 규모의 국채 매입을 실시, 물가상승률 목표치를 2%로 상향 조정하는 등 양적 완화를 강화했다. '일본 경제 재생을 위한 긴급경제대책'(10.3조 엔)을 편성하였고, 2013년도 예산에서는 공공사업비를 15.6% 인상하는 재정 정책을 시행 중이다(Wikidipia).

다. 김치의 종류

모든 채소류는 김치의 원재료가 될 수 있다. 채소의 전처리 방법과 소금 절임 방법, 그리고 같이 넣은 부재료 종류에 따라서 다양한 김치 제품이 생산될 수 있다.

김치 제조에 사용되는 주재료와 부재료를 보면 표 V-5와 같다.

표 V-5 김치 제조에 사용되는 식재료

분류(종류)		관련 재료
주재료		배추, 무, 열무, 알타리, 오이, 파, 상추, 양배추, 부추, 풋고추, 기타
향신료		빨간고추, 파, 마늘, 생강, 겨자, 후추, 양파, 계피 등
조미료	소금 젓갈류 일반조미료	소금 혹은 소금물 멸치젓, 새우젓, 조기젓, 꼴뚜기젓 등 참깨, 간장, MSG, 설탕, 물엿 등
기타 부재료	채소류 과실류 곡물류 어육류 기타	당근, 미나리, 갓 등 배, 사과, 은행, 잣, 대추 등 쌀, 보리, 밀(가루), 전분 등 새우, 명태, 오징어, 조기, 굴, 쇠고기, 돼지고기 등 양송이 등

자료: 최홍식(2004)

통용되는 김치의 이름은 주재료에 따라 달라진다. 배추김치 주재료는 배추이고, 총각김치는 총각무가, 깍두기는 절단한 무가 주재료가 된다. 향신료로는 고춧가루, 마늘, 파, 생강, 겨자, 양파, 계피 등이 이용되며, 이에 따라 맛이 크게 달라진다. 또한 조미료로는 젓갈과 소금은 기본이고 감미료, 깨, 엿 등이 첨가되며, 기타 부재료로는 미나리, 당근, 갓, 쑥갓, 무 잎, 깻잎 등 지역과 가족의 취향에 따라 다르게 넣을 수 있다. 또한 김치에 단맛을 주기 위해

찹쌀밥, 엿기름 삭힌 물을 첨가하기도 한다.

김치의 분류와 종류는 표 V-6과 같다.

표 V-6 김치의 분류와 종류

분류	김치의 종류	비고
일반김치	배추김치 보쌈김치 깍두기 오이김치 파김치 열무김치 기타	• 주재료를 소금에 절여 향신료 및 다른 부재료 등과 함께 넣고 버무려 발효시킨 것임 • 주로 김치의 고형물을 먹게 됨
물김치류	백김치 동치미 나박김치 열무물김치 기다	• 물김치는 주재료, 향신료, 기타 부재료에 소금물 및 물을 많이 넣어 발효시킴. • 향신료의 첨가량을 일반 김치류보다 적게 함. • 김치의 고형물은 물론 김치 국물을 함께 먹게 됨.

자료: 최홍식(2004)

표 V-6과 같이 넓은 의미에서 김치류에는 일반 김치와 물김치가 포함되고, 경우에 따라서는 절임류가 포함될 수도 있다.

라. 김치 제조(담금) 방법

김치 담금 방법은 사용하는 원료와 지역에 따라 다르긴 하나 원리는 비슷하고 간단하다. 즉 주재료(배추, 무, 오이 등)을 필요에 따라 적당한 크기로 자르고, 대략 원료의 10% 정도의 소금을 직접 뿌려(건염법) 절이거나 소금물(습염법)에 넣어 절인다. 채소의 숨이 죽을 정도로 절임이 끝나면 물로 헹구고 버무린 양념을 켜켜이 넣어 적당한 용기에 밀착하여 퇴적한 후 발효시킨다. 양념은 향신료, 젓갈, 고춧가루, 마늘, 생강, 향신채소류 등은 버무려 미리 만들어 놓는다. 이때 소금첨가량을 조절하여 최종 김치의 간 정도를 맞춘다. 보통 2~3% 정도가 적당하다. 양념의 조합이 김치의 맛에 큰 영향을 미치며, 주재료인 배추나 무의 조직과 수분함량 등이 최종 제품의 품위를 결정하는 데 영향을 끼친다.

여기서는 가장 생산량이 많은 배추김치를 기준으로 제조 방법을 설명한다. 일반적인 배추김치의 제조 공정은 그림 V-2와 같다.

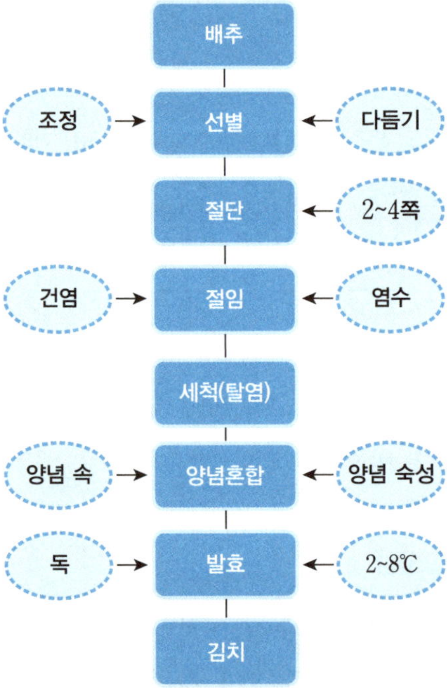

그림 V-2 간단한 배추김치 제조 공정

• 배추의 처리

배추를 다듬고 막 김치용은 3~5 cm로, 포기김치는 밑둥에서 칼을 넣어 2쪽 혹은 4쪽으로 자른다. 건염법과 습염 법 중 한 방법을 채택한다. 보통 원료 무게의 10~15 % 소금을 고루 뿌려 염장하여 생채소의 숨을 죽인다. 보통 크기와 염도에 따라 다르나 2~7시간을 절여, 조직이 부러워지면 물에 헹구고 물기를 뺀다. 별도로 만들어 놓은 양념소(채 썬 무나 당근, 고춧가루, 젓갈, 마늘, 양파, 갓 등 향신료와 갓등 채소를 버무린 것)를 적당히 버무린다. 통김치의 경우, 잎과 잎 사이에 양념소가 고루 들어가도록 한다. 이렇게 버무린 것을 김치통에 차곡차곡 쌓아 발효시킨다. 쌓을 때는 공기 접촉이 많지 않도록 최대한 밀착시킨다. 발효온도는 2~10 ℃로, 발효 온도가 높으면 발효 속도가 빠르고, 낮으면 늦다. 최종 김치의 소금농도도 발효 속도에 큰 영향을 준다. 오래 두고 먹을 김치의 염도는 높게, 빠르게 먹을 것은 소금 농도를 낮춘다. 적당히 발효가 되면 0 ℃ 근방에서 저장하면서 필요에 따라 꺼내 먹는다.

김치 제조 공정은 단순하나(그림 Ⅴ-2) 배추 원료의 품질, 품종, 절임 방법, 양념 속의 조합 및 처리 방법에 따라 맛이 달라지며, 특히 발효온도가 최종제품의 품질에 큰 영향을 준다.

한국의 김치는 세계에 유례가 없는 독창적인 채소 발효식품으로, 양념이 들어가서 않는 사우어크라우트나 중국의 포채와는 큰 차이가 있다.

마. 김치의 기능성

김치의 발효에 대한 연구는 1960년대부터 성분과 관여 미생물에 대하여 간간히 학술 논문으로 발표되었으나, 기능성에 대해서는 1990년대에 들어서야 본격적인 연구 결과가 나타나기 시작하였다. 특히 김치의 발효에 관여하는 젖산균의 역할이 강조되었고, 발효산물에 대해서도 연구가 진행되었다.

김치의 항돌연변이성, 항암 등 암 예방 효과가 학술논문으로 발표되었고, aflatoxin B_1의 돌연변이 억제 효과도 확인하였다(박건영, 2014). 동물 실험을 통하여 김치에 많이 사용하는 고춧가루에 함유된 캡사이신(capsaicin)에 의한 항비만 효과를 입증하기도 하였다(Ray B, 2008). 특히 김치 발효에 관여하는 젖산균의 다양한 기능들이 밝혀졌는데, 김치의 주발효균인 *Lactobacillus plantarum*과 *Leuconostoc mesenteroides*의 급여 실험에서 종양억제효과가 있었고, 대장암도 제어 효과를 보였다(Shin SK 등, 1998). 그 외에도 김치 발효 관여 젖산균들이 항종양 효과와 면역기능을 나타내는 연구 결과가 많이 발표되고 있다(박건영, 2014). 김치 섭취에 따른 장내 세균총과 기능의 변화도 연구되었는데, 김치 섭취에 따른 대변 중 젖산균의 수가 증가하는 것을 확인하고 있다(Lee, et.al, 1996). 특히 Lactobacillus와 Leuconostoc 속의 증가와 유해 효소로 알려진 ß-gluconosidase, ß-gluteroidase가 감소하는 것이 관찰되었다.

김치 섭취 후 대변 중 젖산균의 변화는 표 V-7과 같다.

표 V-7에서 보면 Latobacillus와 Leuconostoc 속 균주의 수가 대변에서 유의적으로 증가하는 것을 확인하였다. 즉, 김치 섭취에 의해서 장내 미생물 균총이 바꾸고 긍정적 영향을 주는 젖산균의 수가 증가함을 알 수 있다.

김치 발효 중 식중독 미생물의 동태를 본 결과, *E. coli*, *L. monocytogen*, *Samonella* 등 식중독 미생물은 발효 2~4일에 완전히 사멸하는 것을 확인하였다(Kim YS, 2008). 따라서 발효가 진행되면 식중독균은 사멸되어 식중독이 발생할 위험성을 낮춘다. 이 결과로 보면 숙성된 김치 섭취로 인한 식중독이 일어날 가능성은 없다고 판단된다. 이어서 연구된 결과를 보면 김치의 항

표 V-7 김치 섭취 후 대변 중 미생물 수 변화

미생물	대변 중 미생물 수(지수로 표시)	
	대조구	김치 섭취
총 호기성균	10.05±0.55	10.25±0.34
총 혐기성균 bacteria	7.80±0.84	7.69±0.96
Bacteroides	9.31±0.95	9.47±0.95
Bifidobacterium	9.28±0.82	9.50±0.70
Cl. perfringens	3.52±0.92	3.68±0.81
E. coli	7.13±0.92	6.89±1.15
Streptococcus	7.08±0.93	7.53±0.75
Staphylococcus	2.47±0.76	2.41±0.80
Latobacillus	4.86±1.23	6.87±1.05[b]
Leuconostoc	4.62±0.94	5.78±1.35[b]

당뇨, 항동맥경화, 항돌연변이 등의 연구결과가 발표되었고(박건영, 2014), 항암 효과가 있다고 알려진 활성 물질로 ß–sitosterol(Park KY, et al., 2003)이 관여하고, 이와 관련되어 많은 연구자들이 발효산물에 의한 새로운 기능을 밝히고 있다.

이후 인체 실험이 활발히 이루어져 비만인 성인을 대상으로 김치를 투여한 결과, 체중감소 효과를 확인하였고(Kim EK et al., 2001), *Weissella koreensis* OK1–6에서도 항비만 효과가 입증(Park JA et al., 2012, Ahn DK. et al., 2003)되었다. 그 외에 Helicobactor 억제 효과와 콜레스테롤 저하 효과도 밝혀졌다(Lee J, 2005).

김치 속에 들어 있는 고춧가루가 항비만 효과가 있는 젖산균의 개체수를 증가시키는 데 직접적으로 연관이 있으며, 항비만 효과를 보면 백김치보다는 저

온숙성 포기김치가 효과적이라는 결과도 있다(농촌진흥청, 2015). 김치에 의한 인체 기능의 긍정적인 효과는 그 사이 많이 발표되었고 지금도 연구되고 있다. 아울러 발효에 관여하는 Probiotic 기능이 있는 다양한 젖산균에 대한 활발한 연구가 진행되면 김치의 효능이 더 넓게 밝혀질 가능성이 높다.

바. 발전 방향

김치는 채소류와 각종 향신료, 이들에 더하여 젓갈을 사용함으로써 독특한 맛과 향을 창출하는 세계적인 발효식품이다. 이들 특성을 더욱 발전시켜 한국전통 식품의 차원을 넘어 세계 식품으로 정착시키기 위한 노력이 필요하다. 이는 과학계의 문제로 한정되는 것이 아니고, 정부와 관련 업계가 손잡고 공동의 목표를 달성하기 위한 협력 체제를 구축해야 한다.

다음과 같은 몇 가지 제안으로 김치 연구와 산업발전이 촉진되기를 기대한다.

- 김치의 가능성에 대한 임상시험 계속

지금까지 수행된 연구는 *in vitro* 시험 비중이 높았으나, 인체를 대상으로 한 임상시험을 활성화하여 김치 기능성에 대한 신뢰도를 높여야 한다. 이들 결과는 국제학술지에 계속 발표하여 관련 학계의 인정을 받아야 한다.

- 김치 발효 관여 미생물에 대한 집중 연구 필요

김치 발효에는 수십 종~수백 종의 미생물이 관여되고 있으며, 이들 미생물들은 대부분 수천 년 우리나라 사람들에 의해서 인체적응실험이 실시되었으므로 안정성이 입증된 균종들이다. 김치 발효 관여 미생물에 대한 개별 기능을 계속 확인하고 관련 산업에 확인된 기능별로 활용하는 시도가 필요하다.

• 장내 세균총에 미치는 김치 연구 활성화

장내 미생물총, 즉 Microbiome의 중요성이 이제 세기의 화두로 떠오르고 있다. 근래 많은 질병과 이들의 증상완화, 치료에도 장내 미생물이 관여하고 있으며, 나아가서 우리 뇌의 기능까지 연관된다는 연구 결과가 보고되고 있다. 기존 보고에 의하면 김치 섭취가 장내 미생물총 구성을 바꾸는 것으로 알려져 있다. 이 분야의 연구가 더 깊게 진행되어 김치의 관여 젖산균 등 미생물이 장내 균총에 미치는 영향과 이들의 긍정적인 효과가 입증되어야 한다.

• 김치 발효산물에 대한 연구

김치 발효산물에 대한 지금까지의 연구는 상당히 긍정적이며, 분석기술이 계속 발전되고 있으므로 발효 관여 미생물들이 생성한 특수성분들의 기능에 대해서 더 많은 연구정보가 요구된다. 특히 젖산균 발효산물의 기능성은 연구를 더 확대하면 좋은 결과를 얻을 수 있는 가능성이 높다.

• 김치 용도의 확대 개발 필요

국내 김치 생산과 소비는 뚜렷이 감소추세에 있고, 특히 젊은 세대의 호응도가 떨어지고 있다. 앞으로의 김치 소비 확대를 위해서는 기존의 밥 중심 반찬의 역할로는 한계가 있다. 이를 해결하기 위해서는 밥이 아닌 스낵류, 서양인들의 식단에 침투 가능한 소스류의 개발, 다른 가공제품에 쉽게 적용할 수 있는 중간 제품류, 예를 들면 국수와 라면에 간단히 이용할 수 있는 편의화된 조미료, 비빔밥에 직접 넣어 사용할 수 있는 비빔밥 소스류는 국내뿐만 아니라, 외국인들에게도 인기가 있을 것이다. 아울러 외국인의 식생활과 식단에 어울릴 만한 제품으로 일상식에 침투하는 방법이 면밀히 검토되어야 한다.

• 범소비자 홍보 매체의 확보

우리나라는 김치의 종주국이면서 제대로 된 김치 홍보관이 없다. 홍보관을 설립하여 국내외 소비자에게 김치를 알리고, 다양한 제품을 접하고 체험하는 기회를 제공해야 한다. 또한 김치의 우수성을 알리는 영상물을 통하여 관련 지식의 확산 등 다양한 홍보 활동이 전개되어야 한다. 특히 자라나는 어린이나 젊은 세대에게 김치 홍보를 활성화하고, 주부들을 통하여 가정에서 김치가 사라지지 않도록 하는 운동이 펼쳐져야 한다. 우리의 노력 여하에 따라 김치 종주국의 위상을 지킬 수 있을지 여부가 결정될 것이다.

03
장류

장류의 가장 중요한 원료인 콩에 함유된 주요 성분은 단백질(30~50 %)과 지방(14~24 %)이며, 식물성 원료 중 단백질 함량이 가장 높다. 콩 단백질 중 63~90 %는 글로불린(Globulin)에 속하는 글리시닌(Glycinin)이고, 파세올린(Phaseolin, 17 %), 레구멜린(Legumelin) 순으로 구성되어 있다. 이들은 대부분 비수용성 단백질로 염용액에서 녹는 성질이 있으며, 고분자의 특성대로 특별한 맛을 갖지는 않지만 필수아미노산의 일종인 리신(Lysine)이 풍부하여 곡류와 같이 식용할 때 상호보완 작용을 하여 균형 잡힌 영양 섭취에 도움을 준다.

콩의 단백질은 물에 녹지 않기 때문에 그 자체로는 맛을 내지 못하지만, 단백질이 분해되어 수용성 물질인 아미노산이나 펩타이드(Peptide) 형태가 되면 감칠맛을 내는 성질을 갖게 되어 다양한 조미원으로 이용될 수 있다.

콩을 증자한 다음 여기에 특정 곰팡이나 세균을 접종하여 발효시키는 과정은, 이들 미생물이 분비하는 단백질 분해효소를 이용하여 비수용성 단백질을 수용성 분해산물인 아미노산과 펩타이드로 만들어 맛을 내고자 함이다.

전통적으로 메주의 역할은 콩에서 잘 증식하는 각종 미생물을 자연에서 끌어들여 증식시킴으로써 이들이 생산하는 효소를 이용하여 콩 단백질을 분해시키는 것이다. 따라서 메주의 발효 상태가 곧바로 장류의 품질과 밀접한 관계가 있으며, 발효에 관여한 미생물의 종류에 따라서 생성되는 물질도 달라지며 장류의 맛에 영향을 미치게 된다.

콩 단백질을 분해시키는 과정은 단순하게 단백질 분해효소(Protease)를 첨가하여 아미노산을 얻을 수 있으나, 굳이 복잡하게 미생물을 이용하여 발효하는 이유는 메주 혹은 고지발효에 관여하는 미생물이 단일 균주가 아니고 복합미생물이며, 각기 다른 미생물이 발효 과정 중에서 많은 종류의 물질을 만들어서 다양한 맛과 향을 내는 물질을 생성시키기 때문이다. 간장과 된장만 하더라도 황곡균(*Aspergillus oryzae*)의 단백질 분해력과 효모에 의한 알코올 발효, 그리고 세균에 의한 산 생성 등으로 맛의 조화와 함께 독특하고 우수한 향이 만들어지고 있다. 메주의 자연발효에서는 이들 균들이 복합적으로 증식되어 자연복발효 양상을 띠게 된다. 순수분리한 균주로 발효관리를 하는 현대식 장류 제조 공장에서도 단일 균으로만 발효하지 않고, 몇 가지 균주를 병용하는 이유가 여기에 있다.

콩과 쌀 혹은 밀가루를 사용하여 만드는 간장이나 된장은 발효 과정(메주)에서 자란 곰팡이가 만든 효소에 의해 함께 넣은 쌀이나 밀가루의 전분이 분해되어 단맛을 내는 포도당이나 맥아당이 된다. 이들 아미노산과 당이 어울려 독특한 맛을 내며, 고추장은 여기에 매운맛이 추가되어 오묘하게 매운 발효조미료가 된다.

세계 여러 나라에서는 콩을 이용하여 많은 종류의 식품을 만들어 먹고 있으며, 이들 제품을 구분해 보면 그림 V-3과 같다.

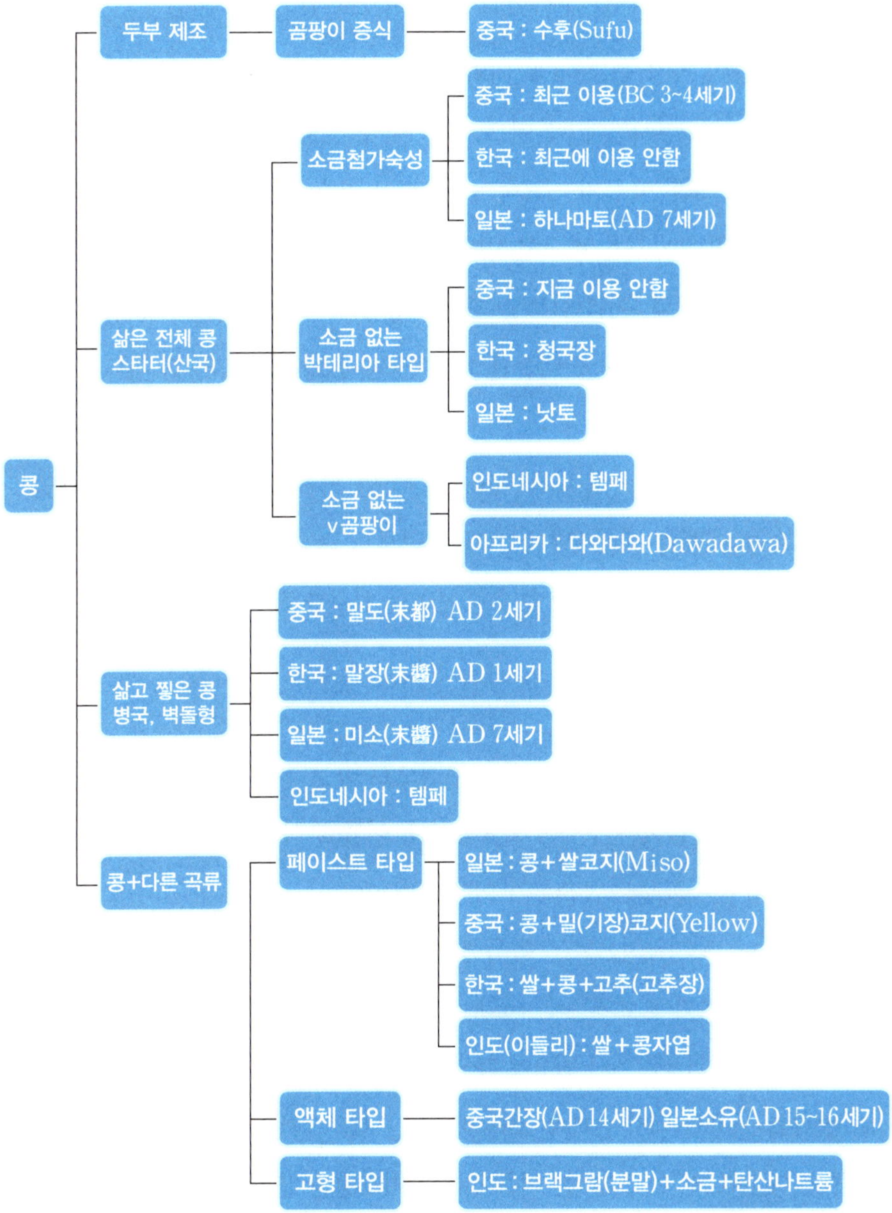

그림 V-3 콩을 이용한 제품들

장류의 원료인 콩의 특징은 곡류 중 우리나라 사람들에게 부족하기 쉬운 단백질 함량이 가장 높고(40 % 내외), 아미노산 구성이 우수(9종의 필수 아미노산 함유)하고 필수 지방산이 모두 들어 있는 양질의 유지(약 20 % 내외)가 들어 있다. 또한 육류와 비교하여 단백질 단위무게당 가장 값싼 자원이다. 다른 단백질원과 가격을 비교해 보면 표 Ⅳ-2와 같이 쇠고기는 콩 단백질에 비하여 10배 비싸다. 이와 같은 단백질의 경제성 때문에 소득이 낮은 저개발 국가 국민의 가장 중요한 단백질원으로 이용되어 많은 사람의 건강을 지켜주고 있다.

콩은 앞으로 세계 여러 나라에서 활발히 연구되고 있는 동물성 단백질을 식물성으로 대체할 제품개발에서 가장 먼저 고려될 단백질원이며 소비자의 건강을 향상시키고 환경 오염 문제를 완화할 연구가 진행될 것으로 여겨진다.

가. 장류의 역사

역사적으로 곡류 위주, 특히 밥을 주식으로 하는 식생활을 가진 우리 민족은 밥에 맛을 곁들이는 부식이 필요하였다. 이들 부식은 주로 반찬 형태로 만들어졌으며 주재료로는 채소류가 이용되었다.

채소류는 그 자체만으로는 독특한 향과 맛이 부족하기 때문에 향미개선을 위한 부재료가 필요했는데, 이와 같은 요구에 가장 부합되는 것이 장류로서, 오랜 우리 식생활에서 필요에 따라 얻은 지혜의 산물이라고 할 수 있다.

장류를 이용한 역사는 매우 오래되었고, 우리의 식생활과 불가분의 관계를 맺어왔다. 현대에 이르러서는 이들 장류가 기호성을 개선하는 차원을 넘어 영양 공급원, 그리고 특정 성분이 생리활성을 증진시키는 사실까지 밝혀지고 있어 식품으로서 더욱 가치가 높아지고 있다.

장류 중 가장 비중이 높은 간장류나 된장, 고추장, 청국장뿐만 아니라 쌈장, 즙장, 막된장, 초장, 막장, 담북장, 춘장 등 발효된 제품들은 콩을 주재료로 한다. 고춧가루를 혼합하여 발효한 고추장은 5미를 모두 갖춘 세계에서 그 유례가 없는 독특한 우리 장류문화의 한 장을 이루고 있다.

장류는 근본적으로 콩을 기본재료로 사용하고 있으며, 콩의 처리 방법에 따라 다양한 제품이 만들어지는데, 콩 자체에 함유된 성분뿐만 아니라, 발효에 의한 분해산물도 많은 생리적인 역할을 하는 것으로 알려지고 있다. 지금까지 영양장애 물질로 알려진 콩에 존재하는 단백질 분해효소저해제(Protease inhibitor)도 생리활성 물질로 확인되었으며, 귀찮게 여겼던 각종 비소화성 탄수화물도 식이섬유의 일종으로 장암의 발생을 저지하는 기능성 물질로 확인되었다.

서양에서는 전통적으로 콩을 사료와 유지자원으로만 사용하고 식용으로 거의 이용하지 않았다. 그러나 근래 콩류에 함유된 각종 생리기능성 물질이 확인된 결과, 콩을 이용한 가공식품에 대한 연구가 활발해지면서 식용으로의 범위를 넓혀가고 있다. 특히 항산화 기능에 따른 항암 효과가 확인되면서 기능성, 건강 식품으로서 인식되어 다양한 제품들이 시장에 선보이고 있다. 앞으로 콩 자체에 대한 기능적 특성과 함께 콩을 이용한 발효제품과 함께 두유, 두부 등 직접 이용 제품의 개발이 크게 활성화될 것으로 보인다.

1) 장류의 기원

우리나라에서 콩 발효제품은 거의 대부분이 장류로 분류되어 간장, 된장,

고추장, 쌈장, 담북장, 찍음장 등과 함께 청국장을 들 수 있으며, 가히 콩 발효식품은 장류식품이라 통칭할 수 있을 것이다(신동화, 2004).

기원후 532~549년에 저술한 것으로 추정되는 중국의 농서(農書)인 『제민요술』(齊民要術)에는 황의(黃衣), 황증(黃蒸), 얼(糵) 등이 나오는데, 기록된 장류의 기원으로 장류를 만드는 메주의 효시라고 생각된다(가사협, 532~549). 여기서 청국장의 원형을 시(shyh, 豉)라고 하여 콩을 맛있게 지탱한다는 의미를 지니며, 곰팡이를 이용하는 현대의 메주와는 차이가 있는 것으로 추정된다.

여기에서는 콩 발효식품으로 가장 대표적인 장류를 한국음식대관 제4권에 실린 내용을 중심으로 필요에 따라 다른 문헌을 인용하면서 기술하고자 한다.

일찍이 실학자 유중림(柳重臨)은 그의 『증보산림경제(增補山林經濟)』(1780)에서 장(醬)의 가치에 대하여 언급하기를 "장은 백미(百味)의 으뜸이니 인간의 장맛이 좋지 않으면 좋은 찬 아름다운 고기가 있다 할지라도 좋고 맛있는 찬을 마련하기 어렵고, 특히 가난한 자는 고기를 얻기 어렵더라도 아름다운 장이 있으면 밥반찬에 가히 염려 없으니 가장된 자는 반드시 먼저 장담구기를 유념할 것이며 해를 묵혀가며 장을 먹을 수 있도록 마련하는 것이 마땅한 도리이니라"라고 하였다(이성우, 1993). 즉 장류는 우리나라 음식 맛의 바탕을 지켜왔고 사람들을 살찌게 하여왔다는 말이다. 우리나라뿐 아니라 같은 농경 문화권에 속하는 중국의 경우를 보더라도 『논어』에 "공자께서는 장맛이 없으면 음식을 들지 않으셨다"라고 한 사례가 있고, 이는 장맛이 백미의 으뜸이라는 같은 맥락에서 거론된 것이다.

장류의 역사를 시대순으로 요약하면 표 V-8과 같다.

표 V-8 시대별 장류의 기록

삼국지 위지	고구려의 장양기술(장담그기, 술빚기)에 대한 언급
중국 신당서	발해의 명산품으로 시(메주)를 소개
고려사지(1018)	기아에 대한 구황물품으로 장과 시를 포함한 기록
삼국사기(1145)	신라 신문왕 3년(683)왕비의 폐백 품목으로 장과 시를 사용
동국이상국집(1241)	장과 김치를 식생활의 근원으로 소개
구황촬요(1554)	"침장법", "조청 방법" 등 8종의 장류 제조법 수록
산림경제(1740)	고추장 제조법 등 45종의 장류 제조법 자세히 수록
규합총서(1815)	부녀자가 알 수 있도록 풀어 쓴 장류 제조법 수록

2) 삼국시대의 장류

중국의 『삼국지(三國誌)』에서 고구려인의 식생활 중 저장성 발효식품을 다양하게 이용하고 있음을 알 수 있고, 소금을 이용한 염장기술이 사용되었음을 전하고 있다. 이때 생선을 염장한 해류(젓갈류), 채소류 염장품인 저채류(菹菜類, 김치유사제품) 등이 이미 삼국시대 형성기 때부터 우리 선조의 식탁에 올랐음을 알 수 있다.

삼국시대에 전국적으로 장류를 비롯한 발효음식이 존재하였었다는 다른 근거로 백제생활상을 전하는 『주서(周書)』에 보면 "백제는 땅과 밭이 습하고 기후가 따뜻하여 오곡과 과실, 채소, 주(酒, 술), 예(醴, 감주) 및 찬품, 약품 등이 중국과 많이 닮고 있다."고 하였고, 중국 춘추시대 이래 이미 생활화되고 있었던 장류와 효찬류(餚饌類)들이 백제의 찬품목에 있었다는 것을 뒷받침하고 있다.

『삼국사기』를 보면 신문왕(神文王) 3년(683년)에 왕의 폐백음식으로 쌀,

술, 기름, 꿀, 육포, 젓갈과 함께 장(醬)과 시(豉) 등이 등장하고 있는 것을 볼 수 있다. 이들 식품이 신문왕대에 와서 갑자기 마련된 것이 아니고 관행에 따라 상용화되고 있었던 조리용 기초음식군으로 여겨져 폐백음식으로 활용되었다고 본다면 신문왕대 이전에 장류가 널리 이용되었다는 것은 분명해진다.

삼국시대에는 장(醬)과 장(漿)이 나오는데, 메주와 함께 있는 것을 醬이라 하고, 거른 것을 漿이라 구분하고 있는 것을 보아 오늘날과 같이 간장과 된장이 함께 만들어졌음을 뒷받침해 주고 있다. 이때는 장이 식용으로 사용되었을 뿐만 아니라, 상처의 치료용으로도 사용된 예가 기록되고 있다(『삼국유사』).

삼국시대의 메주는 『당서(唐書)』의 기록을 보면 "발해 사람들은 시(豉)로 울타리를 쳐 성(城)같이 쌓아놓고 있다"라고 쓰고 있어 모양이 벽돌 모양이라 추정되며, 이때는 순수하게 콩만으로 메주를 만들었다고 보고 있다.

3) 고려시대의 장류

고려시대에 와서도 위와 같은 삼국시대 이래의 장류가 계승되고 있었던 근거는 『동문선』에 실린 최승로(崔承老, 927~989년)의 「상시무서」(上時務書)에서도 확인되고 있다. 이에 따르면 "성상께서 장과 술(酒), 그리고 시(豉)와 갱(羹)으로서 길가는 자에게 포시(布施)하시는데"라는 글이 나온다. 임금님께 올리는 글에서 장과 시의 존재와 더불어 이들 장류 중 장은 술안주로, 시는 국을 끓이는 된장으로 이용되고 있었던 사례를 확인할 수 있다. 또한 『진계서』에서 문종(文宗) 6년(1052년)에 개경(開京)의 흉년으로 굶주리고 있는 백성 3만여 명에게 "미(米), 조(粟), 시(豉)"를 갖추어 베풀었던 사례를 보면, 시(여기서는 된장일 것이다)가 구황음식으로 장과 함께 사용된 것으로 보인다. 이를 통하여 장류들이 밥반찬의 중요 소재로 이용되고 있었다는 것 이외에도 장과 시로 장류의 종류가 압축되고 있었다는 사실을 확인할 수 있다.

고려시대에는 장(醬)으로부터 맑은 액을 분리한 간장이 나타나게 되었고, 이를 장즙(醬汁)이란 말을 쓰고 있어 간장이 뚜렷하게 부각되고 있는 것으로 보인다. 장으로부터 간장을 분리하는 방법으로는 용수법이 그 중 하나였고, 여러 기록에서도 용수가 나오고 있다.

고려시대에 사용하는 시(豉)는 메주라고 보는 것이 일반적이나, 당나라 사람들이 발해의 메주를 시(豉)로 보았듯이 고려시대에도 시(豉)를 현대 메주의 뜻으로 사용한 사례가 『향약구급방』에서 확인되고 있다. 즉, "염(塩)과 시를 각각 조금씩 물에 담가"라는 부분에서 시를 메주로 생각해도 무리가 아닐 것이다. 그러나 다른 한편으로는 된장이었을 가능성도 있다(장지현, 2001). 이와 같은 근거로는 우리 고유의 낱말로 메주를 말장(末醬)이라고 하고, 손목(孫穆)의 계림유사(鷄林類事)에서 장을 메주라고 한다(醬曰密祖)라는 기록을 보면 시(豉)와 메주라는 말들이 같이 사용되었음을 알 수 있다.

또한 고려시대에는 메주라는 말 외에도 한문으로 말장(末醬)이라고 하고 있는데, 『고려사』에는 문종 7년(1053년)에 메주 만드는 틀을 말장곡(末醬斛)이라고 하여 치수를 제시하고 있다고 기록되어 있다. 이 말장의 어원에서 일본의 미소(Miso)가 나왔을 것이라 주장하기도 한다(장지현, 2001).

이들 장류는 음식의 소재로 사용되었을 뿐만 아니라 다양한 용도의 약으로도 사용되었음을 문헌을 통하여 확인할 수 있다.

4) 조선시대의 장류

조선조에 들어오면서 장류도 크게 장(醬)과 시(豉)로 나눠지고 있다. 강희맹(1424~1483년)이 엮은 『사시찬요초(四時纂要抄)』에 보면 간장을 포함한 겸용된장과 함께 포장(泡醬), 즙저(汁菹)라는 장아찌식 된장류가 나타나고 있다.

단종 원년(1452년)의 기록에 보면 묵힌 장을 진장(陳醬)이라고 하여 장류를 묵혀가면서 먹었다는 것이 확인되고, 『훈몽자회(訓蒙字會)』(1527년)에는 간장을 첨장(甛醬), 단장, 장유라 분류하였고, 시(豉)를 전국시(戰國豉)라고 했으니 전국장(戰國醬) 또는 두시(豆豉)라고 하며 세균으로 발효한 장류로 분류된 것으로 보인다.

또한 그때까지 썼던 장(漿), 장즙(醬汁)이 첨장, 장유로 되고 있음을 알 수 있다. 그 이후 『구황촬요(救荒撮要)』에서는 구황장류가 제시되고 있는데, 포장, 태각장(太殼醬) 등이 등장하고 있으며, 독립된 조장기술을 제시하고 있다. 또한 말장을 메죄 혹은 메조 간장을 청장(淸醬)이라 하고, 된장을 장이라 표현하고 있다. 여기서 비로소 청장을 장이라 하고 있어 명종 대에 와서 간장이 처음 도입되었다고 볼 수 있다.

예컨대 한자 표기를 떠나서 토속어로 말장을 메주라 하였듯이 음식물의 간을 맞춘다는 우리나라 고유 낱말인 점을 참작한다면 명종 대에 들어서 함께 서민사회에서는 토속어로 '간장'이라고 한 지 오래되었을 가능성을 생각해 볼 수 있다.

앞에서 말한 감장은 묵힌 진감장(陳甘醬)을 말하고, 간장은 묵히지 않은 햇간장을 대신한 한자 풀이로 볼 수 있으며, 단종 대에서 드러난 바와 같이 묵힌 된장을 진장(陳醬)이라고 하였기 때문에 간장과 감장 사이에는 시간 개념이 다른 것이거나 아니면 간장의 색상이 묽거나 진한 차이가 있었던 것으로 보인다(장지현, 2001).

이후 『동의보감(東醫寶鑑)』에서는 두장(豆醬), 해(醢)라고 하는 어장(魚醬) 등과 함께 노맥장, 육장 등이 나타나고 약용된장을 새롭게 밝히고 있다. 여기서 시(豉)는 된장이나 메주의 대응자로 보이며 이것이 전국장(戰國醬)과 같은 유형이라고 보인다.

이상의 여러 문헌적 고찰을 통하여 나타난 장류에 관한 낱말을 정리하면 표 Ⅴ-9와 같다(장지현, 2001).

조선 중기 이후에도 장류에 관한 기록이 나오는데, 『구황보유방(救荒補遺方)』에서 간장에 대응되는 말로 "지령"이 나오고 『규곤시의방(閨壼是議方)』(황혜선, 1985)에서는 장류를 지령, 된국장, 된쟝, 청쟝, 전지령, 건쟝, 단지령, 단건쟝 등으로 분류한 원래 의미와 다른 것도 보인다. 『주방문(酒方文』(17세기 말)에는 즙디히(汁), 와장, 육장(肉醬), 『색경(穡經)』(박세당, 1629~1703)에서는 소두장(小豆醬), 즙저(汁菹, 즙장)로 팥된장이 특징이다.

그 이외에도 장류에 대한 기록들이 여러 문헌에 나타나고 있는데, 『증보산림경제』(유중림, 1780), 『고사신서』(서명은, 1771), 『해동농서』(서호수, 1736~1900) 등이 있다.

문헌에 따라 다양하게 기록되어 있는 조선시대의 장류에 관한 명칭을 표 Ⅴ-9에서 살펴보도록 한다.

표 V-9 조선시대 초기의 장류 및 관련 낱말

출전	종류 및 관련 낱말
사시찬요초	장(醬), 포장(泡醬). 즙저(汁菹)
단종실록	진장(陳醬)
훈몽자회	장(醬), 첨장(甛醬), 단장, 장유(醬油), 시(豉), 전국시(戰國豉), 두시(豆豉, 전국장)
구황촬요	포장(泡醬), 태각장(太殼醬), 태엽장(太葉醬), 도실장(桃實醬), 청장(淸醬, ᄀᆞᆫ장), 말장(末醬, 메죄, 메조)
미암일기초	간장(艮醬), 감장(甘醬), 태장(太醬), 말장(末醬), 즙저(汁菹)
쇄미록	감장(甘醬), 간장(艮醬), 즙장(汁醬), 포장(泡醬), 비지장(比之醬), 난장(卵醬), 말장(末醬)
동의보감	장(醬), 두장(豆醬), 소맥장(小麥醬), 육장(肉醬), 어장(漁醬), 시(豉, 된장류, 전국장(戰國醬), 황증(黃烝, 날메주)

한편 현재 식용되고 있는 장류들은 전통적인 방법으로 만들어 왔고 그 뿌리가 오랜 역사와 함께 하였으나, 생산 여건과 필요에 따라 여러 형태로 발전되어 왔음을 알 수 있다.

전통 된장류의 종류와 특징을 보면 표 V-10과 같다.

표 V-10에서 보는 바와 같이 된장의 종류도 다양하며 지금도 일부 제품은 옛날 것과 비슷하게 식생활에서 이용되고 있다. 향후 이런 전통 장류에 대한 연구를 더 수행하여 새로운 세대에 적응하기 위한 다양한 노력이 필요하며, 세계 시장에 우리 것을 내놓기 위해서는 전통 장류의 과학화가 절실히 요구된다(신동화, 2006a. 신동화, 2006b).

표 V-10 전통 된장의 종류와 특징

분류	특징
막된장	막된장
토장	막된장과 메주 및 염수를 혼합 숙성했거나, 메주만으로 담은 된장으로 상온에서 장기 숙성
막장	메주로 토장과 마찬가지로 담되, 수분을 좀 많이 하고 햇볕이나 따뜻한 곳에서 숙성을 촉진시킴. 일종의 속성 된장, 보리, 밀을 띄워 담음. 콩보다 단맛이 많으며, 남부지방에서 주로 먹음.
담북장	청국장의 가공품, 볶은 콩으로 메주를 쑤어 띄워 고춧가루, 마늘, 소금 등을 넣어 익힘. 청국장에 양념을 넣고 숙성시키는 방법은, 메주를 쑤어 5~6 cm 지름으로 빚어 5~6일 띄워 말려 소금을 부어 따뜻한 장소에 7~10일 삭힘. 단기간에 만들어 먹을 수 있으며, 된장보다 맛이 담백함.
즙장	막장과 비슷하게 담되, 수분이 줄줄 흐를 정도로 많고, 무나 고추, 배춧잎을 넣고 숙성시킴. 산미도 약간, 밀과 콩으로 쑨 메주를 띄워 초가을 채소를 많이 넣어 담금. 경상도, 충청도 지방에서 많이 담금. 두엄 속에서 삭힘.
생황장	삼복 중에 콩과 누룩을 섞어 띄워서 담금. 누룩의 다목적 이용과 발효 원리를 최대한 이용한 장
청태장	마르지 않은 생콩을 시루에 삶고 쪄서 떡 모양으로 만들어 콩잎을 덮어서 띄움. 청태콩 메주를 뜨거운 장소에서 띄워 햇고추를 섞어 간을 맞춤. 콩잎을 덮는 이유는 균주가 붙어서 분해를 용이하기 위함.
팥장	팥을 삶아 뭉쳐 띄워 콩에 섞어 담금.
청국장	콩을 쑤어 볏짚이나 가랑잎을 깔고 덮어, 40℃ 보온장소에 2~3일 띄움. 고추, 마늘, 생강, 소금으로 간을 하고 절구에 넣고 찧음
집장	여름에 먹는 장의 일종, 농촌에서 퇴비를 만드는 7월에 장을 만들어 두엄더미 속에 넣어 두었다가 꺼내어 먹는 장
두부장	사찰음식의 하나로 뚜부장이라고 함. 물기를 뺀 두부를 으깨어 간을 세게 하여 항아리에 넣었다가 꺼내어 먹는 장
지레장	일명 '지름장', '찌금장' 메주를 빻아 보통김치국물을 넣어 익히면 맛이 좋음. '우리지레먹는장'이라고 하여 지레장이라 함.

생치장	꿩으로 만든 장으로 일종으로, 암꿩 3-4마리를 깨끗이 씻어서 삶아 껍질과 뼈는 버리고 살코기만 취해서 잘 다져 찧어서 진흙같이 만들어, 이것을 체로 받쳐 놓으면 아주 연함. 여기에 초피가루와 생강즙과 장물로 간을 맞추어 볶아서 만드는데, 마르지도 질지도 않게 함.
비지장	두유를 짜고 남은 콩비지로 담근 장임. 비지장은 더운 날에는 만들지 못하는 단점이 있음.
무장	메주 어리를 쪼개어 끓인 물을 식혀 붓고 10일 정도 재웠다가 그 국물에 소금간을 하여 두고 먹음.

표 V-10에서 보는 바와 같이 된장의 종류도 다양하며 지금도 일부 제품은 옛날 것과 비슷하게 식생활에서 이용되고 있다. 향후 이런 전통 장류에 대한 연구를 더 수행하여 새로운 세대에 적응하기 위한 다양한 노력이 필요하며, 세계 시장에 우리 것을 내놓기 위해서는 전통 장류의 과학화가 절실히 요구된다(신동화, 2006a. 신동화, 2006b).

다. 장류의 산업화 현황

현재 전통 식품 중 주요한 장류는 간장, 된장, 고추장, 청국장, 혼합장 등이며, 이들의 산업화 과정과 산업 규모를 개괄해 보면 표 V-11와 같다.

오늘날 식생활의 변화와 서구 문화 유입에 따른 식이 패턴의 변화로 인해 우리 민족이 기원전부터 먹어왔던 전통발효식품의 생산 및 소비는 더 이상 활성화되지 못하고 있다.

표 V-11 연도별 장류의 산업화 과정

시기	주요사항
1880~1900년대	1886년 산본 장유양조장 최초 건립(일본인)
	간장, 된장 생산 판매
1910~1930년대	일본인 경영 장류공장 증가
1940년대	몽고식품(1945), 샘표식품(1946), 진미식품(1948)
1950년대	6.25 전쟁 이후 수요증대 93~116개 공장
	(군납 전담 공장 35개)
	동양식품(1950), 오복식품(1952), 삼화식품(1953)
1960년대	본격적인 성장기 돌입, 식품 등의 규격기준 공표(1967)
1970년대	장류산업 급격한 성장(10년간 600 % 성장)
1980년대	화영식품, 신송식품, 명가식품
	산분해 간장 파동(159업체 → 85개 감소)
1990년대	대기업 장류 제조업 진입(고유업종 해체)
2000년대	장류시장의 3분시대(cj, 대상, 샘표)
2011년대	중소기업 고유업종 지정

자료: 가공식품세분화보고서-장류 편(aT, 2013)

연간 장류 생산, 판매 및 수출액을 크게 비교해 보면 표 V-12와 같다.

표 V-12에서 보는 바와 같이 생산량은 2013~2016년 사이 소폭 증가하였고, 이에 따라 생산액도 증가하는 양상을 보인다. 수출액은 연간 4천만 달러 내외를 수출하며 정체된 현상을 보이고 있다.

2016년 기준 장류 생산 구성은 간장 생산량이 30.6 %로 가장 높고, 다음이 고추장, 된장 순서이다(그림 V-4).

표 V-12 연도별 전체 장류의 생산량, 생산액 및 수출액 비교

구분	생산량(천 톤)	생산액(백만 원)	수출액(천 달러)
2013	618	1,004,352	40,014
2014	630	1,007,168	44,850
2015	655	1,047,302	45,539
2016	718	1,045,648	39,585
2017	619	722,990	45,533

자료: 식품의 생산실적(각년도)

장류별 생산액 비율을 보면 그림 V-4와 같다.

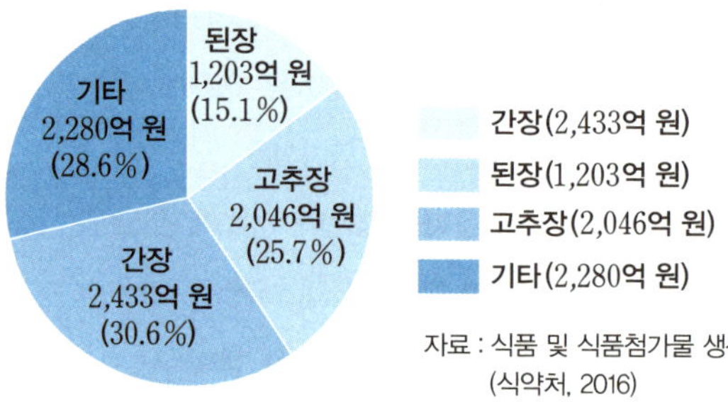

자료 : 식품 및 식품첨가물 생산실적
(식약처, 2016)

그림 V-4 장류 품목별 생산비율

한편 연도별 장류의 생산량과 출하량 변화를 보면 그림 V-5와 같다.

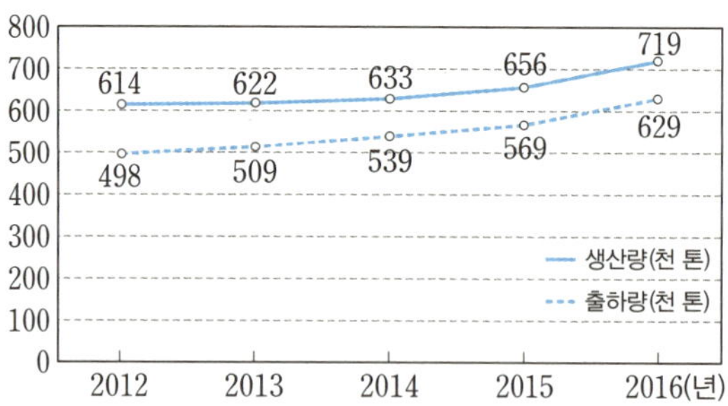

그림 V-5 장류 생산량과 출하량 변화

그림 V-5에서 보는 바와 같이 지난 5년 사이 생산량 및 출하량은 완만한 증가세를 보이고 있다.

현재 장류 수출 현황을 보면 2016년 기준 수출량은 3만5천 톤으로 전년 대비 8.4 % 증가하였으나, 수입량은 1만4천 톤에 이른다. 수출국은 미국(29.75 %), 중국(18.8 %), 일본(6.52 %), 러시아(5.28 %), 호주(4.65 %) 순이었다. 앞으로의 수출량 확대를 위해서는 수출국 다변화 노력이 필요하다.

라. 장류의 종류와 제조 방법

1) 고문헌에 나타난 전통 장류의 제조 방법

• 메주

메주는 말장(末醬)이라고 하고, 훈조(熏造)라고도 하니 곧 지금의 메주를 말한다. 메주에는 간장 메주, 고추장 메주, 즙장 메주가 있다.

간장 메주

『증보산림경제』에 메주 띄우는 법, 『주찬』, 『간편 조선요리제법』과 『조선무쌍신식요리제법』에 메주 만드는 법, 『조선요리법』, 『우리나라 음식 만드는 법』에 간장 메주가 기록되어 있다.

지대가 높고 건조한 곳을 골라 긴 도랑을 파서 말 구유 모양처럼 만드는데 깊이는 한 자쯤 되게 하고, 도랑의 사면에 물길을 터서 빈 가마니나 멍석 따위를 도랑 안에 깔아 둔다. 콩을 양에 상관없이 일어 돌과 모래를 솎아 내고 물에 담가 하룻밤 재워 걸러 낸 다음 큰 솥 안에 넣고 물을 부어 푹 삶아 충분히 익힌다. 하룻밤 지난 뒤에 꺼내어 절구에 넣고 진흙처럼 곱게 찧은 다음 손으로 문질러 둥글게 만드는데, 중간 크기의 수박(西苽) 모양으로 만들어 큰 칼로 두 조각을 내고 그것을 다시 가로로 갈라 반달 모양으로 만들며 1치 남짓되게 자른다. 이것을 도랑 안의 빈가마니 위에 차곡차곡 펼쳐두고, 따로 준비한 가마니나 띠풀 따위로 두텁게 덮어 바람이 새거나 비가 스며들지 않게 하면 메주 조각이 저절로 발효된다. 곰팡이가 피면 덮개를 열어 한번 뒤집어 준 다음 다시 덮는데, 이렇게 하기를 8~9차례 하면 저절로 시간이 지나 수십 일이 되면 거의 다 잘 마르게 된다. 이렇게 한 다음에야 비로소 꺼내어 볕에 말리고서 장을 담그는데, 이런 방식대로 하여 장을 담그면 몇 해 지나도록 오래 갈 수 있고 맛도 더욱 좋아진다. 지금 향촌에서는 둥글게 만든 메주덩이를 방 안에서 띄우기 때문에 덩어리 속이 끝내 잘 마르지 않아 장을 담가도 제 맛을 내지 못하는 경우가 많고, 또 묵은 장이 될 수도 없다(『증보산림경제』).

고추장 메주

『조선요리법』, 『우리나라 음식 만드는 법』에는 고추장 메주가 기록되어 있다.

흰 콩 소두 한 말이면 멥쌀은 소두 여섯 되 가량만 넣으면 알맞다. 콩을 미리 씻어 일어서 하루쯤 담갔다가 흠씬 불거든 찐다. 쌀도 씻어 담갔다가 불거든 빻아서 보통체에 쳐서 불은 콩도 건지고 시루에다 시루 밑을 놓고 콩 한 켜 가루 한 켜 섞바꾸어 다 앉힌 후 떡을 찌듯 쪄서 절구에 찧어서 조그맣고 동글게 만들어 가운데 구멍을 뚫는다. 한 이틀 동안만 광주리와 같은 데 놓아 물기를 걷어 시루에 짚 한 켜 메주 한 켜 앉혀 띄운다. 며칠 뒤 열어보아 물이 흐르고 허옇게 옷을 입으면 꺼내서 거풍을 시켜 다시 시루에 재워 띄우고 이와 같이 두어 번 띄워서 볕에 말린다. 보통 삼주일이면 뜬다. 너무 오래 띄우면 고추장에서 약내가 나고 맛이 덜하다.

즙장 메주

『증보산림경제』에 즙장 메주 제법이 기록되어 있다.

밀기울 2말을 준비하고, 콩 1말을 골라 물에 담가 흠뻑 불린 다음, 밀기울과 함께 곱게 찧고 푹 쪄낸다. 손으로 주물러 동그랗게 만들고 닥나무 잎을 덮어 충분히 띄운 다음 곰팡이가 피면 꺼내어 볕을 쪼여 말린다. 즙장을 담글 때에는 메주가루 1말, 물 3되, 소금 3홉과 함께 섞어 독 안에 넣고 주둥이를 봉한 다음 말똥 속에 묻어 두면 7일쯤 지나면 쓸 수 있다. 왕겻불 속에 묻어 둘 경우에는 14일쯤 지나야 쓸 수 있다.

• 간장

콩간장

『주찬』, 『간편조선요리제법』, 『시의전서』에 간장, 『증보산림경제』, 『우리나라 음식 만드는 법』, 『한국요리』, 『한국음식』(윤서석), 『우리나라 음식 만드는 법』에 장 담그는 법, 『조선요리법』에 정월장, 『시의전서』에 진장법, 『조선궁정요리통고』에 진간장 담그는 법, 『조선궁정요리통고』에 중간장과 된장 담그는 법, 『조선무쌍신식요리제법』에 콩장, 『한국인의 보양식』에 콩청장, 『증보산림경제』에 담수장법, 『수운잡방』, 『역주방문』에 조장법이 기록되어 있다.

메주 1말당 소금 1말을 물 한 동이에 녹여 체에 걸러서 담은 다음, 마른 소금을 그 위에 많이 덮고 양지 바른 곳에 둔다. 장을 담글 때 나머지 소금물을 줄어든 만큼 수시로 덧 부으면 익은 장이 많이 난다.

더덕과 도라지의 노두(蘆頭: 더덕·도라지·인삼 등의 뿌리 대가리에 붙어서 줄기가 나오게 된 부분)를 따버리고 씻어 말려서 가루로 만들고 이것을 자루에 넣어 물에 담가서 쓴맛을 없앤 다음, 꽉 쥐어짜서 물기를 없애고 장 담글 때 장독바닥에 깔아 놓으면 맛이 좋다. 방문에는 이렇게 나와 있지만 실지로 맛보고 경험해 볼 일이다(『주찬』).

청태장

『규합총서』, 『우리나라 음식 만드는 법』, 『조선무쌍신식요리제법』에 청태장, 『부인필지』에 청태장법, 『증보산림경제』에 청태콩으로 장 담그는 법이 기록되어 있다.

메주가 누른 옷을 입거든 꺼내어 따뜻한데 굴려 말리거나 볕에 말려라. 소금을 짜게 말고 간 맞추어 장을 담그면 그 맛이 맑아 심히 아름다우나 가시 꾀기 쉬우니, 메주를 꽤 말려야 오래 두어도 상하지 않는다(『규합총서』).

천리장

『증보산림경제』에 천리장법이 기록되어 있다.

맛있는 감청장(甘淸醬)을 약한 불에 졸여 1말이 5되로 줄어들 정도까지 졸이고, 별도로 삶은 쇠고기를 가져다 지방을 뺀 얇은 편육으로 저며 볕을 쬐고 가루를 만든 다음, 그것을 졸인 장 속에 넣고 또 약한 불에 졸여 진한 죽처럼 될 때까지 하면 된다.

벼락장

『조선무쌍신식요리제법』에 벼락장이 기록되어 있다.

메주 찧고 남은 무거리에 물을 붓고 굵은 고춧가루를 넣고 한참 젓는다. 방에 하룻밤만 두었다가 소금을 치고 쪄 먹으면 맛이 별미로 좋다.

무장

『조선요리법』, 『조선무쌍신식요리제법』, 『우리나라 음식 만드는 법』에 무장이 기록되어 있다.

시월에 장 메주를 쑬 때 조그만큼만 자잘하게 만들어서 먼저 띄운다. 다 뜨거든 말려서 솔로 정히 쓸어서 잘게 조각을 만들어서 항아리에 담고 물을 부어두면 이삼일후면 물이 우러나고 동동 뜬다. 그러거든 소금을 간 맞게 처서 꼭 덮어 두면 삼사일 후면 익는다. 다 익거든 맛있는 동치미를 껍질을 벗기고 나박김치 썰 듯 썰어 놓고 배도 껍질을 벗기고 같은 치수로 썰고 편육차돌박이도 역시 같은 치수로 썰어서 무장국물을 너무 작지 않은 보시기에 섞어 담고 고춧가루를 조금만 뿌린다. 동치미가 맛있거든 동치미국으로 무장을 담가도 좋다(『조선요리법』).

빰장

『한국의 맛』에 빰장이 기록되어 있다.

메주를 콩알만 하게 빻은 다음, 끓여 식힌 미지근한 물로 버무려 하룻밤 재운다. 여기에 소금과 굵은 고춧가루를 섞어 항아리에 담아 따뜻한 곳에서 하룻밤 재운다. 빰장을 먹을 때에는 조금씩 떠서 파, 마늘, 두부 등을 넣어 찌개를 한다.

전시

『수운잡방』에 전시가 기록되어 있다.

누렁콩, 검정콩을 가리지 않고 묘시(卯時)에 물에 담갔다가 진시(辰時)에 건져내어, 검정콩이 홍색이 될 때까지 푹 쪄서 익힌 후, 잠깐 바람을 쐬어 김을

날려 보낸다. 시렁을 메어 시렁위에 쑥(蓬)을 펴 널고 그 위에 빈 섬초석을 깔아 놓은 다음, 또 콩을 펴 널고 그 위를 쑥으로 두껍게 덮는다. 2주일이 지나면 누런 곰팡이가 난다. 이것을 햇볕에 말려 키질을 해서 1말에 소금 1되, 누룩 3홉, 물 1사발을 섞어 독에 넣고, 옹기그릇으로 뚜껑을 덮고 진흙을 발라 마분에 묻어 둔다. 2주일이 지나면 꺼내어 햇볕을 쬐어 말려서 저장해 둔다.

청장

『주찬』에 청장이 기록되어 있다.

소금 7홉을 볶아 바싹 말리고, 이 소금에 밀가루 8홉을 섞어 밀가루가 누렇게 되도록 볶은 다음, 진간장 3홉과 물 6되를 함께 섞어서 4되가 되도록 졸이면 맛이 매우 좋다.

또, 콩 1말을 무르게 삶고 밀가루 5되를 잘 볶아서 같이 섞어 찧은 후 온돌방에 널어 누렇게 될 때까지 말려서 햇볕에 다시 바짝 말린 다음, 소금 6되를 끓는 물에 녹여 섞어서 햇빛이 드는 곳에 두고 자주 휘저어 장을 익힌다. 또, 콩 1말을 무르게 푹 삶고 누룩 3되와 소금 4되를 섞어 독에 담고 단단히 봉한 다음 햇볕이 잘 드는 곳에 두면 맛이 좋다. 또, 10말들이 독의 안쪽 중간에 대나무를 옆으로 걸치거나 십자를 해서 넣고, 작은 발처럼 만든 것을 그 위에 걸쳐 놓은 후, 그 발 밑에 메주 5말을 넣고 그 위로 소금물이 찰 때까지 부으면 청장을 가장 많이 뜰 수 있다. 또, 콩잎을 푹 삶아 그 물과 콩 잎을 독에 넣고 소금과 메주를 적당히 넣어 두고 익히면 청장이 된다.

수장

『수운잡방』에 수장법이 기록되어 있다.

20말 들이 독에 메주 1말 정도를 독 바닥에 먼저 깔고 독 중간쯤에 다리를 걸고 발을 편 다음, 메주 7말을 발위에 얹는다. 물 8동이를 끓여서, 물 1동이와 소금 8되씩을 섞어 여기에 붓는다. 익으면 발위의 정을 걷어내고, 수장(水醬)은 새지 않는 항아리에 옮겨 넣어두고 사용한다.

더풀장

『한국의 맛』에 더풀장이 기록되어 있다.

메주콩을 삶아 소쿠리에 담아 따뜻한 곳에 두어 실이 나게 띄운다. 띄운 메주콩은 절구에 찧어서 소금 간을 맞추어 단지에 담아 둔다. 찌개로 끓일 경우는 더풀장을 뜨물에 알맞게 풀어 뚝배기에 담고, 썬 쇠고기와 풋고추를 넣은 다음, 다홍고추도 넣어 맵게 끓인다.

청근장

『수운잡방』에 청근장이 기록되어 있다.

겉껍질을 벗겨 깨끗이 씻은 무 1동이를 무르게 삶고, 메주 1말을 가루 내어 소금 1말과 같이 찧어서 독에 담는다. 손가락 굵기의 버드나무 가지로 독 밑까지 10여 개의 구멍을 뚫고, 소금 1되와 물 1사발을 섞어 끓인 것을 식혀서 부어 두었다가 익으면 쓴다.

무를 통째로 무르게 삶아 메주와 섞어 일상의 방법대로 담가 익힌 다음, 갈아서 메주를 만들어도 좋다.

어육장

『부인필지』에 어육장이 기록되어 있다.

큰 독을 고석으로 싸 땅에 묻고 쇠고기 한 보를 기름과 심줄을 없애고 생치와 닭 각 10마리를 내장을 없애고 도미나 민어 10마리를 내장과 비늘과 머리를 다 없애고 볕에 말리고 생복, 홍합 두어 개씩 깨끗이 씻어, 쇠고기를 먼저 넣고 그 나머지 여러 가지를 위에 넣어 물을 끓여 다시 식혀 메주 1말에 소금 1홉씩 타서 법대로 담가 단단히 봉하고 뚜껑도 덮고 흙을 아주 묻어 물이 안 들게 하였다가 수년 만에 열어 먹으면 장맛이 비상하게 좋으니라.

급조장법

『증보산림경제』에 장을 빨리 만드는 법, 『우리나라 음식 만드는 법』에 급히 청장 만드는 법이 기록되어 있다.

메주를 따뜻한 물에 며칠간 담가두어 다 스며들기를 기다리고, 항아리가 들어갈 4~5자리를 땅을 파서 잘 두는데, 항아리 주둥이를 지면과 평평하게 하고, 항아리의 사면에 왕겨, 쭉정이, 보리까끄라기 따위를 채우고 정해진 방법에 따라 항아리에 장을 담근다. 그런 다음 왕겨에 불을 놓아 불이 골고루 퍼진 뒤에 이따금씩 물을 뿌리면 불이 쉽게 꺼지지 않으면서 왕겨 속으로 계속 타 들어가기를 그치지 않는다. 10일쯤 되면 장이 완성된다(『증보산림경제』).

• 된장

대맥장

『조선무쌍신식요리제법』에 대맥장이 기록되어 있다.

검은콩 다섯말(90 L)을 모래 없이하고 볶는다. 볶은 검은콩을 물에 담갔다가 그 물 째 솥에 붓고 삶아 무르거든 건져 내어 식힌다. 보릿가루 100근(60 kg) 가량 고운 가루로 만들어 콩 삶은 즙과 함께 반죽한다. 반죽한 것을 큰 조각으로 썰어 시루에 쪄서 쏟아 식거든 닥나무 잎으로 덮어 누른 옷을 입거든 내어 볕에 말려 가루로 만든다. 정일(丁日)이나 화일(火日)에 담그는데, 이 황자(黃子) 한말에 소금 두 근(1.2 kg)과 정화수 여덟근(4.8 kg)을 모두 합하여 항아리에 넣고 볕에 놓는다.

즙장

『수운잡방』에 즙장 만들기, 『주찬』, 『수문사설』, 『부인필지』에 즙장법, 『시의전서』, 『간편조선요리제법』에 즙장, 『증보산림경제』에 여름철에 즙장 담그는 법, 『조선무쌍신식요리제법』에 집장이 기록되어 있다.

콩 1말을 무르게 삶아, 고운체로 친 보리쌀 가루 1말과 함께 쪄서 계란처럼 만든 후 닥잎을 깔고 메주를 까는 식으로 하여 닥잎으로 싸 덮는다. 이처럼 깔고 덮어서 6~7일이 지나면 내어 말린다. 이것을 가루로 낸 것 1말에 소금 4되씩을 섞어 독에 담고 고추·가지·묵은 무김치·오이 따위를 겹겹이 다져 담은 후 솥뚜껑으로 덮고 생풀을 많이 쌓아 그 속에 묻는다. 풀이 썩으면서 뜨면 두레이 후에 내어 쓴다(『주찬』).

기화장

『수운잡방』에 기화장이 기록되어 있다.

7월 그믐에 콩 1말 깨끗이 씻어 푹 쪄서 익히고 기울 2말과 같이 찧어 탄환크기(彈丸大)의 덩어리로 만든 다음, 14일 동안 띄웠다가 10일간 햇볕에 쬐어 말리고 바람을 쐬어 준다. 9월이 되면 물 1동이에 소금 7되를 섞어 독에 담고 마분에 묻는다. 즙장법과 같은 것이다.

두부장

『규곤요람』, 『한국민속음식조사보고서』에 두부장이 기록되어 있다.

두부 2모를 갈베자루에 넣고 방망이로 두들겨 짓이긴 후에 깨소금을 볶아 가루로 만든 1되와 고춧가루 5홉과 생강가루 5홉을 한데 버무려서 두부 베자루에 넣고 된장 밑에 깔아둔다(『규곤요람』).

담뿍장

『시의전서』, 『조선요리법』, 『한국음식』(황혜성), 『한국민속음식조사보고서』에 담북장이 기록되어 있다.

좀 콩을 집메주처럼 띄워 쪼개어 말려 곱게 메주 가루를 내어, 그늘 바람에 말려 냄새를 뺀 후, 소금물로 질척하게 버무려 마늘과 고춧가루를 섞어 삭힌다(『한국음식』).

막장

『우리나라 음식 만드는 법』에 막장이 기록되어 있다.

찹쌀 네 공기에 메주가루를 섞어서 덮어 하루 동안 지낸 후, 물에 소금이나 혹은 간장을 섞어 반죽한 것에 섞어서 잘 덮어 두면, 한 십여 일 후부터 익기 시작할 것이다.

수시장

『수운잡방』에 봉리군전시방, 『증보산림경제』에 전시장을 만드는 법, 청태전시장법, 수시장법이 기록되어 있다.

콩을 볶아 비비고 까불어서 껍질을 벗겨내는데, 단지 속 알맹이가 터지게만 하고 부서지지 않게 한다. 그런 다음 솥 안에 물을 가득 부어 푹 삶은 다음 걸러내고 그 국물은 깨끗한 독에 남겨둔다. 삶은 콩은 거적으로 싸거나 큰 박 안에 담아 수건 10장으로 두껍게 싸서 온돌에 두고 2일이나 3일을 기다려 곰팡이가 피면 꺼내어 다시 솥 안에 넣은 다음, 남겨 둔 콩 국물을 붓고 다시 삶는다. 적당량의 소금을 부어(싱거워야지 짜면 안 된다) 국물이 누렇고 걸쭉하게 될 정도까지 삶아지면 꺼내어 사기로 만든 독에 담아 식힌 다음에 먹을 수 있다. 고춧가루를 타려면 반드시 콩을 삶을 때에 넣어야 한다. (『증보산림경제』)

• 고추장

찹쌀고추장

고추장은 『우리나라 음식 만드는 법』에 찹쌀고추장, 『우리나라 음식 만드는 법』에 떡고추장, 『규합총서』, 『주찬』, 『조선요리법』, 『간편조선요리제법』, 『이조궁정요리통고』에 고추장, 『조선무쌍신식요리제법』, 『증보산림경제』에 고추장 만드는 법, 『한국요리』, 『한국음식』(윤서석)에 고추장 담그기가 기록되어 있다.

콩 한말 메주를 쑤려면 쌀 두 되 가루를 만들어 흰 무리 떡을 쪄서 삶은 콩 찧을 때 한데 넣어 곱게 찧어라. 메주를 줌 안에 들게 작게 쥐어 띄우기를 법대로 하여 잘 말리어 곱게 가루 만들어 체에 쳐 놓아라. 메주 가루 한 말이거든 소금 너 되를 좋은 물에 타 버무리되 질고 되기를 조절하고 고춧가루를 곱게 빻아서 닷 홉이나 칠 홉이나 식성대로 섞는다. 찹쌀 두 되를 밥 질게 지어 한데 고루 버무리고, 혹 대추 두드린 것과 포육가루와 화합하고 꿀을 한보시기만 치는 이도 있다(『규합총서』).

약고추장

메주 1말을 쑤려면 백미 2되를 가루로 만들어 흰무리를 찐다. 삶은 콩을 찧을 때 흰무리를 함께 넣어 곱게 찧어 메주를 주물러 빚는다. 그 위를 솔잎으로 덮어서 띄우는데 7일에 한 번씩 메주를 뒤집어 말린 다음에 곱게 가루를 낸다. 이 메줏가루 1말에 소금 4되를 좋은 물에 타 버무리는데 질고 되기는 조절한다. 고춧가루는 5홉이나 4홉 정도를 식성대로 섞는다. 찹쌀 2되로 질게 밥을 지어 함께 고루고루 버무리고, 혹 대추 두드린 것과 포육 가루와 잘 섞어 꿀을 1보시기만큼 넣기도 한다. (『시의전서』)

팥고추장

『우리나라 음식 만드는 법』, 『조선무쌍신식요리제법』에 팥고추장이 기록되어 있다.

콩 한 말 쑤다가 조금 무를만하면 좋은 팥 일곱 되(12.6 L)를 넣어 함께 쑤어 팥물이 콩에 들도록 한다. 콩이 반쯤 불어나거든 팥을 넣어 다 무르면 절구에 찧을 때 흰무리떡 다섯 되(9 L)를 만들어 함께 찧어 넣고 메주덩이를 조그맣게 만든다. 메주를 띄워 말린 후에 가루를 만들어 고운 체에 친다. 찹쌀 한말 다섯 되(27 L)를 쪄서 식은 후에 메주가루와 함께 버무려 여러 날 저으면 다 삭는다. 위의 것에 소금과 고춧가루를 넣어 버무려 담그면 며칠 만에 먹을 수 있다(『조선무쌍신식요리제법』).

순창고추장

『수문사설』, 『한국의 맛』에 순창고추장이 기록되어 있다.

콩 2말 메주 쑤고 백설기 떡 5되를 합하여 잘 찧어서 곱게 가루로 만들어 빈

섬에 넣고 띠우는데 음력 1~2월에는 7일 정도 띄워서 꺼내어 햇볕에 말린다. 좋은 고춧가루 6되와 위의 메주가루와 섞는다. 또, 엿기름 1되와 찹쌀 1되와 합하여 가루로 만들어 되직하게 죽을 쑤어 냉각하여 식힌 후에 단간장을 적당히 넣으면서 모두 항아리에 담는다. 또, 여기에 전복 5개를 비슷비슷하게 썰고 큰 새우와 홍합을 적당히 함께 넣고 생강도 썰어서 넣어 15일 정도 식힌 후에 꺼내어 찬 곳에 두고 먹는다(『수문사설』).

마늘고추장

『우리나라 음식 만드는 법』에 마늘 고추장과 장선고추장이 기록되어 있다.

하지 전에 연한 마늘을 캐서 절구에 오래 찧어서 보릿가루를 떡 찌듯이 쪄서 더운 김에 잘 풀어 고추 가루를 섞고 소금을 간보아 치고 마늘을 섞어서 반죽을 된죽처럼 해서 하룻밤 동안 두었다가 다음날 계피가루와 꿀을 섞어서 항아리에 담아 놓고 꼭 봉해서 두었다가 먹나니, 해가 묵으면 마늘이 삭고 잘 익어서 빛도 곱고 맛이 훌륭하다(『우리나라 음식 만드는 법』).

수수고추장

『우리나라 음식 만드는 법』에 수수고추장이 기록되어 있다.

물 한 되 반에 소금을 풀어서 체에 밭쳐 수수가루를 죽을 쑤어 큰 그릇에 담아 놓고, 이 죽에 메주가루와 엿기름가루를 섞어서 하루쯤 두었다가 다음날 고춧가루를 섞고 간을 잘 맞추어 항아리에 담고 꼭꼭 누르고 소금을 뿌려서 잘 봉해 두라. 매일 볕을 쬐고 밤에는 잘 덮어두라.

보리고추장

『우리나라 음식 만드는 법』에 보리고추장이 기록되어 있다.

쌀가루와 보리 가루로 죽을 되직하게 쑤나니 물 두 되에 소금 한 되를 타서 이 소금물로 죽을 쑤어 큰 그릇에 담고 여기에 메주가루를 넣고 잘 섞어서 하루 동안 덮어 두었다가 그 다음날 고춧가루를 넣고 주걱으로 잘 섞어서 항아리에 담고 꼭꼭 누르고 위에 소금을 약간 뿌려서 망사로 봉해서 덮어두라.

멥쌀고추장

『우리나라 음식 만드는 법』에 멥쌀고추장이 기록되어 있다.

메주를 잘게 부스러뜨려서 찧어 가루를 만들고 고운체에 쳐서 넓은 그릇에 담아 여기에 쌀가루를 물에 풀어 놓고 소금을 물 한 되 풀어 이 소금물로 죽을 쑨다. 식힌 후에 이 죽에 엿기름가루와 메주가루를 넣고 주걱으로 잘 섞어서 덮어놓아 하루 동안 놓아둔다. 여기에 고춧가루를 넣고 잘 저어 섞어서 항아리에 담고 꼭꼭 누르고 잘 봉해 두고 날마다 덮개를 열어서 볕을 쬐여라.

무거리고추장

『우리나라 음식 만드는 법』에 무거리고추장이 기록되어 있다.

보릿가루를 묽게 죽을 쑤어서 메주가루와 반죽을 한 후 엿기름가루를 섞어서 하루 동안 두었다가, 이튿날 고춧가루와 소금을 넣고 잘 저어서 섞어 항아리에 담고 꼭꼭 눌러서 잘 봉해 두었다가, 사오일 후부터 먹기 시작한다.

급히 고추장 만드는 법

『조선무쌍신식요리제법』에 급히 고추장 만드는 법, 『증보산림경제』에 급히

고추장 만드는 법이 기록되어 있다.

콩 1말을 볶아 손으로 비벼 껍질을 벗겨내고 물에 끓여 푹 익힌 다음 걸러서 그 즙은 버린다. 볏가마니 안에 촘촘하게 펴서 3일 동안 온돌에 두어 곰팡이가 피면 볶은 콩가루 서 되와 함께 절구 속에 넣어 한참 찧은 뒤에 꺼낸다. 1말당 고춧가루 3홉의 비율로 하여 소금물을 타서 짜고 싱거운 맛을 적당히 조절해 가며 개어서 걸쭉한 떡을 만든 다음 항아리에 넣어 볕을 쪼인다(『증보산림경제』).

두부고추장

『증보산림경제』, 『임원십육지』에 두부고추장이 기록되어 있다.

콩 1말로 두부를 만들어 짜서 수분을 거두고 그 밖에 여러 물료와 함께 버무려 담아 익은 즉 맛이 매우 아름답다. 버무릴 때 소금물도 좋으나 나중에 좋은 간장으로 버무려 담은 것만 못하다(『증보산림경제』).

청국장

『시의전서』, 『부인필지』, 『조선무쌍신식요리제법』, 『조선요리법』, 『간편조선요리베법』, 『한국음식』(윤서석), 『한국음식』(황혜성)에 청국장이 기록되어 있다.

콩을 볶고 태운 다음에 까불러서 껍질을 버린다. 물을 많이 붓고 삶은 다음에 건더기는 따로 건져 항아리에 담아 띄우고, 물은 따로 퍼둔다. 3일이 지난 후 콩 건지와 해삼, 전복, 건대구, 북어, 홀떡이, 다시마, 통무를 넣고 푹 달인다. 그 다음에 청국장을 펴서 찬 데 두고 먹을 때에 간장을 타고 고춧가루를 넣어 먹는다(『시의전서』).

마. 장류의 제조 방법

1) 간장

일반적으로 사용하고 있는 전통 간장의 간단한 제조 공정은 그림 V-6과 같다.

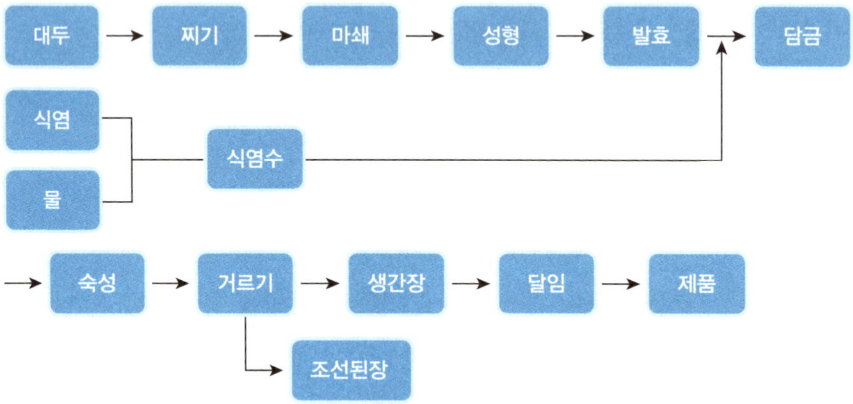

그림 V-6 전통 간장의 제조 공정

한편, 개량식 양조간장의 제조 공정을 보면 그림 V-7과 같다.

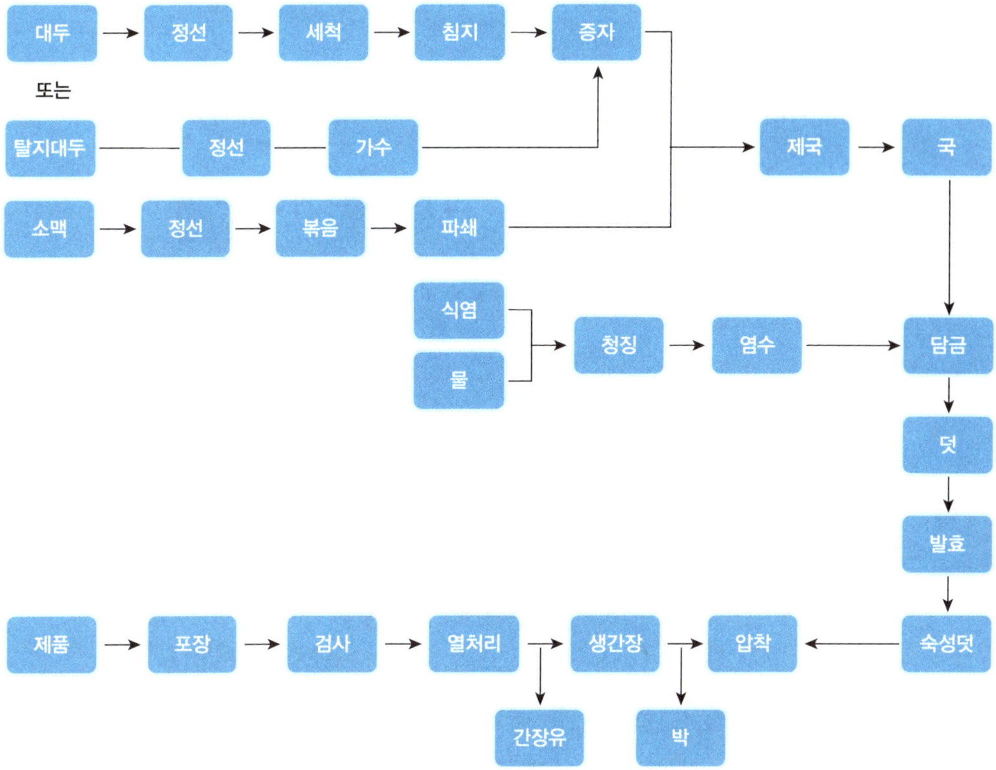

그림 V-7 개량식 간장의 제조 공정

개량식 양조간장과 전통 간장의 가장 큰 차이는 메주를 대신할 수 있는 소맥을 이용한 고지 제조 과정이며, 전체 공정이 순수 발효균을 이용한 관리가 가능하고 발효 기간이 크게 단축되는 장점이 있다.

한편, 산분해간장의 제조 공정을 보면 그림 V-8과 같다.

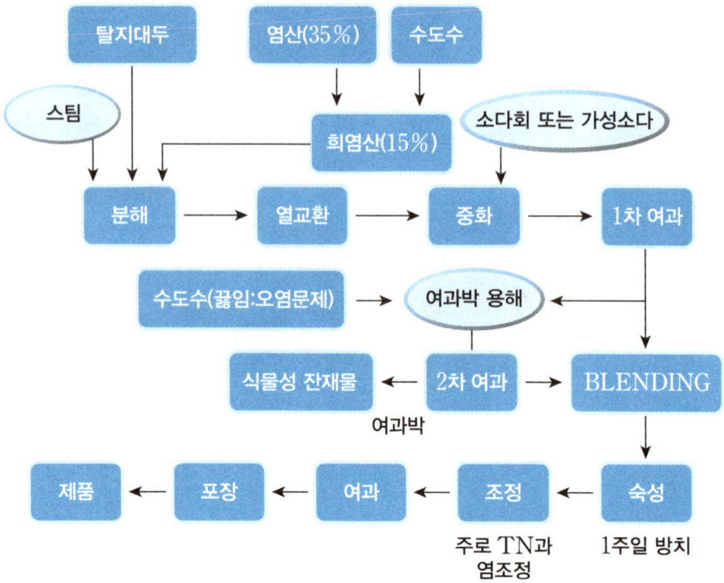

그림 V-8 산분해간장 제조 공정

한때 산분해간장이 전체 장류 생산량에 큰 비중을 차지하였으나 서서히 발효장류로 대체되었고, 산분해 공정에서 부수적으로 미량 만들어지는 MCPD(monochloropropane diol)의 유해성이 크게 논란이 되었다. 그러나 근래 제조 방법이 많이 개량되어 유해수준 이하로 관리하는 기법이 도입되었다.

일본의 경우, 간장만 기본적으로 5종류(색이 진한 간장, 엷은 간장, 콩간장, 농도 진한 간장, 백간장)가 있어 각각 그 특색에 따라 용도가 달라 소비자의 욕구를 충족시키고 있다. 즉, 용도별, 기능별, 계층별로 필요로 하는 간장이 종류가 다양하고 세분화된 제품을 개발하여 세계화에 앞장서고 있다.

우리나라는 일본의 간장과 경쟁할 수 있는 제품을 생산할 수 있는 기술력을 가지고 있으며, 품질의 차별화가 가능한 수준에 이르렀다. 따라서 해외 시장의 요구에 부응하는 노력과 세계인의 구미에 맞는 제품개발이 뒷받침된다면 국내 시장보다 훨씬 규모가 큰 세계시장으로 진출할 수 있을 것이다.

2) 된장

현재 시판되는 된장은 전통식 된장과 개량식 된장이 있으며, 제조 방법에 차이가 있다. 전통식 된장은 전통적인 방법으로 만든 메주를 염수에 침지한 후 일정기간 숙성한 후 고형으로 남은 메주를 분리하고 액은 간장으로 만든다. 분리한 메주덩어리는 마쇄하면서 메주가루나 간장 혹은 밥 또는 삶은 보리를 첨가한 후 추가 숙성하여 만든다. 개량식 된장은 선별한 순수미생물을 밀가루에 접종하여 코지를 만들고, 여기에 삶은 콩을 혼합하여 염수에 담금하여 만든다. 개량식 된장에서는 간장이 나오지 않는다.

전통식 된장은 찌개에 어울리는 것으로 전통 간장과 마찬가지로 독특하고 강한 풍미를 갖고 있어 차별화되고 있다. 현재 세계에 더 많이 알려진 일본식 된장(미소)의 예를 감안하여 저염화하고, 기능적인 면을 강화하면서 소비자의 편리성을 추구하는 제품을 개발한다면 충분히 세계화할 수 있을 것이다.

전통식 된장의 제조 공정을 보면 그림 V-9와 같다.

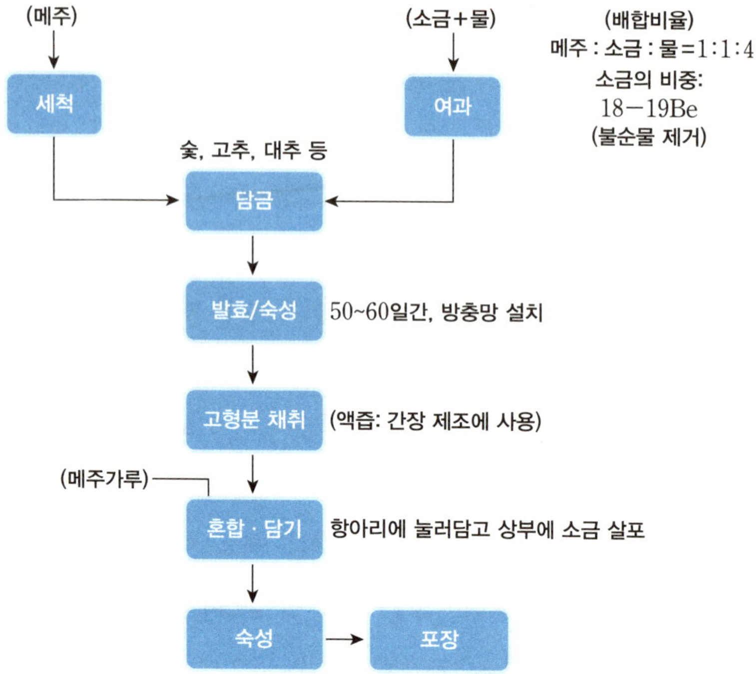

그림 V-9 전통식 된장의 제조 공정

그림 V−9와 같이 전통식 된장은 기본적으로 전통 메주를 사용하며 발효 숙성 기간이 길고 액즙을 분리하여 간장을 만든다.

개량식 된장의 제조 공정은 그림 V−10과 같다.

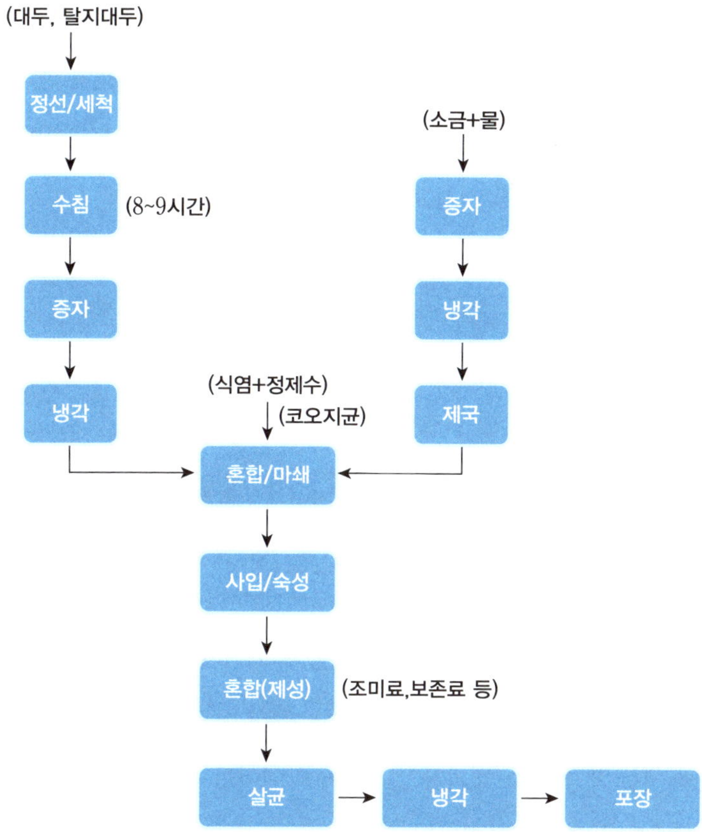

그림 V-10 개량식 된장의 제조 공정

개량식 된장의 경우도 개량식 간장과 같이 메주 대신 코오지(Koji)를 사용하고 있으며, 이는 된장만을 만드는 공정이다.

최근 콩의 아이소플라본(Isoflavone)이 항산화, 항암활성 및 여성 호르몬인 에스트로겐 유사활성을 가지고 있어 골다공증, 심혈관 질환 예방 등에 효과적이라는 연구 결과가 발표되면서 콩의 가치가 더욱 높아지고 있다. 콩 발효식품 중 된장의 경우 아이소플라본 활성이 가장 높게 나타나고 있을 뿐만 아니라,

대부분의 배당체가 가수분해된 아글리콘(Aglycone) 형태로 존재하여 소화흡수에 더 용이한 상태이다. 아글리콘은 아이소플라본 배당체보다 흡수 및 생체 이용성이 더 높다는 연구결과들이 보고되고 있어서 우수한 생리활성 물질의 급원이라는 사실들이 알려지고 있다.

이와 같은 된장의 기능적인 면을 적극 홍보에 활용하여 전 세계적인 콩의 소비 확대와 맞추어 된장을 소개하는 좋은 도구로 사용할 수 있다.

3) 고추장

고추장은 우리나라의 독특한 향신 발효 조미식품으로, 전통성을 잘 표현할 수 있는 품목일 뿐만 아니라, 독특한 맛과 향 등 독창성 때문에 차별화된 발효 향신조미료이다.

세계적으로 후추, 겨자 등이 주요 신미료로 사용되고 있으나, 고추도 아주 널리 사용되는 매운맛 향신료 중 하나이다. 특히 상쾌한 매운 맛으로 차별화되며, 근래에는 체중 감소 효과가 인정되어 다이어트 식품으로 각광받고 있다. 김치의 세계화에 힘입어 우리나라 전통 매운맛 식품인 고추장에 대한 인식도 많이 달라질 것으로 보인다.

전통 고추장의 일반적인 제조 공정은 그림 V-11과 같다.

그림 V-11에서 보면 전통 고추장의 가장 특징적인 제조 공정은 고추장용 메주가루를 사용하고 있으며, 전분의 당화를 위해서 엿기름을 사용하는 것이다. 또한 옹기에서 장기간 발효하는 특징이 있으며, 개량식에 비하여 고춧가루 사용량이 월등히 높다. 전통 고추장 중 식혜고추장은 쌀 등 곡류를 엿기름을 이용하여 전분질을 분해시켜 단맛을 내기 때문에 식혜고추장이라고 부른다.

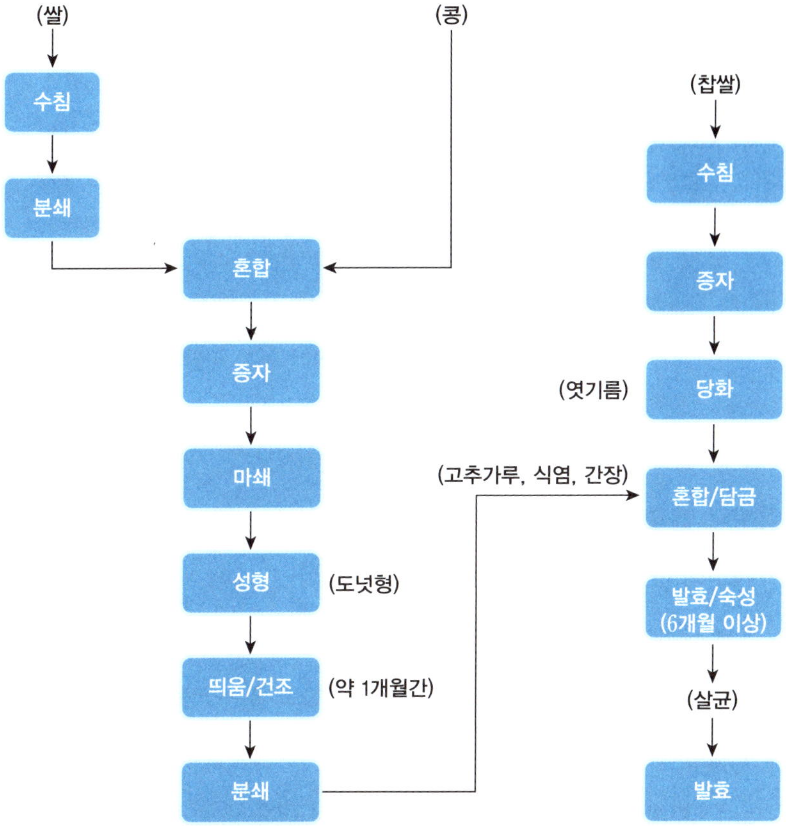

그림 V-11 전통 고추장의 일반적인 제조 공정

전통 고추장 중 하나인 떡고추장의 제조 공정은 그림 V-12와 같다.

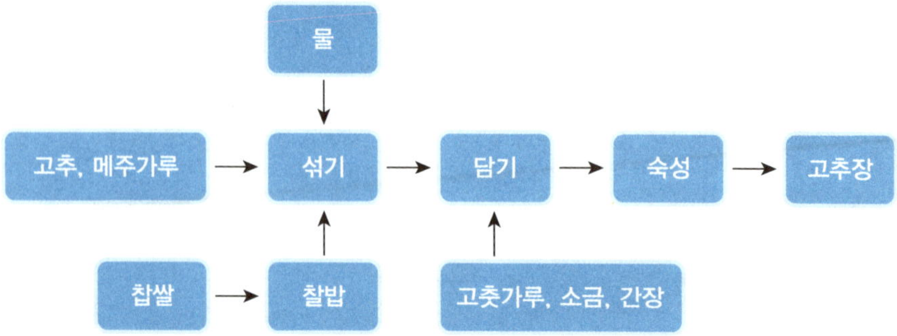

그림 V-12 떡고추장의 일반적인 제조 공정

그림 V-12의 공정을 보면 떡고추장의 경우 전분의 분해를 위한 엿기름 사용 공정이 없고 단지 고추장용 메주에 의해서 콩과 전분질이 분해되어 맛을 내기 때문에 발효 기간이 식혜고추장에 비하여 긴 것이 특징이다. 또한 이 고추장은 저장성이 우수하며 독특하고 중후한 맛이 있다.

근래 소비량이나 생산량 면에서 우위를 점하고 있는 개량식 고추장의 일반 제조 공정을 보면 그림 V-13과 같다.

그림 V-13과 같이 개량식 고추장은 전분질 원료로 소맥분 또는 쌀을 쓰는 경우가 많고 제국 시 생성된 효소로 분해시키는 과정을 거치고 있는데, 특히 발효조건을 관리하여 숙성 기간이 짧은 것이 특징이다. 또한 고춧가루 사용량이 10% 이하로 전통 고추장에 비하여 낮은 편이며, 또한 고춧가루를 발효 시 첨가하거나(선첨) 발효 후 첨가하는 방법(후첨)이 있다.

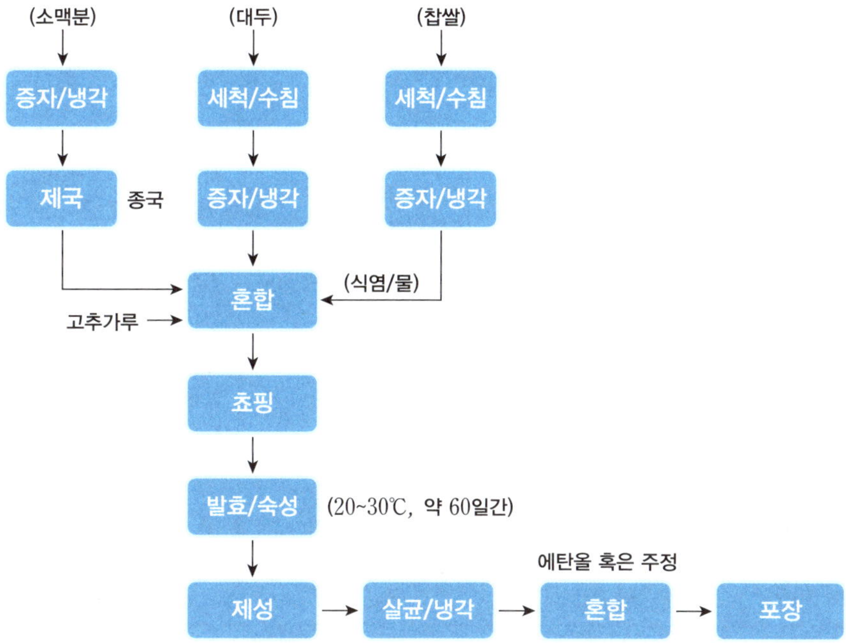

그림 V-13 개량식 고추장의 일반적인 제조 공정

전통 고추장과 개량식 고추장의 차이점을 비교해 보면 표 V-13과 같다.

표 V-13에서 보는 바와 같이 전통 고추장과 개량식 고추장은 원재료와 부재료의 구성과 제조 방법에도 상당한 차이가 있고 이는 맛의 차이로 이어진다. 대량 생산에 의한 가격경쟁력과 단순한 맛으로 소비자의 취향을 맞춘 개량식 고추장의 소비량이 빠르게 늘고 있는 추세이다.

표 V-13 전통 고추장과 개량식 고추장의 차이점

<table>
<tr><th colspan="2">항목</th><th>전통 고추장</th><th>개량식 고추장</th><th>비고</th></tr>
<tr><td rowspan="3">주원료</td><td>전분질 원료</td><td>찹쌀 20 % 이상(국내산만 사용)</td><td>소맥분 (수입산 사용 가능)</td><td rowspan="3">전통 고추장은 자연미생물을 이용하고, 개량식 고추장은 종균(균주분리)을 이용하여 발효함</td></tr>
<tr><td>고춧가루</td><td>20 % 이상 (국내산만 사용)</td><td>6 % 이상 (수입산 사용 가능)</td></tr>
<tr><td>보존료</td><td>사용 불가</td><td>기준치 이내 사용 가능</td></tr>
<tr><td rowspan="2">발효</td><td>방법</td><td>전통 옹기</td><td>탱크발효</td><td rowspan="2">전통 고추장은 자연 발효이고, 공장 고추장은 관리 숙성임</td></tr>
<tr><td>기간</td><td>최소 6개월 이상</td><td>15~30일</td></tr>
<tr><td colspan="2">살균</td><td>비살균</td><td>살균(효모를 선택적으로 제거)</td><td></td></tr>
<tr><td colspan="2">생산자</td><td>전통고추장 제조기능인</td><td>품질관리자</td><td></td></tr>
</table>

4) 청국장

청국장은 간장이나 된장과는 다르게 콩만을 이용한 제품으로 다른 장류가 곰팡이와 일부 세균을 이용하는 반면, 청국장은 순수하게 세균의 힘만을 빌려 콩 단백질을 분해시키고 있다. 또한 고온발효의 특징이 있으며, 간장이나 된장에 비하여 대단히 짧은 기간에 발효가 완료된다. 독특한 향과 맛 때문에 전통식품으로 오랫동안 우리 식탁에서 사랑을 받아왔다. 하지만 요즘 들어 우리의 식생활이 점차 서구화되면서 청국장의 발효취를 좋아하지 않는 젊은 세대들이 많아지면서 소비량이 더 이상 늘어나지 않고 있다.

일본의 낫토는 *Bacillusnatto* 균에 의해서 발효가 주도되어 점질물이 많고 냄새가 그렇게 심하지 않으며 직접 식용한다. 이에 비해 우리나라의 청국장은

*Bacillus subtilis*에 의해서 발효가 되며, 발효된 제품을 직접 먹는 경우가 드물고, 찌개나 국물 형태로 식용되고 있는 것이 크게 다르다.

청국장은 독특한 냄새를 순화시키고 외국인의 구미에 맞게 개량하면, 콩 전체를 먹는다는 장점이 있기 때문에 세계인의 건강기호식품으로 발전할 가능성이 높다고 할 수 있다.

청국장의 제조 공정은 대단히 단순한데, 이는 청국장 발효에 관여하는 미생물이 세균으로 고온발효되어 다른 미생물과의 경쟁조건이 갖춰져 있고, *B. subtilis*의 강한 활력으로 다른 미생물의 증식을 억제할 수 있기 때문이다.

전통식 청국장의 제조 공정은 그림 V-14와 같다.

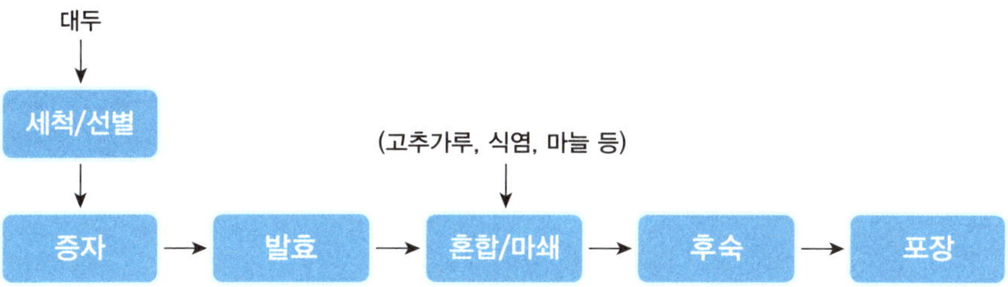

그림 V-14 **전통 청국장의 일반적인 제조 공정**

한편, 개량식으로 청국장을 만드는 방법은 전통 방법과 유사하나, 자연발효에 의존하는 전통 방법과는 다르게 선발된 미생물을 증식하여 접종한 후 발효조건(주로 온도)을 관리하여 품질균일화를 꾀하고 있다(그림 V-15).

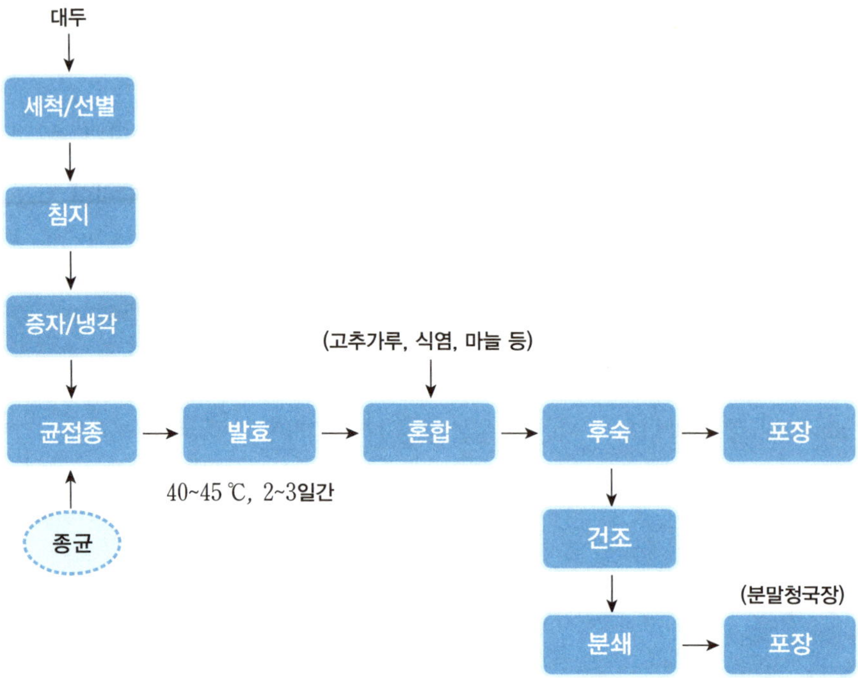

그림 V-15 개량식 청국장의 제조 공정

5) 기타 제품

기본적으로 간장용이나 고추장용 메주를 이용하되 여기에 다른 재료를 다양하게 첨가하여 만드는 장류들이다. 주로 쌈장, 즙장, 담북장, 막장 등이 있으며, 제조 방법이 조금씩 다르다.

쌈장은 된장을 기본으로 하며, 여기에 고추장, 향신채소인 마늘, 양파 등 다른 조미 재료를 첨가한 다음 숙성한다. 즙장은 밀기울 등을 쓰는 즙장용 메주를 만들어 여기에 말린 가지, 오이, 무 등을 넣어 삭혀 먹는다. 보통 전라도, 경상도 등에서 제조하고 있으며, 말똥즙장이라고도 한다.

담북장은 메주가루와 함께 고춧가루, 간장 등을 넣어 단기간에 삭혀서 먹는 것으로 지방마다 제조 방법이 다르다. 막장은 따뜻한 찹쌀밥에 메주가루를 섞어 하룻밤 재웠다가 간장과 물을 더한 다음 반달 정도 삭힌 후 먹는 것이다. 그 외 육류를 쓰는 육장류도 알려져 있다.

바. 장류의 기능성

서양과 다르게 우리의 경우 콩 성분을 분리하여 이용하는 경우보다 전체 콩을 사용하는 비율이 훨씬 높다. 콩 발효제품으로는 간장, 된장, 고추장 등이 장류 중 주류를 이루고 있으며, 청국장, 담북장, 찍음장류가 일반인들에게 친숙하게 알려져 있다. 이들 장류는 어느 형태로든 미생물의 작용에 의해서 콩에 들어 있는 단백질, 탄수화물 및 유지가 변화를 받고 있으며, 대부분은 미생물이 생산하는 분해효소에 의한 고분자 물질이 저분자화하는 분해 반응을 일으키고 있다. 이와 같은 분해반응과 함께 분해산물이 다시 반응하여 새로운 물질을 만들기도 한다. 콩 발효가 일어나는 변화 중 특히 콩 단백질이 분해되어 생성되는 각종 Peptide와 아미노산 등은 콩 단백질이 갖는 기능성과는 다른 기능을 갖는 것뿐만(Gibbs, 2004) 아니라, 발효를 통하여 단백질의 특성도 크게 변한다는 것이 알려져 있다(Babiker et al., 1996; Zakaria et al., 1978).

동양의 학자들, 특히 한국의 연구자들에 의해서 콩 발효산물 중 다양한 생리활성을 나타내는 물질이 확인되고 있으며, 특히 전통 장류에서 항암, 면역증강효과 등이 다양하게 밝혀지고 있어 소비자들의 관심을 끌고 있다.

1) 장류의 항암 효과

우리의 간장, 된장, 고추장 및 청국장 등의 추출물에서는 돌연변이 억제 효과가 있는 물질이 확인되고, 이 물질은 열처리에서도 그 효과가 감소되지 않고(윤기도 등, 1996) 위암 등 암세포에 대해서 처리 농도에 따른 성장억제 효과가 상승하는 결과를 얻었다(최신양, 1999). 특히 전통 간장에서는 발효산물인 펩타이드가 항종양 활성이 있음을 보고하였다(Lee HJ et al., 2004). 한편, 전통 메주에서는 여러 곰팡이가 증식하므로, 특정 곰팡이에 의해 생성될 수 있는 아플라톡신은 장류 숙성 중 파괴되는 것이 밝혀지고 있다(박건영, 1997). 또한 전통 고추장과 된장의 항돌연변이 원인 물질(Kim SJ et al., 1999)과 항유전자 독성을 한식 된장에서 확인하였다(Kim JG, 2004). 이상의 결과에서 우리 전통 콩 발효식품인 된장과 고추장에는 항돌연변이성 혹은 항암 관련 물질이 존재하는 것이 밝혀졌다. 또한 발효를 거치는 동안 콩에 존재하는 Isoflavone은 감소하기보다는 증가하는 양상을 보였으며, 많은 양의 Isoflavone이 Aglycone의 형태로 존재해서 청국장과 된장은 생체 이용성이 우수한 형태인 아글리콘(Aglycone)의 좋은 공급원이 되고 있다(최연배 등, 1998. 김정수 등, 1998).

2) 장류의 혈중 지질개선 및 혈전용해 효과

고지방 식이에 의해 비만이 유도된 실험쥐에서 발효된 고추장의 섭취는 혈중 중성지질(TG)과 총콜레스테롤(TC)을 현저하게 감소시켜 지질개선 효과를 보였다. 특히, 공장식 고추장보다는 전통고추장에서 혈중 TG 함량이 현저히 감소한 것은 발효 과정 중 생성되는 부산물의 역할이 중요하게 작용하였기 때문이다(박관화 등, 1983). 또한, 발효된 고추장 식이는 혈중 TG 및 TC 함량을 낮추며, 지질성분이 분변을 통해 제거하는 효과 등으로 인해 지질대사에 긍정적인 영향을 주었다(Im et al., 2014).

일본의 낫토에서 혈전용해 효과가 있는 효소의 존재가 알려진 바가 있는데, 한국의 청국장 발효에 관여하는 *Bacillus subtilis*에도 혈전용해효소가 있음을 밝혔고(강상모 등, 1998), 기타 연구자에 의해서도 같은 기능이 있음이 보고(이시경 등, 1998)되고 있다. 또한 된장에서도 혈소판 응집 저해 활성을 갖는 항혈전 펩타이드를 확인하는 등 전통 장류에서 혈전개선 효과가 있는 물질들을 밝혀내고 있다.

3) 장류의 항산화 효과

인체 내 과다한 활성산소에 의한 발암 등 여러 부작용이 알려지고 있는데, 이 활성산소의 제거에 깊이 관여하는 물질이 다양한 종류의 항산화제로 알려져 있다. 천연에 존재하는 항산화제는 비타민 E, 비타민 C 등이 있고, 그 외 여러 종류의 페놀성 화합물 등이 있다. 그러나 이들 항산화 물질은 장류뿐만 아니라, 여러 식품에 들어있는 특정 물질들도 항산화 효과가 있다고 알려져 있으나, 특히 콩 발효제품에서 다양한 항산화 물질을 밝히고 있다.

재래식 메주 및 된장의 발효숙성 중 생성되는 갈변 물질과 페놀성 화합물은 항산화 효과가 있다(이종호 등, 1991). 된장에 함유된 페놀성 화합물의 함량을 확인한 결과 발효 중 증가하는 것으로 나타났고, 이것이 항산화능이 향상되는 이유인 것으로 결론지었다(최홍식 등, 1990). 검은콩을 이용한 청국장에서도 다른 콩에 비하여 높은 항산화 효과를 보이고 있어(성낙주 등, 1990) 콩을 이용한 장류 발효 과정 중에서 항산화성 물질이 생성되어 항산화 효과가 상승하고 있음을 알 수 있다.

4) 항비만 효과

고지방식이에 고추장을 식이 무게의 9.5% 수준으로 첨가하여 섭취시킨 실험에서 고지방식이군에 비해 체중은 13% 그리고 체지방 축적량은 30%가 감소하였는데, 이는 에너지 소비량의 증가에 의한 것으로 나타났다. 그러나 고추장에 함유되어 있는 동일량의 고춧가루에 의해서 체중은 6% 그리고 체지방 축적량은 13%만 감소하였고, 에너지 소비량은 변화하지 않았다. 고추장에 의한 항비만 효과는 고춧가루에 의한 것만은 아니라는 것을 의미한다(Choo JJ, 2000).

흰쥐를 이용한 식이섭취 실험에서 고추장은 체중감소 효과를 보였는데, 발효 숙성된 전통 고추장이나 공장식 고추장은 고지방식이로 인한 체중증가를 감소시켜 정상에 가까운 체중을 유지하도록 하였다. 반면에 발효되지 않은 고추장의 경우 고춧가루군과 거의 비슷한 감소 효과를 나타내었으며, 발효된 전통 고추장이나 공장식 고추장에 비해서 체중감소 효과가 그리 크지 않았다. 발효된 전통 고추장은 높은 체중감소 효과와 더불어 부고환지방 및 신장 주위 지방조직의 총 지방, TG, 콜레스테롤의 함량도 낮추는 효과를 나타내었으나, 발효되지 않은 고추장 식이군은 감소 효과가 크지 않아 발효의 유무 또한 체중감소, 지방조직감소에 큰 변수임을 제시하였다(이숙희 등, 2003).

5) *Helicobacter pylori*의 생장 억제 기능

위점막에 기생하여 위궤양을 일으키는 원인균인 *Helicobacter pylori*를 분리하여 보고한(Mashall BJ et al., 1984) 이래 많은 연구가 이루어졌다. 특히 세계 인구의 50%가 감염되어 있고(Graham et al., 1992) 우리나라의 경우도 성인의

69~75%가 감염된 등 높은 이환율을 보이고 있어 의료계의 관심이 높다(Baik SC et al., 1990; Kim JT et al., 2002).

지금까지의 연구결과에 의하면 이 감염증상은 항생제 처리만으로 치료가 상당히 어렵다고 알려져 있는데, 일부 발효식품에서 *H. pylori*에 대한 뚜렷한 항균활성이 보고되고 있다. 된장을 1일 30 g씩 3회 6주간 섭취한 감염자의 경우 *H. pylori*의 밀도가 낮아졌으며, 추출물에서도 같은 효과를 보였다(김형락 등, 2007), 또한 젖산균으로 발효한 두유를 대상으로 발효하여 *H. pylori*를 대상으로 실험한 결과 증식억제 효과가 입증되었고, 과실의 페놀성 화합물과 키토산을 혼합하였을 경우 효과가 상승하였다(Apostolidis E., 2011). 따라서 적절한 발효식품을 장기간 섭취하는 경우 *H. pylori*를 관리할 수 있는 가능성이 높다.

6) 기타 기능

장류는 양질의 단백질 함량이 높고 콩 분해산물인 펩타이드가 다양하게 함유되어 있어 혈압강하와 관계가 있는 것으로 알려져 있다. 간장에서는 혈압상승을 주도하는 효소인 ACE 활성 저해 펩타이드 생성균을 분리하였고, ACE 저해 구성 아미노산은 히스티딘이 많은 것을 밝히고 있다(이형재 등, 1995). 또한 된장에서도 안지오텐신 변환효소(ACE) 저해물질이 확인되었으며, 고추장에서도 ACE 저해 활성을 확인하였다(김동호 등, 1990).

그 외 콩 발효제품의 기능으로는 면역증강물질의 생성, 항균활성 등을 폭넓게 증명되거나 특정 비타민 생성에 관여함을 밝히고(박관화 등, 1983), 혈청 콜레스테롤을 낮추는 기능을 제시하고 있다.

사. 발전 방향

• 식문화의 수출 및 국가 위상 강화

전통 장류는 우리 식생활에서 모든 음식의 기본이며, 향과 맛을 통하여 한국의 음식문화를 차별화시키고, 독창적 영역을 구축하는 데 기여해 왔다. 따라서 전통 장류의 생산과 그 문화를 계승 발전시켜 뿌리 깊은 장류 문화의 종주국으로서 위상을 세계에 알리고, 앞으로 관련 기술 및 제품개발을 계속할 필요가 있다.

요즘 우리 식탁에 오르고 일상적으로 먹는 식품들이 점차 서구화되면서 우리 것을 잃어 가고 있다. 따라서 우리는 수천 년 동안 이어져 내려오는 전통 장류 산업을 육성, 발전시켜 식문화 창달에 기여해야 할 때이다. 문화가 있는 민족은 뿌리가 있는 식문화를 발전시키고 향유하는 자부심을 갖는다. 이를 위하여 제조기술 개발, 제조공장의 위생안전성 확보, 판로 확보를 위한 범정부적인 지원대책이 수립되어야 할 것이다.

• 장류 발효를 기반으로 전통 산업 육성

장류 산업의 규모는 매출액에서 연간 약 1조 원을 달성(2016)하였고, 앞으로도 노력 여하에 따라서는 그 규모를 더 확대할 수 있는 가능성이 있다. 장류 산업을 활성화하기 위해서는 이 산업에서 가장 어려움을 겪고 있는 우수한 원료의 안정적 확보, 제조 기술의 선진화, 그리고 장류 관련 전문 인력의 확보 등이 애로사항으로 대두되고 있어 이 장애물들을 제거하거나 해결할 수 있는 방안이 적극적으로 검토되어야 한다.

우수 원료를 확보하는 문제는 국내농업과 밀접한 관계가 있으나, 제한된 우리나라 농지 사정을 볼 때 콩과 밀 등, 특히 콩의 생산량은 현재 수준 이상으로 증가하는 데 한계가 있다. 또한 수입산 콩류와 국내산 간 큰 가격 차이는 우리 전통 식품의 가격경쟁력을 잃어 시장확대에 큰 걸림돌이 되고 있다. 이를 해결하기 위해서는 국내 농업인들이 해외에 나가 원료를 재배하여 필요 물량을 확보하는 것이 필요하다. 다른 한편으로는 이북과의 교역을 확대하여 국산 원료의 확보 방안도 적극 검토해 볼 가치가 있다. 안정적이고 우수한 원료 확보 없이 국내 장류 산업을 육성하기는 어려운 처지이며, 장기적 안목에서 해결 방법이 도출되어야 한다.

앞으로 대기업과 중소기업이 상생할 수 있는 제도적 장치를 마련하여 동반성장할 수 있는 기틀을 마련하는 것 또한 깊이 숙고할 사항이다. 대기업이 기술지원, 안전성 확보를 위한 방안수립, 그리고 판매지원 등에 적극 참여하면 좋은 협력관계가 만들어질 수 있을 것이다. 장류 산업을 육성함으로써 전통 발효 관련 분야의 동반성장이 가능하다.

• 장류 산업의 새로운 진로 확대

여러 통계에 나타난 수치에서 보면 장류 산업의 국내 시장은 포화되고 있으며, 인구 증가율의 둔화, 젊은 세대들의 장류 비선호, 그리고 서양식으로 식사 형태가 바뀌면서 장류의 소비감소는 더욱 가속화되는 추세이다. 이런 현상을 개선하기 위한 방안으로 세계 시장을 겨냥한 판매확대방안이 적극 검토되어야 한다. 근래 여러 보고서나 세미나 등에서 많이 거론되고, 여러 방안이 제시되고 있는데 이들의 의견을 적극 수용하고 종합하여 세계 시장에 우리 장류 제품을 판매하기 위한 활발한 노력이 필요하다.

외국 시장을 겨냥한 제품류는 우리의 전통 장류 형태로 하여 교민들의 요구를 수용하는 방안이 있다. 하지만 그 규모에는 한계가 있기 때문에 현지인의 입맛에 맞는 제품의 개발 및 보급이 필요하다. 그러기 위해서는 음식과 입맛을 선도하는 그 지역 요리사(Chef)들의 적극적인 호응이 필요하다. 또한 가정용 제품으로써 외국인의 식단에 어울리는 부식이나 크게 성장하는 소스류의 시장에 장류가 진입하기 위한 노력이 필요하다. 외국 시장 확보를 위한 장류 관련 기업과 연구기관, 그리고 정부의 협력체제 구축을 제안한다.

• 장류 산업 지원으로 지역 뿌리산업 육성

중소기업형 장류 업체의 특성은 각각 지역에 산재하여 설립되어 있으므로 지역의 인력을 흡수하고 인근에서 생산되는 농산물을 사용함으로써 지역경제 활성화에 큰 역할을 할 수 있는 뿌리산업으로 육성해야 한다. 이들 중소 장류 업체를 육성시킴으로써 지방 일자리 창출, 생산되는 지역 농산물을 다양하게 이용함으로써 농업 분야의 발전에도 기여할 수 있을 것이다.

이를 위하여 안정적 원료 공급을 위한 생산자와의 연계 활성화, 생산 시기에 홍수출하되는 원료를 수매할 수 있는 원료수매자금의 지원, 원료 수집, 비축 및 공급 시스템의 구축 등 중소기업을 지원하는 방법이 검토되어야 한다. 중소식품기업에 대한 기술지원은 해당 지역의 연구소와 대학 등 전문가 집단을 활용하는 방안이 검토될 수 있으며, 관여하는 전문가들이 가공기술뿐만 아니라, 안전한 제품생산과 시장확대방안 수립에도 적극 관여할 수 있을 것이다.

04
젓갈

수산 발효식품은 우리나라 전통발효식품들과 밀접하고 유기적인 관계를 갖고 있다. 예를 들어 젓갈은 장류와 비슷하게 고염을 사용하는가 하면 식해는 젖산발효로 김치의 특성을 닮았다.

숙성발효 과정에서 부패·변질을 막기 위해 부득이하게 사용하는 고염분 때문에 맛이 짜긴 하지만 좋은 맛을 내는 천연 글루탐산 등 다양한 아미노산과 무기질 성분이 풍부한 식품이다. 그뿐만 아니라 맛과 향은 제품마다 고유한 다름의 특징을 갖고 있다. 많이 먹고 있는 각종 어류는 물론 작은 어류나 조개류, 오징어나 낙지 등 연채류, 그리고 새우나 게 등 갑각류는 물론 생선의 알이나 내장 부위까지 모두 젓갈의 원료로 이용되고 있다. 원료의 다양성 때문에 젓갈류의 영양이나 향미성분은 육상의 동물성 식품과는 비교할 수 없을 만큼 다양하다(김영명 등, 1991).

염분이 높아 근래 기피의 대상이 된 것도 사실이나, 오래 삭힌 젓갈에는 영양적으로 중요한 필수아미노산 외에도 감마아미노뷰틸산(GABA)이라는 신경전달물질이 상당량 함유되어 있다. 또한 혈압을 낮추어 주는 관련 저해 펩타이드(ACE)도 상당량 함유되어 있고, 생리적으로 중요한 나트륨이나 칼슘의 주요 공급원이기도 하다.

우리 민족은 제철에 따라 생산되는 싱싱한 어패류를 잘 삭혀 만든 다양한 젓갈을 저장하여 두고 뜨거운 쌀밥과 함께 즐겨 먹어왔다. 이는 삼국시대 이래 궁중음식을 필두로 조선시대 사대부 집안의 음식호사로 여겨져 왔다. 이외에도 다양한 고전문헌을 통해 이어져 내려오고 있으며, 한 예로 임진왜란 때에도 젓갈류는 사대부 등 상류사회의 중요한 선물용 식품으로 널리 애용되어 왔다는 사실이 알려져 있다.

젓갈은 우리나라만의 전통 식품은 아니며, 일본이나 동남아시아 지역, 지중해연안국, 유럽연안국들에 다양한 제품이 존재한다. 특히 우리나라와 동남아시아 지역의 경우 쌀을 주식으로 하는 공통점 때문에 젓갈은 주로 밥반찬이나 조미료로 이용된다. 한편 지중해나 기타 지역의 경우 입맛을 돋우는 애피타이저나 조미용도로 식용되는 경향이 있다. 일본에서는 젓갈이 술안주로도 널리 이용되기 때문에 술도둑(酒盜)이라는 별칭으로 불리고 있으며, 우리나라에서는 밥도둑(食盜)이라는 별칭으로 불리고 있다.

이러한 사회문화적 특성에도 불구하고 젓갈은 항상 친숙한 식품으로서 전승되지 못하고 있는 것이 현실이다. 젓갈은 특징적인 독특한 냄새 때문에 폭넓게 소비자가 선호하기 어려운 식품이고 맛이 짜고 비린내가 나서 입맛에 끌리지 않는다는 단점이 있다.

빠른 속도로 진행되는 국제화시대에 선진국을 지향하는 우리나라는 오랜 역사에 어울리는 다양한 전통 식품을 보유하고 있으며, 젓갈류는 김치와 함께 주요 전통 식품의 위치를 점하고 있다. 하지만 관련 산업의 경우 매우 느리게 발전하고 있다. 앞으로 이런 제약요인을 개선하고 우리 젓갈을 새로운 영역으로 발전시켜야 할 것이다.

가. 젓갈의 역사

젓갈은 문헌상 수천 년으로 추정되는 오랜 식용의 역사가 있고 다양한 특성을 갖는 식품이다. 소금만을 넣고 숙성 발효시킨 젓갈이나, 간장으로 담근 게장류, 소금은 조금 넣고 익힌 곡류와 고춧가루 등을 넣어 숙성 발효시킨 생선식해, 젓갈의 액즙을 여과하여 얻은 액젓, 향신료로 조미 가공한 양념젓갈 등 만드는 방법이나 용도와 형태에 따른 제품의 종류도 많지만 제품의 품질특성도 서로 다르다.

우리나라 젓갈류인 해(醢)에 대한 기록된 역사는 신라시대 초기 신문왕 3년(683년)으로 거슬러 올라가지만 실질적으로 식단에 도입된 시기는 1~3세기로 추정된다. 삼국시대 및 통일신라 때 이미 해(醢, 젓 해)가 있어 이를 육장이라고 하고, 자(鮓, 젓 자)가 있어 구분되다가 젓갈로 통일된 것으로 보인다(장지현, 1989).

이전 역사를 보면 중국의 문헌인 『제민요술(齊民要術)』에서도 어장의 기록이 있으며, 고려 정사, 의서류, 문집 등에 젓갈이 나고 있으며, 그 종류도 담수어, 해수어, 홍합, 전복 등 패류와 새우, 게 등이 재료로 사용되었고, 제조 방법도 다양해지고 있다. 조선시대에도 관선 문헌뿐만 아니라, 일반 민간인들에 의해서 쓰인 일기 형태의 자료에도 젓갈류가 나타나고 있다. 예를 보면 『오례찰신도』(연대미상), 『세종실록지리지』(1454), 유희춘의 『미암일기』(1567~1577), 오희문의 『쇄미록』(1591~1601)에 등장하여 수산 발효식품이 일반인의 식탁에 자주 올랐음을 알 수 있다(김영명 등, 1990). 이들 젓갈을 이용한 액즙 형태나 어간장 형태도 거론되고 있다.

조선조 중기에는 『도문대작』(1611), 『사시찬요초』(연대미상), 『산림경제』(1715) 등에 구체적인 제법이 나오고 있으며, 『오주연문장전고』(1850년 경), 『규합총서』(1815), 『임원십육지』(1827) 등에도 젓갈이 나온다(김영명 등, 1990).

젓갈류와 다르게 식해(食醢)가 있는데, 이는 다양한 어류에 익힌 곡류를 넣어 발효한 제품으로 함경도, 황해도, 강원도 동해안에서 만들어 먹고 있으며, 가자미식해가 유명하다.

고려시대에 나타난 해류를 분류해 보면 그림 V-16과 같다.

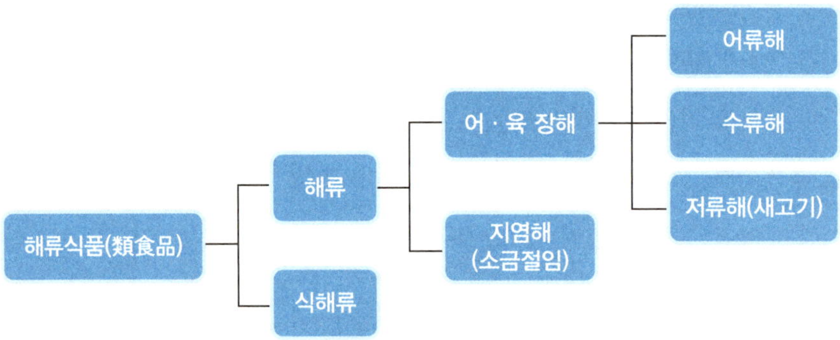

그림 V-16 고려시대에 나타난 젓갈류 구분

그림 V-16에서 보면 사용하는 원료가 어류뿐만 아니라, 짐승고기나 조류의 고기도 이용했음을 알 수 있다. 지금도 일부 이런 제품이 전승되고 있다.

나. 산업 현황

젓갈류는 4대 발효식품 중 생산 규모는 크지 않으나 김치나 밥반찬, 조미용으로 꼭 필요한 우리나라 전통발효식품의 위치를 차지하고 있다.

염신품(젓갈류)의 전체적인 생산 현황을 보면 표 V-14와 같다.

표 V-14 국내 연도별 염신품 생산량

단위: 톤

연도	2010	2011	2012	2013	2014	2015	2016
멸치젓	14,951	10,999	11,664	8,803	6,471	14,126	12,864
새우젓	6,910	4,864	7,359	6,196	7,458	9,464	7,634
오징어젓	2,245	1,945	3,436	3,261	1,867	2,067	2,597
조개젓	395	896	868	437	455	497	266
굴(어리굴젓)	516	623	580	335	320	381	349
성게젓	2	4	40	4	8	1	42
명란젓	5,003	4,643	4,978	3,580	3,587	3,023	2,370
창란젓	553	522	498	342	317	374	925
황석어젓	424	385	418	411	423	1,156	870
기타	4,316	2,347	5,348	5,059	7,865	9,002	16,421
합계	**35,315**	**27,228**	**35,189**	**28,428**	**28,771**	**40,091**	**44,338**

자료: 해양수산통계

표 V-14에서 보면 어획량이 줄어드는 어종에서 얻는 명란젓 등의 생산량은 줄어들고, 기타 젓갈의 생산량이 증가하여 2015년과 2016년의 생산량이 증가한 것을 볼 수 있다.

한편, 더 구체적인 젓갈의 국내 연도별 생산량, 매출액 및 수출 현황은 표 V-15와 같다.

표 V-15 젓갈의 국내 생산량, 매출액 및 수출 현황(2017)

품목명	생산 현황		매출 현황			
	생산량	생산액 (백만 원)	국내(톤)	판매액 (백만 원)	수출량(톤)	수출액 (천 $)
소계	128,034	298,896	104,196	354,765	1,167	9,996
식해류	176	1,367	161	2,000	6	34
액젓	48,936	50,490	44,332	67,689	88	157
양념젓갈	22,748	170,480	20,927	194,601	888	8,264
젓갈	22,580	54,709	19,831	61,837	115	1,401
조미액젓	33,595	21,849	18,947	28,638	69	140

자료: 식품 등의 생산 실적, 식약처(2017)

표 V-15에서 보면 2017년 기준 품목별로는 액젓의 생산량이 가장 많은데, 김치 등 조미 재료로 사용되기 때문이다. 전체적으로 젓갈류의 자국 내 시장규모는 2013년 2,531억 원에서 2017년 2,989억 원으로 성장하였다. 한편, 젓갈류 중에서는 멸치젓, 새우젓, 명란젓 순으로 생산·판매되고 있다. 멸치젓과 새우젓은 김치에 사용하기 때문에 생산, 판매량이 많고, 명란젓은 직접 식용에 의한 소비량이 증가한 결과이다. 특화 젓갈로는 어리굴젓, 성게젓, 창난젓이 있다.

다. 젓갈의 종류와 제조 방법

1) 젓갈의 종류

젓갈은 여러 가지 기준으로 분류할 수 있지만, 일반적으로는 원료의 종류와 제품 형태, 그리고 제조 방법에 따라 분류한다.

젓갈류를 크게 분류해 보면 숙성 발효되어 비린내가 가시고, 특유의 향미가 있어 식용에 적합한 상태로, 원료로 사용한 고기의 형태가 그대로 혹은 부분적으로 남아 있는 것을 젓갈, 각종 향신조미료 등을 가미하여 가공한 것을 양념젓갈, 젓갈에서 발효숙성을 더 진행시켜 액화한 후 발효액만을 분리하고, 정제한 것을 액젓, 어류 원료와 함께 곡류, 향신료 등을 혼합하여 젖산발효한 것을 식해라고 한다(김영명, 2014). 보통 밥을 엿기름으로 당화하여 만든 단맛이 있는 음료를 혜(醯, 단 것 혜)라고 하고, 젓갈은 해(醢, 젓 해), 혹은 자(鮓)라고도 한다.

젓갈은 기본적으로 어류에 소금을 첨가하여 이상발효와 부패를 억제하면서 어류 자체에 있는 효소와 함께 혼입된 미생물의 작용에 의해서 어육 단백질이 분해되어 독특한 감칠맛과 풍미를 갖는다.

원료에 따라 젓갈류를 분류하면 표 V-14와 같다(김영명, 2014).

표 V-16에서 보면 각종 어류가 젓갈의 원료가 될 수 있으며, 크게 젓갈, 양념젓갈, 액젓, 식해로 구분될 수 있다. 이를 젓갈은 어류 자체에 있는 효소뿐만 아니라, 숙성발효에는 각종 미생물이 관여한다. 예를 들면 Micrococcus, Brevibacterium, Bacillus, Pseudomonas, Flavobacterium, 젖산균 그리고 효모도 관여한다.

표 V-16 원료에 따른 젓갈류의 종류

구분	주원료	주요 제품
젓갈	어류 연채류	1.멸치젓, 2.갈치젓, 3.조기젓, 4.황석어젓, 5.밴댕이젓, 6.오징어젓, 7.꼴뚜기젓, 8.자리젓, 9.전어젓, 10.정어리젓, 11.볼락젓, 12.가자미젓, 13.꼴뚜기젓, 14.준치젓, 15.웅어젓, 16.엽삭젓, 17.뒤포리젓 등
	조개류	1.굴젓, 2.바지락젓, 3.홍합젓, 4.동죽젓, 5.소라젓, 6.오분자기 젓 등
	갑각류	1.새우젓(오젓, 육젓, 추젓, 동백하젓), 2.데뜨기젓, 3.토하젓, 4.북새우젓, 5.세하젓, 6.곤쟁이젓, 7.망게젓, 8.꽃게장, 9.돌게장, 10.참게젓 등
	부산물 기타	1.아가미젓, 2.해삼창자젓, 3.고등어창젓, 4.갈치속젓, 5.전어밤젓
양념젓갈	어패류 근육, 생식소 등	1.오징어젓, 2.낙지젓, 3.꼴뚜기젓, 4.청어알젓, 5.명란젓, 6.아가미젓, 7.창란젓, 8.성게알젓, 9.바지락젓, 10.동죽젓, 11.가리비젓, 12.멍게젓, 13.벤댕이젓, 14.전어밤젓, 15.양념새우젓, 16.피조개젓, 17.오분작이젓, 18.개우젓, 19.보말젓, 20.장대알젓, 21.날치알젓, 22.멍게젓, 23.개불젓, 24.전복젓
액젓	어패류, 갑각류 및 부산물	1.멸치액젓, 2.까나리액젓, 3.정어리액젓, 4.실치액젓, 5.밴댕이액젓, 6.잡어액젓, 7.참치액젓, 8.새우액젓, 9.오징어내장액젓, 10.크릴액젓
식해	어패류 가식부	1.가자미식해, 2.멸치식해, 3.명태식해, 4.오징어식해, 5.명란식해, 6.우럭식해, 7.해뜨기식해

2) 젓갈의 제조 방법

우리나라 젓갈의 제조상 특징은 원료로 사용하는 어류에 대하여 10~20% 의 식염을 첨가하여 발효하는데 소금 함량이 10% 정도인 굴젓이나 명란젓은 장기저장이 어려워 상온보다는 냉장 유통되고 있다. 상온 유통되는 젓갈들은 대부분 소금 함량이 20% 내외이다. 근래 저염화 추세로 소금 사용량을 줄이고 제품을 살균하는 등 새로운 시도가 이루어지고 있으며, 저온유통을 권장하고 있다.

그림 V-17은 우리나라에서 생산되는 젓갈의 일반적인 제조 공정을 제시하였다(이철호, 2017).

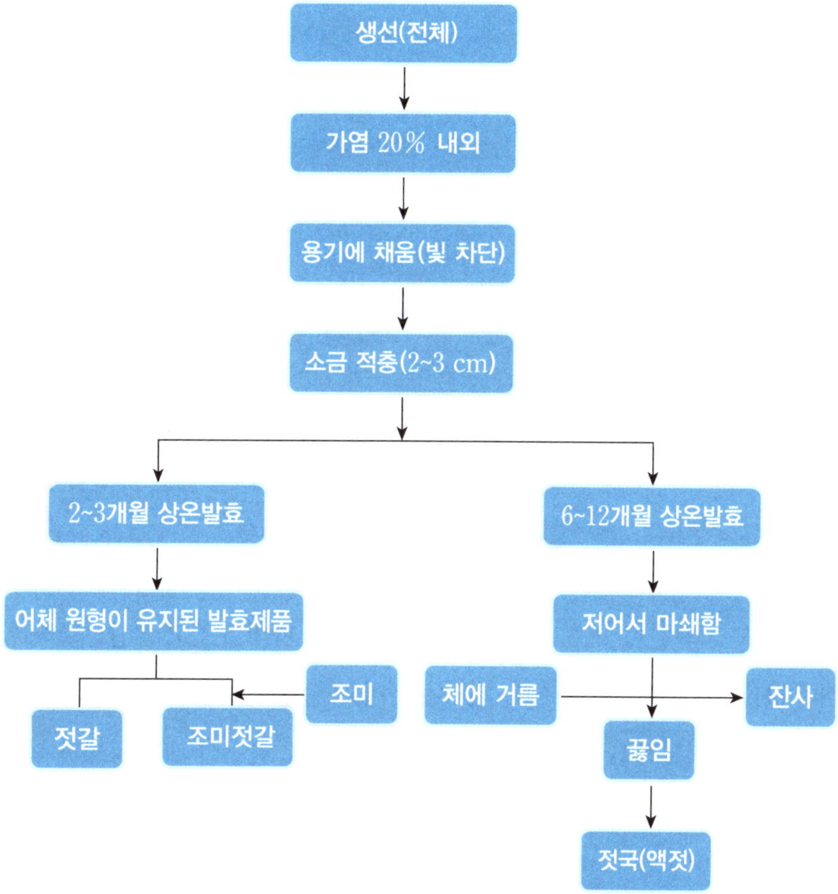

그림 V-17 젓갈의 일반적인 제조 공정

그림 V-17에서 보듯 우리나라 젓갈 제조 방법은 단순하나, 원료의 상태, 소금 함량, 원료의 어획 시기, 발효 방법 등에 따라 품질은 차이가 있고 상품가치도 달라진다. 젓갈은 역사가 오래된 전통발효식품이긴 하지만 고염식품이라는 점과 거부 반응을 일으키는 냄새 등 소비자의 기호를 감안하여 제조기법을 개선하는 등 부정적인 부분들을 해결해야 한다. 또한 위생상 문제점 역시 개선해야 한다.

젓갈과는 다르게 식해는 내장을 제거한 생선에 곡물을 넣어 산발효를 유도한 수산 발효식품이다.

식해의 일반적인 제조 방법은 그림 V–18과 같다.

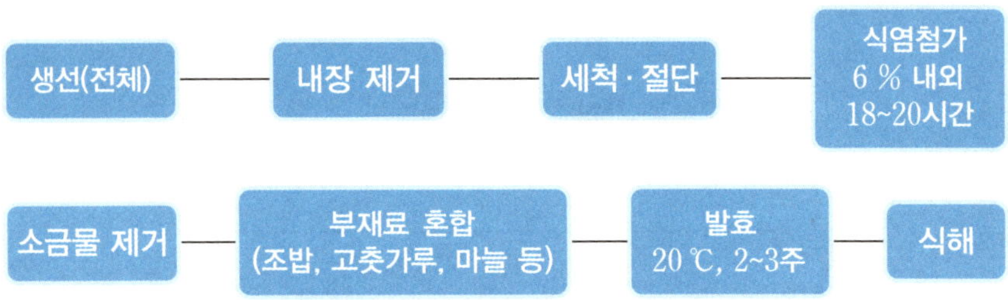

그림 V-18 식해의 일반적인 제조 공정

그림 V–18과 같이 제조, 발효한 제품은 독특한 향미를 갖고 젖산발효가 일어나 pH는 5.0 이하로 떨어진다. 지역에 따라 특산품으로 생산 판매하고 있다.

생산량이 비교적 많거나 독특한 젓갈을 대상으로 간단한 제조 방법과 특징을 보고자 한다(김영명, 1990; 홍태희 등, 2008).

• 멸치젓

국내 생산량이 가장 많은 젓갈이다. 멸치는 우리나라 전 연안에 분포하며, 남해안의 충무, 추자도 연안에 많고, 서해는 평안북도, 동해는 강원도 통천 연안에서도 잡힌다. 일본 시코쿠, 큐슈 연안과 중국 연안에서도 어획된다. 멸치는 수명이 1년 정도로 플랑크톤을 주식으로 하고 1년 후 성어는 100~130 mm

에 이른다. 우리나라 멸치는 매년 2월 상순에 제주도 남방해역에서 3~7월 산란기를 맞아 북상하여 7~11월 동해안으로 회유하였다가 11~12월에 다시 제주도로 돌아간다. 멸치젓은 제조 시기와 지역, 제품의 용도에 따라 다소 차이가 있으나, 신선한 원료와 식염만을 사용하는 공통점이 있다.

멸치젓은 담그는 시기는 지방에 따라 다소 차이가 있다. 남해안에서는 연 1회(음력 3~5월), 동해안에서는 연 2회(음력 4월, 7~8월) 담근다. 크기는 중 이하의 작은 멸치가 좋고, 선도가 양호할수록 제품의 향미, 빛깔이 좋다. 정치망으로 어획하고 어체가 손상되지 않아야 한다.

멸치젓의 일반 제조 공정은 그림 V-19와 같다.

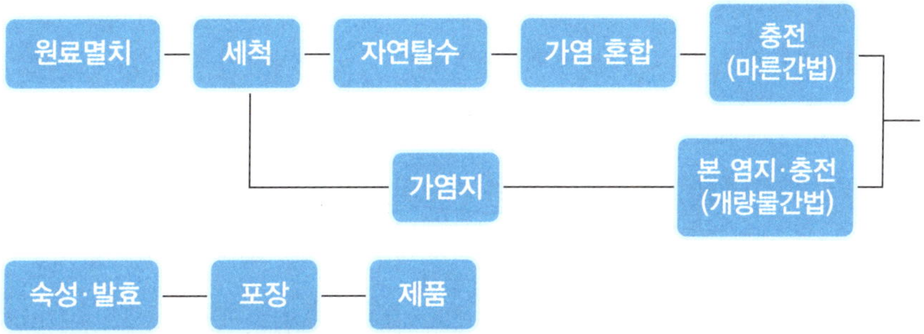

그림 V-19 멸치젓의 일반 제조 공정

멸치젓에서 가염량은 상온발효 시 중량의 20~30 %, 저온발효 시 15~20 %를 기준으로 하지만, 소금량이 적으면 변질의 우려가 높다. 전통적으로는 개방형 지하절임탱크를 사용하지만, 서서히 밀폐형 탱크발효가 대중화되고 있다. 숙성발효는 자연 상태에서 이루어지며, 일부는 플라스틱 드럼통에 담아 노지, 지하, 토굴 등에서 2~3개월 발효시켜 상품으로 내보낸다.

숙성 중 미생물의 양상을 보면 숙성 25일 쯤에서 총 균수가 가장 많이 검출되고, 이후 감소하는 경향을 보이고 있다. 최종 제품의 pH는 5.6~6.2에 있고, 발효를 진행함에 따라 수용성 질소 화합물과 유리아미노산의 함량이 크게 증가한다. 감칠맛 성분으로는 핵산 관련 물질과 유리아미노산의 조합에 의하여 발현된다.

• 새우젓

새우젓을 담그는 시기에 따라 다양한 이름이 있다. 새우젓 중 가장 많이 유통되는 오젓과 육젓의 주원료는 주로 젓새우과의 젓새우(Sergestidae *Acetes japonicus*) 및 중국 젓새우(Sergestidae *Acetes chinensis*)가 이용되고, 춘젓, 자젓, 후젓의 원료는 돗대기 새우(*Leptochela gracilis*)라는 작은 새우류가 원료로 사용된다. 새우젓은 원료의 품종에 따라 뚜렷이 구분되어 있지는 않지만 어느 정도 구분이 가능하다.

새우젓의 종류별 명칭과 사용하는 원료의 품종은 표 V-17과 같다.

표 V-17 새우젓의 종류별 명칭 및 원료의 품종

종류	어기(음력)	원료의 품종	주 서식지
동백 하젓	1~2월	*Actes japonicus*	남해서부
		Actes chinensis	황해연안
봄젓(춘젓)	3~4월	*Leptochela gracilis*	상동
오젓	5월	*Actes japonicus*	상동
		Actes chinensis	상동
육젓	6월	상동	상동
자젓	7~8월	*Leptochela gracilis*	상동
추젓	9~10월	상동	상동
잡젓	연중	혼합 품종	상동

표 V-17에서 보면 새우젓 종류별로 원료의 품종과 어획하는 시기가 다르고, 지역도 같지 않다. 물론 생산하는 시기와 품종에 따라서 맛과 풍미가 다르다.

새우의 내장에는 강력한 소화효소가 있어 육질을 쉽게 분해하기 때문에 어획한 새우는 빠른 시간 내에 처리해야 한다. 특히 외기온도가 높을 때는 더욱 주의가 필요하다. 이런 제약요인 때문에 새우젓의 염장 공정은 대부분 선상에서 이루어진다. 단, 연안과 가까운 어장의 경우 양육지에서 육상가공하기도 한다.

새우젓은 새우의 어획 시기에 따라서 명칭과 품질 특성이 다르다. 이들을 구분하여 설명하면 표 V-18과 같다.

표 V-18 원료 새우의 어획 시기에 따른 새우젓의 명칭 및 품질 특성

어획 시기(음력)	명칭	품질 특성
1~2월	동백하젓	희고 깨끗하며 주로 겨울철에 생산
3~4월	봄젓	어체가 연약하고 크기가 고르지 못하며 약간 붉은빛을 띰
5월	오젓	어체가 약간 고르지 못하고 붉은빛을 띰
6월	육젓	어체가 비대하고 흰색 바탕에 붉은색이 섞여 있음
7~8월	자젓	어체가 작고 색깔이 희다
9~10월	추젓	어체가 작고 색깔이 희다

새우젓은 제조 시기에 따라서 염장 시 첨가하는 소금의 양도 달라진다. 날씨가 더운 5~6월에 가장 높고, 1~2월이 가장 낮다.

새우젓의 제조 방법을 간단히 보면 그림 V-20과 같다.

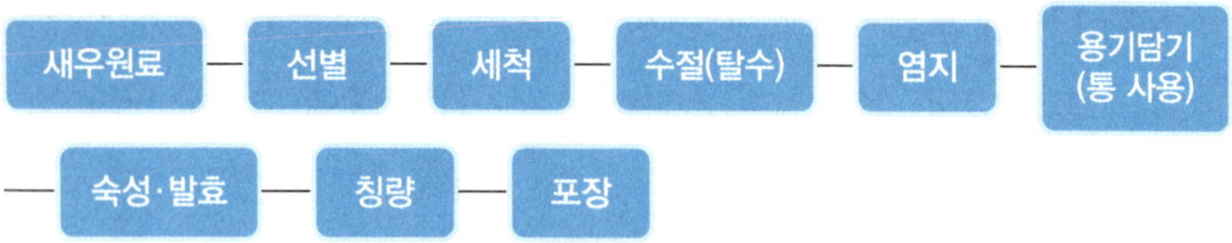

그림 V-20 새우젓의 일반적인 제조 공정

염지는 생새우와 정제염을 지정된 비율로 고루 혼합하는 살염법으로 하고 신선도에 따라 가염량을 조절한다. 염지한 새우는 13~20 ℃ 지하저장고, 저온숙성실 혹은 토굴 등에서 4~5개월 숙성 발효시킨다.

숙성 초기에는 *Achromobacter aquamarinus*, *Pseudomonas halestorage* 등 해양유래 저온 세균들이 나타나지만 발효가 진행되며 점점 사라지고 Pediococcus, Halobacterium 등 호염성 미생물과 Saccharomyces 등 효모도 관여한다. 전체적으로 발효초기에 총 균수가 증가하나, 3~4월 후는 그 수가 감소한다. 발효 과정에서 유리아미노산의 생성량이 증가하고 시원한 단맛이나 감칠맛을 내는 유리아미노산인 Proline(18.5 %), Arginine(14.6 %), Alanine(10.8 %), Glycine(8.7 %), Lysine(8.1 %), Glutamic acid(7.7 %) 등이 함유되어 있다.

새우젓은 김치 조미용으로 가장 많이 사용하고 여러 양념을 혼합하여 일반 반찬으로 먹는다. 전라남도 지역에서는 토속식품으로 민물새우(토하)를 원료로 하여 독특한 토하젓을 만들어 특화하고 있다.

•오징어젓

오징어는 우리나라 전 해역, 일본 각지, 동중국해 등에 널리 분포되어 있고, 서식 수온은 4~27 ℃으로 광온성이다. 크기는 30 cm가 넘게 성장한다. 낮에는 100~200 m 깊이에 머물다가 밤이면 20~50 m 표층에 올라온다. 태어난 지 11개월이 지나면 20 cm 정도로 성장하여 알을 낳기 시작한다. 어미 한 마리가 30~50만 개의 알을 산란한다. 부화한 유생은 약 15일이 지나면 변태하여 어린 오징어가 된다. 어린 오징어는 곤쟁이류, 부류성 감각류, 소형 어류, 멸치 등을 잡아먹는다. 얼마 전까지 우리나라 해양에서 대단히 많이 어획되는 종이었으나, 근래 급격히 감소하여 원료난을 겪고 있다.

오징어젓의 제조 공정을 간단히 기술하면 그림 V-21과 같다.

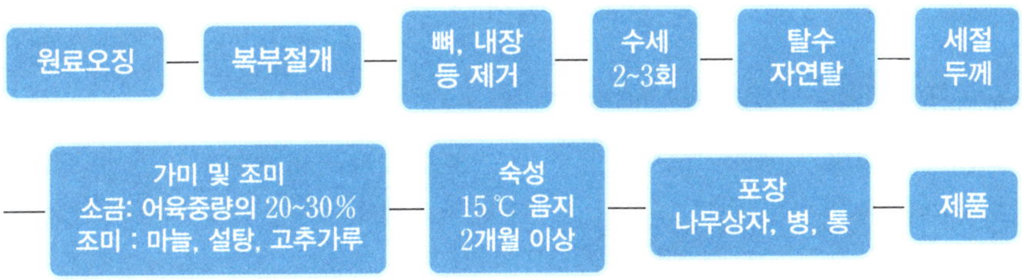

그림 V-21 오징어젓의 일반 제조 공정

오징어젓은 먹물을 넣는 경우와 먹물을 넣지 않고 담그는 방법이 있다. 먹물을 넣는 경우는 먹즙을 미리 문질러 짜서 혼입한다. 약 3주간 숙성한다.

숙성 중 총 균수는 1.68 × 10^7 cfu/g 정도이며, Micrococcus, Brevibacterium, Leuconostoc, Pseudomonas, Flavobacterium이 검출되고 효모도 확인된다.

오징어젓의 정미 성분 중 아미노산 함량은 처리 전 오징어에 비하여 Lysine, Glutamic acid, Alanine, Valine, Methionine 등이 증가하고, Glycine은 감소한다. 발효로 Lysine은 9배, Methionine은 19배 증가하여 영양학적으로도 의미를 갖는다.

• 명란젓

명란젓은 명태 알을 소금에 절여 숙성시킨 것이다. 근래에는 국내에서 어획되는 명태가 없기 때문에 주로 북태평양에서 잡히는 명태에서 채란하여 명란젓을 담근다. 어획된 신선한 명태는 냉동 유통되거나 건조되어 북어 형태로 유통되는 것이 많다. 보통 명태는 3년 이상 성장해야 산란할 수 있으며, 알은 1.2~1.7 mm로 비교적 크기가 큰 편이다. 명란은 얇은 난막에 쌓인 체 1쌍씩 들어 있는데, 개체나 성숙도에 따라 그 크기가 다르다.

명란젓 제조 공정은 그림 V-22와 같다.

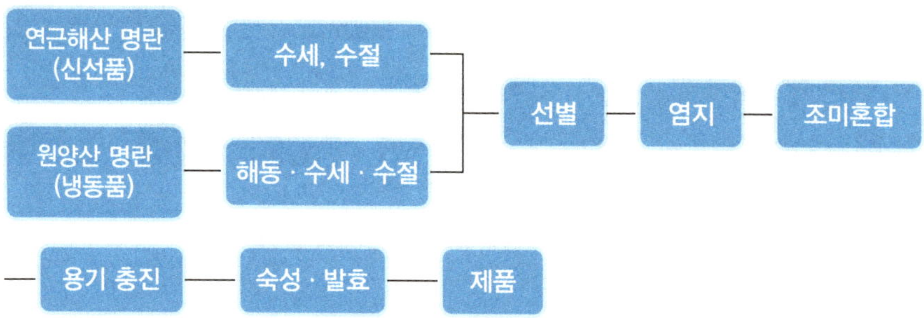

그림 V-22 명란젓의 일반 제조 공정

명태에서 얻을 수 있는 알은 10~16 % 정도이며, 채란할 때 막이 터지지 않도록 조심해야 한다. 채란한 것은 3 % 식염수에서 세척하여 혈액 등 불순물을 제거하고 용기에 넣어 물을 뺀다. 염지는 보통 살염지법으로 15~20 % 소금을 뿌려가면서 용기에 겹겹이 쌓아 놓는데, 10 °C, 15~20 % 가염 조건에서는 7~8일이 소요된다. 이렇게 염지한 명란에 고춧가루, 마늘, 생강, 글라이신, 에틸알코올(0.3 %)을 섞어 조미한다. 조미가 끝난 것은 차곡차곡 쌓아서 밀봉하고 15~20 °C에서 2~3주 동안 숙성한다.

명란젓에는 Glutamic acid, Leucine, Aspartic acid, Lysine, Valine 등 유리아미노산이 존재하여 맛을 낸다.

최종 제품의 염농도가 7~10 % 정도로 다른 젓갈보다 염농가가 낮아 저장성이 좋지 않다. 일반적으로 목재 용기에 100 g~3 kg씩 포장하여 상품화한다. 명란젓의 생산량은 매년 감소하여 2016년에는 2,370톤에 불과하였다.

• 식해(食醢)

식해는 생선과 익힌 곡류가 혼합되어 젖산발효한 제품으로 여러 향신조미료를 넣어 독특한 맛과 향이 있다.

우리나라에서 생산되는 식해의 종류는 표 V-19와 같다.

표 V-19 국내에서 생산되는 식해의 종류

원료	종류
어류	가자미식해, 갈치식해, 광어식해, 노가리식해, 대구식해, 도다리식해, 도루묵식해, 멸치식해, 명태식해, 뱅어식해, 우럭식해, 전어식해, 전갱이식해, 조기식해, 쥐치식해, 횟대식해 등
연채류	고등어식해, 낙지식해, 대합식해, 마른오징어식해, 문어식해, 오징어식해, 한치식해 등
어란 및 아가미	명태아가미식해, 명태창자식해, 명란식해 등

표 V-19에서와 같이 국내 생산되는 식해류는 어류와 연채류, 어란 및 아가미를 원료로 사용하여 만든다.

제조 공정은 가자미를 기준으로 그림 V-23과 같이 만든다.

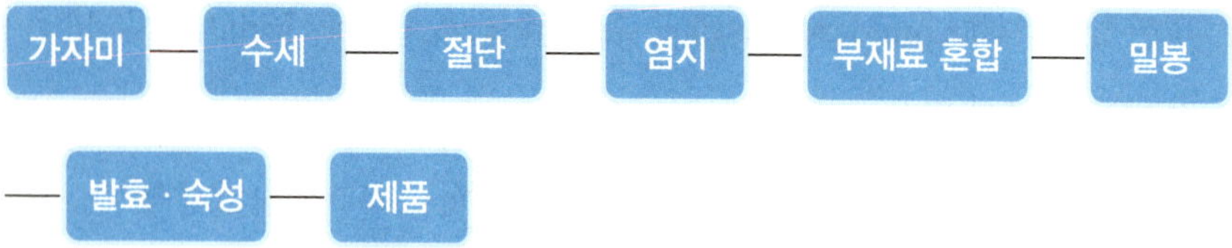

그림 V-23 가자미식해의 일반 제조 공정

가자미는 비늘, 두부, 지느러미, 내장 등을 제거하고 깨끗이 수제한다. 물기를 뺀 가자미를 두께가 1 cm 정도의 판으로 뜨고 이것을 다시 3 × 2 cm 정도로 절단한다. 여기에 원료량의 5~10 % 소금을 혼합하여 하룻밤 재우면 침출액이 나오는데, 이 침출액은 광주리를 이용하여 완전히 제거한다.

여기에 미리 준비한 찰밥 혹은 조밥, 고춧가루, 다진 마늘, 엿기름, 설탕, 무채 등을 혼합한 후 단지 등에 차곡차곡 다져 넣고 밀봉한 후 실온에서 1.5~3일 동안 숙성하면 완성된다.

부재료로는 조밥(20~50 %), 고춧가루(5~10 %), 다진 마늘(2~3 %), 엿기름(1~3 %), 설탕 및 무채 등을 적당량 넣는다.

라. 젓갈의 품질 특성과 기능성

1) 젓갈의 품질

어류를 원료로 이용하여 고농도의 염을 첨가, 발효한 식품으로 고염으로 인하여 기능성에 관한 연구논문이 많지 않은 실정이다.

전통식품으로 알려진 식해에서 항균성, 항산화성, 혈압강하 효과와 α-glucosidase 억제 효과를 확인하였으며(Kim SM, 2012) 저식염 오징어젓갈에서 항산화 지표인 DPPH로 라디칼 소거효과를 확인하였다(이경국, 2012). 오징어 식해에서는 ά-glucosidase, elastase 등이 강하게 나타났다(조원일, 2012).

젓갈류의 품질은 여러 가지 요인에 의해서 결정될 수 있으나, 크게 관능 측면에서 향미, 기호특성과 감칠맛 및 냄새 관여 성분과 빛깔, 영양성분 등 이화학적 특성, 관여 미생물의 특성, 생리적 작용 특성 등이 관계된다.

젓갈류의 품질특성은 원료의 종류, 초기 선도 등과 함께 특수하게 사용량이 많은 소금, 숙성발효 온도와 기간 등에 직접 관계된다. 적절한 숙성 발효 과정을 거친 제품은 비린내가 거의 나지 않으며, 발효식품 고유의 구수한 향미를 갖고 영양성분도 필수아미노산 함량이 높아진다. 그러나 이상발효되었거나 부패한 제품은 비린내, 유황취와 다이메틸아민취(DMA취) 등 역겨운 악취를 내며, 암모니아 등 휘발성 염기질소의 함량이 높아 기호성을 떨어뜨린다.

젓갈류의 발효에서 품질에 미치는 요인 중 가장 중요한 것은 염도와 발효숙성온도 및 기간이라고 할 수 있으며, 이 조건들은 품질에 큰 영향을 미친다(김영명, 2014).

또한 젓갈류는 공기와 접촉하여 쉽게 산화되는 특성이 있다. 원료의 점질성분은 숙성발효 과정에서 불쾌한 향미를 갖는 과산화 지질 등으로 변화되기 쉬우며, 지질 분해효소의 영향을 받아 다양한 향미특성을 나타내는 휘발성, 비휘발성 지방산으로 분해된다.

소량이지만 원료에 함유된 글리코겐이나 유리당은 숙성발효 과정에서 유기산이나 알코올로 변환될 수 있으며, 세포 내에 있는 핵산(ATP)은 분해되어 ADP, AMP, IMP, Hx, HxR 등 다양한 향미특성을 갖는 분해산물이 된다. 젓갈은 적절한 염도조건에서는 일반 미생물의 생육, 증식이 저해되지만 상당한 수준의 미생물을 함유한다.

이외에도 젓갈은 공기나 빛과 접촉함으로써 산화갈변 반응을 쉽게 일으켜 색이 변하기 쉬우며 액젓의 경우 어육 분해 성분들인 인산과 마그네슘 및 단백질과 상호작용에 의해 형성되는 모래 같은 스트루바이트(Struvite)와 유사한 구조의 불용성 염류를 생성하기도 한다.

주요 젓갈과 양념젓갈 및 액젓(Fish sauce)의 성분을 포함한 이화학적 품질 특성이 발표되고 있다(하상도, 2005).

재래식 멸치젓의 아미노산 함량을 비교해 보면 표 V-20과 같다.

표 V-20 재래식 멸치젓의 아미노산 함량 비교표

(단위: mg%)

구분	A사	B사	C사	D사	E사	F사	G사	H사
Asp	277.4	514.9	605.3	117.5	740.1	340.2	678.7	132.2
Thr	151.3	418.3	336.9	112.6	586.6	84.6	494.6	213.9
Glu	1797.7	2609.5	1891.3	2161.2	3053.2	2096.6	2495.5	1941.5
Gly	263.3	503.4	382.7	336.1	594.6	295.6	368.2	298.6
Ala	1142.0	1687.1	1266.1	1654.3	1731.0	1331.3	1402.5	1095.2
Cys	134.8	72.0	62.8	272.6	87.1	270.9	17.7	105.8
Val	403.7	749.6	608.8	539.0	755.3	601.6	747.7	491.6
Met	124.0	253.5	257.8	209.1	375.7	217.5	301.6	208.4
Ile	326.0	671.6	612.5	489.3	747.1	557.7	515.4	435.1
Leu	543.4	1125.5	1140.5	823.4	1167.8	1011.1	727.8	787.8
Phe	145.0	387.6	290.8	233.9	403.2	278.9	408.5	220.7
Lys	327.0	597.9	470.0	463.5	691.9	499.0	586.3	420.6
His	33.6	112.7	98.6	47.4	123.5	13.6	67.8	54.1
Pro	53.8	70.9	73.1	7.9	112.5	17.8	102.7	tr
총 함량	5866.3	10259.5	8560.3	7588.5	12123.8	7777.0	9987.3	6499.4

표 Ⅴ-20에서 보면 필수아미노산이 고루 함유되어 있으며, 특히 감칠맛에 영향을 주는 글루탐산의 함량이 높은 것을 알 수 있다. 제조회사 간 총 아미노산 함량에는 차이가 있으나, 이는 원료와 발효조건에 의한 것으로 여겨진다.

한편, 김치 제조와 조미원으로 많이 사용하고 있는 제조회사별 멸치액젓의 일반 성분을 비교해 보면 표 Ⅴ-21과 같다.

표 Ⅴ-21 **재래식 멸치액젓의 일반 성분 비교**

품목	수분 (%)	총질소 (%)	염도 (%)	pH	산도 (㎖)	NH_2-N (㎎%)
A사	70.1	0.96	23.2	5.34	11.58	371.4
B사	66.6	1.73	22.2	5.65	22.85	638.1
C사	68.3	1.40	22.2	5.68	17.01	470.2
D사	70.7	1.23	21.5	5.80	16.06	421.8
E사	65.5	1.95	22.6	5.64	24.58	662.2
F사	71.0	1.26	20.8	6.23	12.03	460.6
G사	68.7	1.58	21.0	5.67	20.52	680.3
H사	70.0	1.04	23.0	5.66	15.24	430.2
I사	67.6	1.71	21.1	5.51	22.71	618.3

※ 자료 : 민간기업 분석자료

표 Ⅴ-21에서 보면 염도는 다른 젓갈과 비슷하게 20~23 % 수준이며 수분 함량도 60~70 %로 큰 차이가 없다. 맛과 관련이 되는 아미노 산성 질소 함량은 300~600 mg%로 제조회사마다 차이가 있으며, 이는 발효 조건과 발효 기간과 관계가 있다.

한편, 조미원으로 경쟁 관계에 있는 콩간장과 액젓의 성분을 비교해 보면 표 Ⅴ-22와 같다(김영명, 2014).

표 V-22 액젓과 콩간장의 성분 비교(%)

성분	액젓*		콩간장
	범위	평균	
pH	5.3~6.7	6.0	4.7~4.9
염분	22.5~29.9	26.2	16.0~18.0
총 아미노산	2.9~7.7	5.3	5.5~7.8
글루탐산	0.38~1.32	0.85	0.9~1.3
총 유기산	0.21~2.33	1.27	1.4~2.1
아세트산	0~2.00	0.87	0.1~0.3
젓산	0.06~0.48	0.27	1.2~1.6
호박산	0.02~0.18	0.10	0.04~0.05
환원당	흔적	흔적	1.0~3.0
에탄올	흔적	흔적	흔적

*n=12

표 V-22에서 보면 액젓과 콩간장의 두드러진 차이는 pH로 알칼리성 발효를 하는 젓갈은 평균 6.0인데 비하여 콩간장은 4.7~4.9로 산성을 띄우고 있다. 염도는 젓갈이 콩간장보다 높은 경향이고, 특정 성분에서는 큰 차이가 보이지 않는다.

마. 발전 방향

젓갈류 시장은 3천억 원 내외로 다른 발효식품에 비하여 그 경제규모는 작은 편이나, 우리 전통발효식품에서는 빼놓을 수 없는 위치를 차지하고 있다. 그리고 육류를 사용한 유일한 발효식품으로서 영양적 가치나 조미료로서 중요한 역할을 한다. 특히 채소류 중심 식단에서 육류 발효식품을 첨가함으로써 균형 필수아미노산을 공급하는 기능은 간과할 수 없는 역할이며, 식물성 단백질 분해물과는 차이가 나는 감칠맛은 한국전통식단의 차별화에 기여하고 있다.

앞으로 전통 젓갈류 산업을 더욱 육성 발전시키기 위해서는 다음과 같은 조치와 지원이 필요할 것으로 여겨진다.

• 과학적 연구개발 여건의 취약

젓갈류는 장기간 발효해야 하는 특성상 오래 걸리는 연구이기 때문에 연구의 연속성이 중요하다. 이런 제약요건으로 이 분야의 연구가 활발히 진행되지 못하고 있어 이에 대한 배려가 필요하다. 앞으로 젓갈 연구를 통하여 이상적인 공정을 제시하고 품질특성 등을 과학적으로 규명하여 산업 발전에 기여해야 한다.

• 미생물 및 효소연구 활성화

젓갈 발효에 관여하는 미생물을 체계적으로 연구하고 이들의 기능을 밝힘과 동시에 고염에서 증식, 활동하는 이들의 특성을 활용하여 용도를 개발하는 연구가 필요하다. 관여하는 효소의 특성을 체계적으로 연구하여 기능을 확인하고 발효를 잘 관리하는 방법을 제시해야 한다. 젓갈에서 중요 작용을 하는 효소의 활용도 확대 검토되어야 한다.

• 위생안전관리

현재 젓갈 생산 공정 중 위생적으로 문제가 될 수 있는 분야를 선택하여 집중적으로 연구·검토하고, 이들 문제점을 개선할 수 있는 방법을 제시해야 한다. 젓갈용 원료의 전·후 처리·발효 과정에서 일어날 수 있는 안전상의 문제와 유통 중 어려움 등을 해결하여 안전성이 보장된 제품이 생산·유통되도록 지원해야 한다. 특히 개방식 발효탱크를 밀폐식으로 대체하여 발효 중 오염을 막아야 한다. 젓갈의 안정성은 소비자의 최대 관심사이다.

• 저염화 연구 추진

부패·변질하기 쉬운 어류를 원료로 사용하는 특성상 안전성 보장을 위하여 고염이 불가피한 실정이다. 그러나 소비자의 요구 추세가 염에 대한 거부반응이 심하므로 최대한 염사용량을 낮추면서 안전성을 확보할 수 있는 방안이 연구되어야 한다. 젓갈 저염화는 젓갈의 사업 확대와 밀접한 관계가 있으므로 여러 과학적인 수단을 동원하여 새로운 방법을 찾아야 한다. 특히 발효온도를 관리하여 저염 발효가 가능하도록 유도해야 한다.

• 정책부서의 통합관리체제 구축

원료의 생산과 가공은 연결되어 있고, 젓갈도 결국 원활한 원료 공급이 전제되지 않으면 발전하기 어렵다. 따라서 전체 수산가공과 젓갈 산업을 종합 지원할 수 있는 행정체계의 구축이 필요하다. 또한 전통식품으로서 젓갈의 위상을 재점검하기 위하여 정책지원, 국가표준화, 품질인증 등을 전담할 관리 부서를 제안한다.

05
식초

식초는 우리나라 4대 전통발효식품 중 하나로 조미료로 이용되었으며, 치료용으로 사용된 역사적 기록도 있다. 상쾌한 신맛을 갖고 있어 많은 식품에 조미용도로 사용하여 식감을 좋게 하거나 식욕을 돋우는 역할을 하고 있다. 주로 전통적으로 막걸리 등 알코올음료를 자연발효하여 생산하고 있으며, 법적으로는 합성초산을 희석한 것도 허용하고 있다.

발효식초는 곡류나 과실을 원료로 알코올 발효 후 자연적으로 혹은 초산균을 접종하고 초산발효를 유도하여 식초제품을 얻는다. 식초는 법적(식품공전)으로 "식초라 함은 곡류, 과실류, 주류 등을 주원료로 하여 발효시켜 제조하거나, 이에 곡물 당화액, 과실 착즙액 등을 혼합·숙성하여 만든 발효식초와 빙초산 또는 초산을 먹는 물로 희석하여 만든 희석초산을 말한다"라고 정의하고 있다. 이 정의에 의하여 국내에서 판매되고 있는 식초는 발효식초, 희석초산, 기타 식초가 있다.

가. 식초의 역사

서양에서는 기원전 5000년경부터 식초가 이용되었다고 추정한다. 처음에는 곡류보다는 포도나 사과 등에서 알코올 발효가 먼저 일어났고 더 놓아두면 공기 중에 있는 초산균이 관여하여 식초가 만들어졌다. 과실식초는 바빌로니아에서 대추야자를 발효시켜 만든 것이 처음이며, 조미료와 식품저장, 약 등으로 사용하였다. 발사믹 식초는 17세기 로마인들에 의해서 생산된 것으로, 특히 몬테나 지역의 식초는 현재까지 명품으로 인정받고 있다.

동양에서는 3천 년 전부터 식초를 이용하였고, 과일을 처음 이용한 것과는 달리 곡류를 기질로 알코올 발효한 것을 사용하였다. 중국인들은 3,000년 전 쌀식초를 제조하였고, 대표적인 농서인『제민요술』에도 붉은색, 갈색, 검은색 등 식초에 대한 다양한 기록이 있다(aT, 2017).

우리나라에서 식초의 기원은 정확히 알 수는 없으나,『지봉유설』에 초를 다른 말로 쓴 술이라 한 것을 보았을 때 식초의 기원은 당연히 술과 함께 한 것으로 보인다.『고려도경』에는 앵두가 초맛 같다고 했으며,『해동역사』에도 조리에 식초가 쓰인 기록이 있다.『향약구급방』에는 식초를 부스럼이나 중풍치료에 사용한 기록이 있다. 조선시대에는『고사촬요』에 보리를 재료로 발효한 식초기록이 있고,『동의보감』에도 초는 성이 온하여 맛이 시고 독이 없어 옹종(擁腫)을 없애고 혈운(血暈)을 부수며 모든 실혈(失血)의 과다나 심통(心通)과 인통(咽通)을 다스린다고 하였다. 어육과 채소 독을 소멸시킨다고 하며 초의 약성을 기술하고 있다. 그 외『규곤시의방』,『산림경제』,『동국시세기』,『증보산림경제』,『색경』,『규합총서』에도 식초가 소개되고 제조 방법이 설명되었으며, 그 종류도 다양하다(진중현, 2014).

일본은 5세기 경 중국으로부터 건너온 것으로 기록되어 있으며, 헤이안시대(794~1192년) 귀족들이 생선이나 건어물을 식초나 소금에 찍어 먹는 것을 즐졌고, 카마쿠라시대(1185~1333년)부터 무로마치시대(1336~1573년)까지 식초는 조미료로서 대표적인 자리를 차지하였다. 에도시대(1614~1615년)에도 식초가 널리 사용되었으며, 이후 스시와 함께 하게 되었다(진중현, 2014).

식초는 식용과 함께 약용으로도 다양하게 사용한 역사가 있으며, 이를 구분해 보면 표 V-23과 같다.

표 V-23 의료용으로 사용한 식초의 예

구분	사용 원료	적용 질병
고대 아시리아	식초	귀 감염
고대 페르시아	Citrus 과일, 라임, 식초	체내지방 감소
그리스, 로마	식초	소화촉진, 괴혈병
스파르타	식초	체력보충
중세시대	허브(라벤더, 로즈마리)식초	배탈, 두통
갈레노스	벌꿀, 식초	기침
영국	식초	구강청결
히포크라테스	식초, 벌꿀, 후추	거담작용, 여성질환
이집트	식초	미용, 식용부진 등

칼 오레이, The healing powers of vinegar, 2006

표 V-23에서와 같이 역사적으로 식초가 다양한 질병관리에 사용된 것을 알 수 있으며, 현대에서도 초산의 살균 효과를 이용하여 살균 용도로 사용하고 있다.

나. 산업 현황

초는 조미료의 일종이면서 장류나 젓갈보다는 용도가 넓지 않고 사용량이 많지 않아 시장 규모가 크지 않다.

연도별 식초 시장 규모를 보면 표 V-24와 같다.

표 V-24 국내 식초 시장 및 수출 현황

구분		2014	2015	2016	2017
발효식초 (과실)	생산량(톤)	43,418	8,787	24,732	12,613
	판매액(백만 원)	27,715	14,333	30,973	20,257
	수출액($)	359,740	506,480	617,846	484,937
발효식초 (곡물)	생산량(톤)	14,913	13,068	16,509	13,671
	판매액(백만 원)	14,592	14,606	18,802	14,707
	수출액($)	239,797	238,702	318,963	301,447
발효식초 (주정)	생산량(톤)	34,027	54,764	87,714	83,307
	판매액(백만 원)	33,148	83,023	68,514	73,010
	수출액($)	595,085	663,562	3,497	3,053
합성식초	생산량(톤)	–	–	–	–
	판매액(백만 원)	–	–	–	–
	수출액($)	–	–	–	–
기타식초	생산량(톤)	85	2,956	1,492	1,318
	판매액(백만 원)	653	3,341	829	817
	수출액($)	95	8,472	–	–

자료 : 식품 및 식품 첨가물생산실적(식약처 각 년도)

표 V-24를 보면 과실 및 곡물을 이용한 식초 생산량은 계속 감소하고 주정을 이용한 식초 생산량은 증가하는 경향을 나타내고 있다. 전체 생산량은 110,909톤, 판매액은 108,791백만 원에 이른다(2017). 수출액은 2017년 789,437달러에 달하였고, 주정발효식초와 곡물발효식초의 비중이 높았다.

세계적으로 식초 수출량이 가장 많은 나라는 이탈리아로 모테나 레지오에밀이아 지역에서 트레비아노 포도 품종으로 만들어 3~12년 이상 숙성한 것으로 400년 전통을 갖고 있다. 발사믹 식초는 세계시장의 34 %(2005)를 차지하고 있으며, 일본 가고시마의 100 % 현미식초도 전통식초로 200년의 역사를 갖고 있다. 특히 지금도 옹기에서 당화, 알코올 발효, 초산발효를 같이 한다. 흑초라고 한다(안종성, 2018).

근래 한국에서는 식초가 기존의 조미의 개념을 벗어나 물이나 탄산음료 등으로 희석해서 먹는 음용식초로서 용도가 확대되고 있으며, 일부 회사에서 나오는 제품은 음료 베이스로 활용되고 있다(aT, 2017). 이와 같은 소비의 변화는 식초의 건강기능성이 부각되면서 나타난 현상이다.

식초 시장의 변천을 보면 크게 도입기, 성장기, 성숙기, 심화기로 구분될 수 있다(aT, 2017).

• 도입기

초기(1950~1970)에는 합성식초, 즉 빙초산을 희석하여 만든 제품이 시장을 석권하였고, 이 식초의 강하고 단순한 맛에 소비자의 입맛이 적응되었다. 1970년대에 들어서면서 식생활의 향상 및 고급화 경향에 따라 일부 업체에서 양조식초를 생산하여 판매를 시작함으로써 양조식초가 시장을 넓혀가기 시작하였다. 대규모 생산 공급을 위해서는 합성식초의 수요가 많았으나, 일반 가정을 중심으로 발효식초의 수요가 늘었고, 절임업체는 합성식초를 사용하며 양분화가 진행되었다.

• 성장기

주정을 희석하여 발효시킨 양조식초가 식초 시장의 주류를 형성하게 되었고, 1990년대에는 감식초를 시작으로 100 % 과실을 원료로 한 발효식초가 소비자의 선택을 받기 시작하였다. 이것은 합성식초에 비해 산도가 낮았지만, 발효의 맛과 영양, 기능성을 앞세워 소비자의 눈길을 끌었다. 이때 발효식초의 단점인 저산도의 장벽을 넘어 5~7 %의 산도에서 12~13 %까지 올렸고, 그 이후 18~19 %에 이르는, 3배 식초를 출시하는 등 식초 시장에 기술경쟁이 일어났다. 이후 기능성을 앞세운 새로운 식초제품들이 선보였다.

• 성숙기

천연발효식초의 수요가 늘어나면서 다양한 기능성을 앞세운 제품들이 다양하게 시장에 나타났다. 원료의 특색이 있는 원산지, 건강 트랜드를 앞세워 제품화하는 경향이 뚜렷하였고, 음료 시장으로 크게 확대되는 변화를 겪고 있다. 음료화되면서 식초의 산도를 희석 방법으로 낮춰 바로 음용이 가능한 제품들이 등장하였고, 소비자의 호응도가 높아졌다.

• 심화기

건강 시장에서 헛개, 홍삼, 에너지드링크, 비타민 음료 등이 출시되면서 과실식초 시장이 위축되는 경향을 보였으나, 식초 시장도 변화를 꾀하여 프리미엄 식초 제품으로 경쟁하게 되었다. 특히 현미발효식초, 사탕수수당, 생과일을 넣어 만든 과실발효식초, 완전한 천연지향적 제품, 생채소를 이용한 차별화된 식초 등 다양한 제품들이 시장에 출현하고 있는 것을 보면 프리미엄 식초 시대라고 할 수 있다. 국내 식초 시장의 흐름을 연도별로 구분해 보면 그림 V-24와 같다.

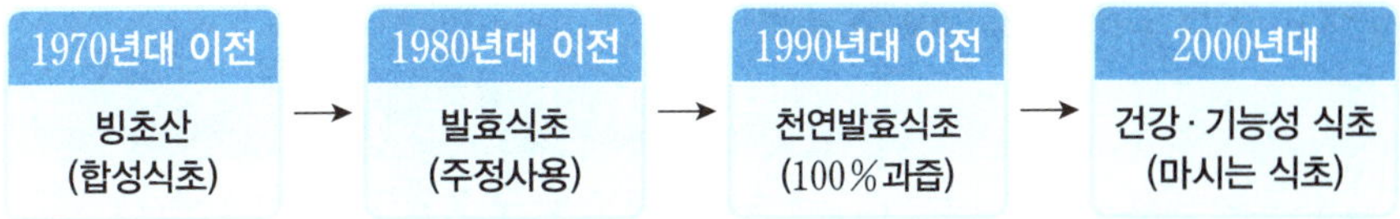
1970년대 이전
빙초산
(합성식초)
1980년대 이전
발효식초
(주정사용)
1990년대 이전
천연발효식초
(100%과즙)
2000년대
건강·기능성 식초
(마시는 식초)

그림 V-24 국내 식초의 소비 흐름 변화

현재 식초는 다양한 형태로 진화하고 있다. 큰 변화는 조미의 차원을 넘어 각종 기호성 음료로서 소비층을 넓이고 있으며, 제조업체들이 모여 '힐빙' 식초라는 행사를 하는가 하면 외국제품과 비교전시회를 통하여 판매전략을 구상하고 있다. 특히 식초와 함께 각종 과실을 첨가한 제품과 식초를 바탕으로 한 미용제품 등은 새로운 시도이며, 판매 확대를 위한 좋은 구상으로 보인다(식품음료신문, 2018. 6. 25.).

다. 식초의 종류와 제조 방법

1) 식초의 종류

전통식초는 사용되는 원료의 종류에 따라 곡물식초와 과실식초로 나눌 수 있으며, 약초를 부재료로 사용한 식초도 있다. 주로 당화 과정이 필요한 탄수화물을 원료로 한, 현미, 백미, 수수, 보리, 밀, 기장 등을 사용할 수 있다. 또한 당화 과정이 필요하지 않은 각종 과실류를 원료로 사용할 수 있다.

전통적으로 알려진 식초는 표 V-25와 같다(박은희 등, 2016). 현대에 이르러 생산되고 있는 식초는 알코올 식초, 곡류식초, 과실식초가 큰 흐름이고, 식초 시장을 보면 1970년대 빙초산 시대에서 2000년대 기능성 식초 시대로 변화되고 있다.

표 V-25 전통 식초의 종류와 제조 방법

원료	종류	제조 방법
현미	현미식초	현미는 고두밥을 지어 식힌 후 누룩과 섞어서 항아리에 넣고 물을 붓는다. 알코올 발효 후 1개월 이상 발효한다.
찹쌀	나미초방	찹쌀 1말을 쪄서 밀누룩과 섞고 물 한 말과 함께 항아리에 넣고 3주간 발효한다.
	사절초	올기장 쌀을 볶아서 두 말의 물과 누룩가루를 섞어 항아리에 담고 일주일 후에 좁쌀 5되를 첨가하여 2주간 방치한다.
보리	대맥초방	밀누룩 1, 물 2, 보리 1의 비율로 섞어 항아리에 담고 일주일 후에 좁쌀 5되를 첨가하여 2주간 방치한다.
	보리초	보리쌀 한 말을 물에 담가 밥을 지어 누렇게 되면 두 매의 물을 넣고 3주 가량 발효한다.
좁쌀	대초 (대초방)	맥완 2말, 물 2말, 좁쌀밥 세 말의 비율로 항아리에 넣고 1주일 후와 3주 후에 물을 추가한다.
쌀	만년초	여름철 맛이 변한 술에 동일 분량의 쌀과 누룩, 물을 섞어서 항아리에 넣고, 한달 후 섭취한다.
	만년초방	맛이 변한 쌀과 초, 물을 동일 분량 섞어서 항아리에 담고 9사발의 물을 첨가한다.
	무국초방	쌀 3말을 3일간 물에 담근 후 쪄서 항아리에 담고 9사발의 물을 첨가한다.
밀	밀쌀초	밀 넉 되를 찐 후 닥나무 잎으로 엎어서 곰팡이가 피면 물로 씻어 한말의 쌀 고두밥과 함께 넣어 입구를 봉한다.
		묵은 쌀 한말로 고두밥을 지어 항아리에 넣고 누룩을 약한 불에 말려 식힌 후 물과 함께 항아리에 넣는다. 49일 동안 숙성한 후 솥에 끓여 초를 회수한다.
	밀초	밀 한말을 무르게 쪄서 떡같이 만든 후 물 일곱 사발과 누룩 한 되를 합하여 담근다.
		밀 세 말을 무르게 지어 항아리에 넣고 묽은 술 두 섬가량을 붓는다.
		밀 한 말을 푹 삶아서 식히고 익힌 보리 10사발에 누룩 5사발을 넣어 항아리에 넣고 끓인 물을 붓는다. 잘 저어 입구를 봉하고 14일 후부터 음용한다.

술지게미	술지게미	찐 곡식과 술지게미를 섞어서 항아리에 넣고 7일간 보관하다. 식초 향기가 나면 물을 부어서 하루 정도 지난 뒤 초를 내린다.
감	감식초	연시를 항아리에 담아 6개월에서 1년 간 자연발효한다.
		감과 분쇄한 누룩을 섞어 3개월 정도 발효한 후 6개월간 숙성한다.
복숭아	도초방	잘 익은 복숭아를 항아리에 넣고 일주일 후 껍질과 씨를 제거하여 밀봉하여 2주간 발효한다.
매실	매실초	매실을 하루 동안 물에 담가 쓴 즙을 낸 후 소금 세 되를 뿌려 입구를 봉한다. 1주일 후 매실즙을 다른 항아리에 담아둔다.
		매실의 씨를 제거한 후 식초 다섯 되를 섞어 볕에 말렸다가 사용할 때 불을 쳐서 초를 만든다.
배	배식초	씨를 제거한 배를 곱게 갈아서 2주간 알코올 발효 후 물을 넣어준다. 모시천으로 입구를 덮고 4개월간 숙성한다.
사과	사과식초	사과의 씨를 제거하여 2주간 알코올 발효한 후 물을 첨가한다. 모시천으로 입구를 덮고 4개월간 숙성한다.
대추	조초방	설익은 대추 1말을 물과 함께 항아리에서 밀봉한다.
도라지	길정초방	도자리는 껍질을 제거하고 햇볕에 말렸다가 항아리에 넣고 청주를 부어 발효한다.
꿀	밀초방	끓는 물에 꿀을 타서 병 안에 넣고 입구를 밀봉하여 발효한다.
초석잠	초석잠식초	누에형 초석잠을 잘게 잘라서 고두밥, 누룩과 함께 항아리에 넣어 알코올 발효를 한다. 한 달 이후 종초를 넣고 2개월 정도 초산발효하고, 1년 이상 숙성한다.
창포	창포초망	창포뿌리를 썰어 고두밥, 물과 함께 항아리에 넣어 3주간 발효한다.
연꽃	연화초방	밀가루와 연꽃을 곱게 빻아 반죽하여 누룩을 만든다. 한 달 후 현미를 쪄서 물을 붓고 7첩으로 밀봉하여 49일 동안 발효한다.

표 V–25에서 보는 것처럼 식초 제조에는 다양한 원료가 사용되고 있으며, 제조 방법도 원료에 따라 다르다. 특히 여러 효과가 있는 약초를 같이 사용한 경우가 특색이다.

근래 유통되는 식초를 용도별로 분류해 보면 표 V-26과 같다.

표 V-26 식초의 용도별 분류 및 시장 상황

구분	원료 및 용도	제품유형	시장점유
조미용 식초	• 음식의 간을 맞추려는 조리용 식초로서 주정을 발효하여 생산 • 빙초산을 희석하여 생산	양조식초, 사과식초, 합성식초 등	대기업 위주의 시장
건강용 식초	• 곡류 또는 과실을 원료로 발효시켜 낮은 산도의 음료용 식초	감, 포도, 밀감, 감자, 현미 식초 등	일부 기업의 참여로 새로운 시장형성 중

표 V-26에서와 같이 여러 과실류를 원료로 사용하여 기능의 폭을 넓게 하고 있다.

현재 유통되는 식초는 기업규모에 따라서 구분되고 있으며, 특화상품들이 출현하고 있다. 발효 소재로 현미, 보리, 수수, 기장, 차조 등을 이용한 오곡식초는 영양학적으로 우수하며, 비타민 등 미량 영양성분이 많다. 과실을 이용한 식초는 생산되는 지역에 따라 특산물화하였으며, 먼저 과실로 알코올 발효를 한 다음 주로 자연 상태에서 초산발효가 일어나도록 한다. 이런 방식으로 가장 많이 생산되는 것이 감식초이고 사과나 배를 원료로 이용할 수도 있다. 발효를 촉진하기 위하여 효모나 종균을 사용하기도 하지만, 자연발효한 것이 발효 기간이 늘어나는 대신 품질이 더 우수하다.

일부 제조업체에서는 식초발효 시작 전에 기존에 있던 발효된 식초를 넣어 종초로서 역할을 하게 한다. 『음식디미방』에서는 오매초의 경우 씨를 뺀 매실을 식초에 담가 며칠간 놓아둔 후 건져내 말린 후 가루로 만들어 놓고, 필요에 따라 물에 녹이면 식초로 사용할 수 있게 하였다.

과실식초는 같은 원료를 사용하더라도 제조 방법에 따라 맛과 풍미를 다르게 할 수 있다.

이들 식초 외에도 지역에 따라 창포, 꿀, 질경이를 이용한 식초들이 알려지고 있다. 이런 경향에 따라 식초 발효한 제품들이 다양하게 개발되고 있으며, 미용에 초점을 맞춘 파인애플, 자몽, 알로에와 석류를 이용한 제품들이 선보이고 있으며 특화상품들로 영역을 넓혀가고 있다.

2) 식초의 제조 방법

식초발효의 과정은 비교적 단순하다. 전분질 원료(곡류 등)를 사용하는 경우 누룩 등을 이용하여 당화(당화 효소 작용, 아밀레이스)시킨 후 효모로 알코올 발효를 유도하여 알코올을 만들고 초산균의 작용으로 초산이 생산되게 한다. 과실을 사용할 때는 이미 과실에 당이 존재함으로 당화 공정이 필요 없이 바로 알코올발효가 일어나고, 이어서 초산균이 작용하여 초산, 즉 식초를 만들게 된다.

알코올로부터 초산이 만들어지는 과정을 간단히 설명하면 다음과 같다.

에틸알코올(CH_3CH_2OH) + 산소(1/2 O_2) → 알데하이드(CH_3CHO) + 물(H_2O) → 수화 알데하이드(Hydrated aldehyde) + 산소(1/2 O_2) → 초산 + H_2O

결국 에틸알코올 + 산소 → 초산 + 물의 과정을 거친다. 이론적으로 1 g의 에틸알코올(주정)은 1,304 g의 초산과 0.351 g의 물을 만들어낸다. 그러나 발효 중 휘발되거나 공정 중 손실량이 발생하여 수율은 이론치의 85~90 % 수준이다.

초산발효는 산화 과정으로 1 kL의 초산을 얻기 위해서는 50 m^3의 공기가 필요하다. 따라서 산업적으로 대량생산을 위한 초산발효를 할 때는 많은 공기를 발효탱크 내에 불어 넣어준다. 그러나 전통식초 발효 방법은 공기를 불어 넣어 주지 못하기 때문에 주둥이가 넓은 용기에 발효액을 넣어 표면을 넓게 하여 공기와 접촉면을 넓히고, 관여하는 초산균이 표면에서 증식하도록 한다. 초산균이 표면에서 증식하기 때문에 균체가 발효액 위에 피막을 형성하면서 서서히 초산발효가 일어난다(정치식 발효). 따라서 정치식 발효는 발효 기간이 늘어나지만 서서히 발효가 일어나 발효 진행 중 새로운 물질이 생성되어 향미가 우수한 제품을 얻을 수 있다.

대량생산할 때는 발효 중 열이 발생하기 때문에 탱크에 냉각장치를 설치해야 한다.

식초의 대략적인 제조 공정을 보면 그림 V-25과 같다.

그림 V-25과 같이 식초발효는 사용하는 원료에 따라 처리 방법에 차이가 있으며, 전분질을 이용하는 경우, 제국한 고지로 당화 과정을 거치고 이어서 알코올발효로 초산균이 이용 가능한 알코올을 만든다. 알코올이 만들어지면 초산균이 증식할 수 있는 영양소를 첨가하여 초산발효를 한다. 원료에 따라 맛과 향이 다른 다양한 발효식초가 만들어진다.

발효액에 영양원이 있어 특별한 경우(에탄올만을 사용할 때)가 아니면 별도로 영양원을 넣어줄 필요는 없다.

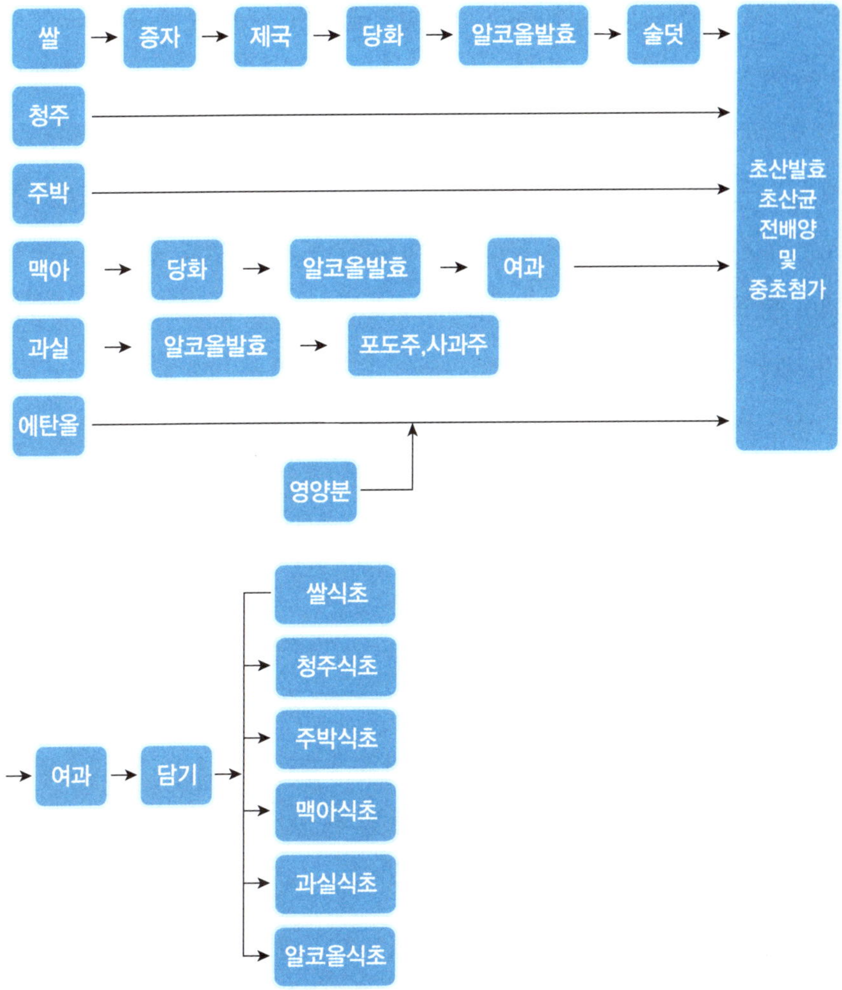

그림 V-25 여러 식초의 제조 공정(심상국 등, 2012)

• 초산균

에탄올을 산화하여 초산을 생성하는 데 관여하는 균을 초산균이라 통칭한다. 이 균의 특징은 그람음성, 호기성으로 간균의 형태를 갖고 있으며 대표적으로 Acetobacter 속에 든다. 이 속의 균종은 *A. aceti*, *A. acetosum*, *A. mesoxydans*, *A. rancens*, *A. viniacetati*, *A. acetigenum* 등이며, 포도식초에서는 *A.* orleans를, 알코올식초에서는 *A. aceti*, *A. acetigeum* 등이 사용된다. 이들 균들은 순수한 균의 형태로 구입하여 사용할 수도 있으나, 직접 전통식초로부터 기능이 우수한 균을 분리하여 사용하기도 한다. 발효 중 섬유질 점질막을 형성하는 식초생산균인 *A. oxydans*, *A. suboxydans*는 식초발효에 적절하지 않다.

대량생산할 때는 균주 선택이 생산수율과 품질에 크게 영향을 미친다.

• 식초발효와 숙성 방법(심상국, 2012)

식초발효는 정치법(표면발효법), 통기발효법(탱크 내에 공기 주입), 심부배양법(전면발효법, 액내발효법) 등이 있다.

– 정치법(靜置法)

오랜 옛날부터 가정에서 식초를 만들 때 사용했던 방법으로 간단하게 만들 수 있으나, 온도, 습도, 공기 공급 등 관리가 어렵고 개방되어 잡균이 오염될 가능성이 높다. 발효 기간이 길고 대량생산에 적합하지는 않지만 독특하고 차별화된 제품을 생산할 수 있다. 또한 적용 범위가 넓고 향미가 진한 장점이 있다. 이 방법은 이전에 식초가 만들어진 액(종초)을 새로 발효할 액에 부어 넣어 우수균을 접종하는 방법을 쓴다. 종초의 양은 배양액 대비 30~50 %를 사용하여 확실하게 균 관리가 가능하도록 한다. 가능하면 초산균 증식에 적당한 온도인 30 ℃ 전후를 유지하도록 한다. 우리 선조들은 식초단지를 부뚜막에 놓아 적정온도로 관리하는 슬기를 보였다.

정치발효는 발효가 액의 표면에서 일어남으로 담금양에 비하여 표면적이 넓어야 발효속도가 빠르다. 담금용기로는 나무통, 옹기 등을 사용할 수 있다. 사용하고 남은 알코올 농도가 0.3~0.4 %까지 낮아지면 주발효를 끝내고 발효액의 반, 혹은 일부를 남겨두고 다른 저장조로 옮겨 매일 교반해주면서 2~3개월 숙성시킨다.

서양에서는 포도주식초를 만들 때 올레안법(Orleans process) 또는 프랜치법(French process)으로 발효하는데, 나무통을 이용한 정치발효법의 일종이다. 이 방법은 떡갈나무통에 1/3의 종초를 넣고 계속하여 여기에 식초균을 부착시키고, 위에서 일정량의 술을 뿌려 연속식으로 발효하고 통의 밑에서 일정량의 포도주를 새로 넣어 발효시키고 일정량이 되면 중간에서 다시 발효액을 빼내는 방법이다.

– 통기발효법(通氣醱酵法)

발효에 산소가 많이 필요한 식초균에 강제로 공기를 불어넣어 발효속도를 높이는 법이다. 독일에서 1932년에 완성된 발효탑(Generator)을 이용한 속양법이 여기에 속한다. 이 장치는 보통 지름 430 cm, 높이 460 cm 크기의 목재, 또는 내산성 재질로 만들어진 밀폐탱크를 이용하고, 통 밑에 격자를 놓고 그 위에 너도밤나무 대패밥을 통 내부에 채운다. 대패밥 대신에 코르크스, 등나무, 옥수수대를 사용하기도 한다. 이 충전물은 사전에 잘 씻고 식초에 담가 식초를 흡수하도록 한다. 이와 같이 충전물에 배양된 식초균을 부착시킨다. 이렇게 준비가 되면 이 통 상부에서 알코올이 10~12 % 함유된 원료액을 고루 살포한다. 이렇게 살포되는 알코올액이 초산균과 접촉하면서 초산발효가 일어나는

데 낙하한 액은 재순환시킨다. 이때 충분한 양의 공기를 공급하는 것이 중요하다. 이 과정을 거치면서 알코올 10~20 %, 산도 1 % 정도의 원료액은 8~10일 발효 기간을 거치면서 산도 10 %, 알코올 0.3 %까지 도달되면서 식초가 만들어진다. 이런 방법으로 제조하면 초산으로 전환률은 88~90 % 정도에 이른다.

– 심부배양법(沈部培養法)

통기발효법보다 더 빠르게 발효속도를 올리기 위해 고안된 방법으로 초산균과 발효액, 그리고 산소의 접촉속도를 높여 가속하는 방법이다. 초산균이 혼입된 배양액에 강제로 공기를 불어넣어 교반하면서 발효통 전체 구역에서 발효가 일어나게 고안되었다. 이 발효통은 독일의 Frings가 고안한 아세테이터(Acetator)가 사용된다. 이 장치는 회분식(단속식)과 연속식으로 운영이 가능하고, 연속식으로는 5~8 %, 회분식으로는 10~12 %까지 산도를 올릴 수 있다. 발효액의 초산 생산 수율을 최적화하기 위하여 희망산도에 따른 알코올 함량을 조정해야 한다.

발효온도는 30 ℃ 전후가 좋고 대부분 초산균은 38 ℃가 넘으면 사멸한다. 따라서 발효 중에 발생하는 열을 적당히 식혀주어야 한다. 특히 많은 양의 산소가 필요함으로 송풍이 중단되지 않도록 각별한 주의가 필요하고 발효 중 알코올 농도가 0.2 % 정도 될 때까지 발효한 다음 발효액의 35 %를 빼내고 다시 담금 액을 보충하여 발효를 계속한다. 보통 초산함량이 12 %에 도달하는 데 35시간 정도 소요되어 다른 발효법에 비하여 10배 정도 빠르다.

최근에는 우수식초균 선발과 발효기법의 개선으로 최종 식초농도가 18 %까지 이르게 되었다.

– 숙성

식초발효가 끝난 액은 독특한 초산의 자극취로 기호성이 떨어지기 때문에 보통 상당 기간 숙성 과정을 거친다. 보통 2~3개월이 소요되며, 이때 생성되었던 초산의 내용물과 반응하여 에틸아세데이트(Ethyl acetate) 등 방향 물질이 생성되면서 순화된다. 또한 미분해되었던 단백질이나 팩틴과 전분 등 미용해 물질이 침전되면서 맑은 액이 된다.

숙성이 완료되면 최종 품질평가를 마치고 여과·포장하여 상품화한다.

기타, 식초 음료차를 위해서는 숙성 완료된 발효액에 제조회사별 레시피에 따라 조성을 달리한 음료형 제품을 생산한다.

– 식초의 성분

발효가 끝난 식초의 주요산은 초산이나 그 외 Fumaric acid, Lactic acid, α-ketoglutaric acid, Succinic acid, Malic acid, Gluconic acid 등의 유기산과 포도당 등 잔류 당, Glutamic acid 등 아미노산, 그 외에 다양한 휘발성 향기 성분이 존재한다. 희석식 식초는 단순 초산이나 발효식초의 경우 다양한 산류가 생성되어 맛의 차별화가 가능하다.

라. 식초의 기능

식초는 처음 조미료의 역할뿐만 아니라, 오래전부터 의약용으로 사용되어 왔으며, 근래 과학기술은 새로운 생리적 기능을 밝히고 있다. 이에 따라 식초가 함유된 음료의 영역으로 진출하였으며, 여러 특성을 부여하기 위하여 노력하고 있다. 특정 이름으로 대기업들로부터 출시되었던 식초 음료 시장은 근래 기능성 음료로 대체되면서 국내 시장규모가 줄어들고 있다. 이에 따라 식초

단독보다는 과실 등 다른 기능성 부재료를 첨가하여 생리적 효과를 높이려는 노력이 진행되고 있으며, 건강음료의 개념을 부각하여 외국 시장을 탐색하고 있다(식품음료신문, 2017. 2. 28.).

식초 섭취에 따른 여러 가능성이 임상실험을 통하여 확인되었는데, 자연 발효 사과식초를 섭취하였을 때 체중이 14 %나 줄고, 혈중중성지질과 콜레스테롤 수치 감소와 함께 간 지방축적도 개선되었다고 보고되었으며(임희정, 2017), 섭취량은 하루 2~3스푼을 희석하여 2개월 이상 섭취 시 효과가 있다고 발표하였다. 이는 주정식초에 비하여 비타민, 유기산 등 다양한 영양성분에 기인한 것으로 판단된다.

마늘(20 %)을 넣어 발효한 식초에서 특징적으로 체중 감소 효과가 입증되었고(Choi, 1999), Plasma glucose, Total cholesterol 등은 차이가 없었으나 TG는 감소하였다. 그러나 당뇨유발 쥐에서는 이들 수치가 낮아지는 경향을 보였다(Choi, 1999). 왕겨연소응축물을 식초에 섞어 식중독 미생물의 증식억제 효과를 실험해 본 결과, 뚜렷한 살균 효과를 보였고(Joetal, 2005), 효과가 상승하는 결과를 보였다. 식초발효 시 무독화 옻과 복분지를 넣어 발효한 결과 이들의 항산화 효과가 시판용 제품보다 높았고, 비만유도 쥐에 실험한 결과 혈중중성지방의 감소 효과가 나타났다. 소변 및 혈청분석 결과를 볼 때 비만억제 효과를 확인하였다(이종한 등, 2015) 아울러 식초 급이가 골다공증 예방에도 효과가 있고, 칼슘 흡수에도 긍정적 결과를 도출하였다. 동물시험 결과, 대부분의 경우 체지방감소로 인한 체중이 낮아지는 결과를 얻어 식초가 체중조절에 효과가 있음을 확인하였다. 이들 효과 외에 피로회복, 스트레스 해소, 혈압강하 효과도 제시되고 있다(진중현, 2015).

식초가 체내에서 인슐린 반응(Insulin response)을 낮추고 포만감을 높여 식욕감소에 효과가 있으며, 식초섭취량과 포만감 사이에는 직접적인 상호연관관계가 있다(Ostman, et. al, 2005). 또한 혈압강하 효과도 보고되었는데 고혈압 환자 60명을 대상으로 한 실험에서 식초를 15~30 mL를 함유한 음료를 8주간 마시도록 한 결과, 최고혈압이 150인 환자가 평균 11~15 정도 혈압이 내려갔다. 식초를 30 mL씩 4개월간 섭취해도 다른 건강상 이상 증상이 발견되지 않았다(Maturi, 1998). 이 결과들로 볼 때 식초가 혈압상승을 억제하는 효과가 있음이 입증되었다.

다른 연구 결과에 의하면 유기산이 풍부한 식초를 계속 마시면 정자의 손상을 막는데, 초콩, 초란과 같이 먹어도 효과가 있고 채소, 해조류 등과 같이 먹으면 상승효과가 있었다(진중현, 2014).

식초는 살균효과가 잘 알려져 있고 기름의 유착도 완화한다. 지금까지 알려진 효과로는 혈압상승억제 효과, 혈당치상승완화, 흑초 중 히스타민에 의해서 혈류 유동성을 개선한다. 또한 양조초의 경우 IgE 생산억제로 알레르기 완화 경향이 있다(정동효, 2012). 비만유도 쥐에서 주정식초와 천연발효한 사과, 현미, 레몬, 발사믹 식초를 첨가한 식이실험에서 비만억제 효과가 뚜렷하였고, 천연발효식초의 효과가 더 높았다. 특히 간에 지방축적율이 낮았다(Son HH, 2017).

난소 절제한 쥐를 대상으로 식초를 1.4~1.6 % 첨가한 식이시험에서 칼슘 흡수효율이 높아졌으며, 용해도도 증가하여 골다공증 개선 효과가 있음을 확인하였다(Kishi, 1999). 여러 과실식초에는 페놀성 화합물이 상당량 함유(표 V-27)되어 있어 이들에 의한 여러 기능성을 나타내고 있다. 특히 강한 항산화 효과, 항당뇨, 항종양과 함께 비만억제 효과도 보이고 있다(Budak, 2014).

표 V-27을 보면 과실로부터 유래된 여러 페놀성 물질이 함유되어 있으며, 이들이 항암과 비만억제 등 여러 가능성을 나타낸다고 여겨진다.

또한 난소를 절제한 쥐를 대상으로 식초를 0.4~1.6 % 첨가한 식이시험에서 칼슘 흡수율이 높아졌으며, 용해도도 향상되어 골다공증 개선에 효과가 있음이 확인되었다(Kishi, 1999).

표 V-27 각종 과실식초 중 페놀성 화합물과 함량

식초 종류	페놀성 화합물	총 페놀성 화합물 (mg/L GAE)
사과식초	Gallic acid, catechin, epicatechin, chlorogenic acid, caffeic acid, and p-coumaric acid	400 to 1000
포도식초	Gallic acid, catechin, epicatechin, chlorogenic acid, caffeic acid, syringic acid, and ferulic acid.	2000 to 3000
백포도 식초	Gallic acid, protocatechuic acid, protocatechualdehyde, tyrosol, p-OH-benzoic acid, catechin, p-OH-benzaldehyde, siringic acid vanillin, caftaric acid, cis-p-coumaric acid, trans-p-coumaric acid, fertaric acid, caffeic acid, cis-p-coumaric acid, trans-p-coumaric acid, i-ferulic acid, ferulic acid	200 to 1000
전통 발사믹 식초	Puran-2-carboxylic acid, 5-hydroxyfuran-2-carboxylic acid, 4-hydroxybenzoic acid, vanillic acid, protocatechuic acid, syringic acid, isoferulic acid, p-coumaric acid, gallic acid, ferulic acid, and caffeic acid	400 to 1000

GAE: Galic acid 기준

마. 발전 방향

• 건강식품으로서 역할 강조

식초는 조미료의 차원을 넘어 건강에 긍정적 영향을 주는 식품으로 역할이 알려져 있으므로 식초발효를 단순한 초산발효의 개념을 넘어 복합발효산물을 얻기 위한 노력이 필요하다. 특히 건강기능성이 알려진 다양한 약용식물과 같이 발효하여 이들 성분의 상승효과를 극대화하고 작용기작도 밝혀야 한다. 발효에 의한 새로운 성분의 생성과 이들의 기능들도 동물시험과 인체적용시험을 통하여 입증해야 한다. 특히 늘어나고 있는 성인병(당뇨, 고혈압, 비만 등) 예방 가능성을 과학적으로 확인, 소비자들의 건강을 지킬 수 있는 기능을 확인해야 한다.

• 식초발효 미생물의 발굴, 육성

식초발효균의 선발, 유전공학기술을 적용한 육종을 통하여 발효기술을 한 단계 상승시켜야 한다. 지금까지 관련 기업에서 많은 연구가 진행되었으나, 새로운 균주의 선발, 육종, 그리고 발효기술을 더욱 발전시켜 생산비를 낮추고, 발효 기간을 단축하는 등 경제성을 향상시키기 위한 협동연구가 필요하다. 특히 고산도 발효 시 관여 미생물의 저항성을 높이는 것도 한 과제가 될 것이다.

• 이너뷰티 소재로서의 기능 확대

미용효과에 대한 관심이 높아짐에 따라 식초를 바탕으로 한 이너뷰티 시장의 확대 방안이 검토되어야 한다. 특히 피부미용, 노화방지, 배변 효과, 항스트레스 등은 상당 부분 식초에서 기능이 확인되었으므로 이들 기능을 더욱 강화하는 방법이 종합적으로 이루어져야 한다. 이 분야는 관련 학문 간 융·복합 연구가 절실히 필요하다.

이 분야는 블루오션으로 우리가 노력하면 앞서 나갈 수 있고, 이제 화장품 시장에서 확고한 위치를 점하고 있으므로 여기에 새로운 개념을 도입하면 새 시장을 개척하는 데 도움이 될 것이다.

• 정책 개선 방안

아직까지도 합성식초를 희석하여 식용을 허용하고 있는데, 이제 이들 제품의 사용을 제한하고 발효식품으로 대체하는 것이 바람직하다. 합성식초는 가격 경쟁력에 따른 소규모 외식업체의 선호도가 높으나, 소비자의 건강과 맛의 고급화, 그리고 웰빙이라는 사회 전체의 추세에 따라 발효식초로 전환은 우리 국민들의 식생활 수준에 맞춘 개선 방향이라고 할 수 있다.

• 고급화 차별화 제품생산

국내 식초 시장은 그렇게 큰 규모는 아니나 세계로 눈을 돌리면 그렇지 않다. 이탈리아의 발사믹이 세계 명품으로 각광을 받고 있으며, 수출량도 결코 적지 않다. 우리나라는 발효기술이 상당히 적립되어 있고, 이미 전통발효식품으로 식초가 자리 잡았으므로 기존의 기반을 이용하면서 앞선 과학기술을 접목하면 경쟁력 있는 제품을 개발할 수 있을 것이다. 미생물의 선발 및 육종과 제조 방법, 그리고 사용 원료를 복합적으로 연구하여 치밀한 접근이 필요하며 이를 위하여 학문간 융합이 요구된다.

VI

발효식품과 장내 미생물

발효식품을 만드는 데 결정적인 역할을 하는 주체는 미생물로, 이들이 다양한 생물재료에 작용하여 각기 다른 생물학적 작용을 한다. 식재료로 사용하는 수많은 과실, 채소, 육류, 어류 등 어느 대상이나 온도, 습도, 영양 등 증식에 필요한 조건이 맞으면 자연에 대기하고 있던 미생물이 자기가 선호하는 대상을 골라 침투하여 증식하면서 원재료를 변화시킨다.

약 137억 년 전 대폭발로 현재와 같은 우주가 생성된 후 많은 변화 과정을 거치고(The Science Times, 2018), 37억 년 전쯤 수많은 온도변화와 물질이동 등의 변화를 통해 지구에 새로운 형태의 유기물이 서서히 만들어졌다. 이어서 이들 유기물을 에너지로 이용할 수 있는 미생물들이 어느 생명체보다도 먼저 나타났다. 그 역사는 30억 년이 넘을 것이다. 이 장구한 기간 동안 미생물들은 지구의 물질로 이미 존재하는 여러 기질을 직접 이용하거나, 이후 광합성을 통하여 에너지를 얻고 유기물을 분해하고 변화시키면서 생명 현상을 유지하였다. 그리고 확실한 에너지와 구성성분을 자신의 생존과 후손을 퍼뜨리는 데 활용하였다. 미생물의 존재를 확인한 17세기 이후 이 분야에서 많은 연구가 이루어졌고 오늘날 더욱 활성화되었다.

유기물을 이용하여 만들어진 여러 산물의 특성에 따라 인간은 발효와 부패를 구분하였다. 우리에게 유익하고 필요한 형태로 변화시키는 것을 발효, 유해하거나 목적하지 않은 쪽으로 변화를 일으키는 경우를 부패 혹은 변질로 분류하고 있다. 관여하는 미생물의 입장에서 보면 자기생존과 종족번식의 수단이라는 점에서 인간이 어떻게 이용하던 별 차이가 없을 것이다.

최근 발효나 부패에 관여하는 미생물의 기능 외에 이들이 인체, 즉 식품을 통하여 장내에 들어가서 수행하는 여러 기능들이 속속 밝혀지고 있다.

인간의 장내나 인체 각 부위에서 발견되는 미생물을 크게 마이크로바이옴(Microbiome)이라고 부른다. 이들의 기능은 인간의 건강과 밀접한 관계가 있으며, 심지어 많은 질병, 또는 정신 영역에까지 영향을 미친다는 것이 과학적으로 밝혀지고 있다(Collen A, 2016).

지구상 어느 곳에도 여러 형태의 미생물들이 존재하는데, 특히 영양분이 많이 함유된 식품이 가장 좋은 서식처가 될 것이다. 그 중에서도 유익미생물이 가장 많이 살아 있는 보고는 발효식품, 즉 김치, 장류, 젓갈 및 식초 등이다. 이들이 음식과 함께 장내로 들어가면 장내 미생물총의 구성에 상당한 영향을 미칠 것이다. 식품에 들어 있는 미생물도 살아있기 때문에 쉽게 짐작할 수 있는 사실이다. 따라서 발효식품 연구에 있어, 생성된 물질뿐만 아니라, 발효에 관여한 미생물들이 장내에 들어가 또 다른 긍정적인 역할을 하는 경우를 염두에 두고 더 깊고 폭넓게 역할과 기능을 밝혀내야 한다.

최근 많은 연구 결과에 의하면 장내에 증식하는 미생물들이 인간의 건강과 수명에 미치는 영향이 세계적인 관심의 대상이 되고 있다. 유전자 정보의 총합인 게놈기술의 발달로 우리 장에 있는 미생물의 종류와 특성이 밝혀지면서 이 분야의 연구가 더욱 활력을 받고 있다.

장내 미생물은 장 세포와 끊임없이 교신하고 공생하면서, 장의 건강에 관여한다. 인체는 계속 음식을 받아들이면서 생명을 유지하고 이 과정에서 미생물의 도움을 받아, 건강한 장의 상태를 유지하는 데 기여한다는 사실이 밝혀졌다. 따라서 건강하지 못한 장은 있어도 늙은 장은 없다는 것이 맞다.

01
장내 미생물의 정체

모든 생명체, 특히 소화기능을 가진 동물들의 장내에는 자기생존 조건에 맞는 수많은 미생물이 더불어 존재하면서 다양한 역할을 한다. 이들 미생물은 외부에서 들어오는 먹이와 함께 장내에 들어오기도 하나, 경우에 따라서는 계속 장내에 상존하면서 거주하는 주인(숙주)에게 영향을 준다. 인간 장내에 살고 있는 미생물의 숫자는 10~100조 마리 정도로 추정되는데, 인체의 세포 수보다도 10배 정도, 무게만도 성인의 경우 1~2 kg에 달하며, 건조한 대변의 50~60 %를 점하고 있다(배진우, 2012; 김자현 등, 2017). 미생물의 종류 또한 100~1,000종에 이르며, 우리가 현재 알고 있는 것은 실제 존재하는 것의 30 % 정도 밖에 안 된다고 추론된다. 이 이유는 동물의 장내는 산소의 농도가 극히 낮고 수많은 물질이 같이 존재하면서 미생물 간에도 서로 영향을 미치므로 꼭 같은 생장 여건을 만들어 주기가 어렵기 때문이다. 특히 배양하기 위해서 공기 중에 노출되었을 때는 조건이 크게 변하여 생존할 수 없기 때문에 실재 존재한다고 하더라도 배양으로 확인할 수 없다.

이들 장내 미생물들은 대부분 동물의 대장에 생존하면서 대장 표피세포와 서로 영향을 주고받는다. 대장의 표면적은 보통 200 m^2 정도로 추정되며, 여기에 있는 세포들과 미생물들이 서로 반응을 주고받는다. 현대 과학은 장내에 존재한 미생물의 생존에 관계없이 유전자 정보를 쉽게 확인하고 죽은 미생물도 동정할 수 있기 때문에 생사와 관계없이 존재하는 미생물을 확인할 수 있다.

사람의 장내 미생물의 종류와 구성은 인종, 사는 곳, 먹는 것, 환경 등 여러 조건에 의해서 결정되며, 한국인의 장내 미생물도 다른 나라 사람들과 다르다. 심지어 같은 지역에 사는 사람이라 하더라도 먹는 음식과 생활환경에 따라 다르다. 또한 건강한 사람과 질병이 있는 경우, 그리고 마른사람과 비만인 간에도 장내 미생물의 구성이 같지 않다. 심지어 마른사람의 변을 비만인의 장에 이식하는 경우, 비만 치료가 가능하다(Clemens, 2016). 또한 건강한 사람 대변에서 추출한 미생물로 대장염 치료가 가능함을 밝히고 있다(강상범, 2018). 막 태어난 유아와 성인 장내 미생물은 크게 차이가 나며, 성인이 되어 갈수록 특정 미생물의 수가 감소하거나 증가하는 현상을 보이고 있다. 이런 장내 미생물총의 구성에 따라 건강 상태가 결정된다. 또한 같은 사람이라 하더라도 먹는 것에 따라 장내 균총이 크게 달라질 수 있다.

인체에 서식하는 마이크로바이옴에 관한 지식과 정보의 범위는 식품은 물론이고, 의약, 환경, 농수산물 원료의 생산 여건(토양, 물 등)과 관계가 있으며, 장내 미생물의 구성에 영향을 미치는 인자는 앞으로 더욱 광범위하게 연구되어야 한다. 장내 미생물총은 인간의 건강과 직결되고 질병발생 혹은 만성병과 관계가 있으므로 이들에 대한 공동의 연구가 활성화되어야 한다. 더욱 흥미로운 것은 장내 미생물총, 즉 마이크로바이옴이 단지 육체적 기능에 영향을 미치는 것을 넘어서 정신 영역까지 관계가 있다(Collen, 2016). 따라서 이들 기능에 대한 폭넓은 연구가 계속 진행되어야 한다.

마이크로바이옴 등 분야는 무한한 잠재력과 가능성을 갖고 있으나, 너무나 많은 균종이 관여되고 개개인의 신체적 여건에 따라 변화가 심한 관계로 연구에 어려움이 있다. 이 분야의 연구는 아직도 초보 단계에 머물고 있기 때문에 더 많은 연구 결과들이 축적되어야 앞으로 더 발전할 수 있다. 마이크로바이옴의 역할이 깊고 폭넓게 규명되면 여러 만성병 치료에도 적용할 수 있을 것으로 보인다.

02
장내 미생물의 역할

인간의 특성을 발현하는 게놈에서 구성하고 있는 유전자는 21,000개가 조금 못된다. 이는 꼬마선충의 게놈 크기 정도이고, 다른 생물체 혹은 식물의 유전자수보다도 적다. 인간 유전자의 역할은 몸을 구성하는 주요 성분인 단백질 생산에 필요한 정보를 제공한다. 인간이 갖고 있는 유전자 수는 어느 벌레나 식물보다도 적은데, 이 부족한 부분을 보충하는 방법이 장내에 가지고 있는 마이크로바이옴의 도움을 받기 때문이라는 이론이 있다. 즉, 슈퍼 생물체(Super organism)인 인간은 마이크로바이옴 등 여러 생명체가 모여 있는 집합체로서 작용을 하기 때문이라는 것이다(Collen, 2016). 인간 체내에 같이 공생하는 많은 생명체, 주로 세균들과 서로 협력하면서 모든 생화학적 기능을 공유하며 생명유지에 책임을 같이 하고 있는 것이다. 미생물총, 즉 마이크로바이옴에는 세균뿐만 아니라, 바이러스, 균류, 원시세균 등도 포함된다. 마이크로바이옴의 유전자들이 인간이 갖고 있는 21,000개의 유전자와 더불어 우리 몸의 모든 생리화학적 작용에 관여하면서 다양한 인체생리기능 발현에 도움을 주고 있다.

인체에 서식하는 미생물의 유전자는 어림잡아 440만 개에 이르며, 이들이 미생물총을 구성하는 게놈의 집합체가 된다. 이들은 장내에서 활동하면서 인간의 생리기능에 상당한 영향을 미친다. 그러나 인간 유전자를 분석하는 것만으로는 같은 질병에 걸린 환자 간 유사성을 확인하는 것에 한계를 느끼고 더 발전시킨 분야가 바로 인간미생물군유전체(마이크로바이옴)의 분석이다. 이 연구는 인간의 몸속에 어떤 미생물이 존재하고 활동하느냐에 따라 인체의 생리기능이 달라진다는 것을 밝히는 것이다.

이 지구상에 생명체가 나타난 이래, 생명체들은 서로 도움을 주고받는 관계를 유지해 왔다. 최초의 생명체인 미생물은 가장 열악한 초기 여건에서도 생존하여 종족을 유지해 왔으며, 훨씬 후에 나타난 포유동물의 한 종인 인간에게도 큰 영향을 주게 되었다. 따라서 미생물과 인간은 같이 공생관계를 유지하게 되었고, 미생물이 존재하고 생존할 수 있는 가장 좋은 조건을 제공한 인간의 대장이 그들의 집단서식지가 된 것은 아주 자연스러운 결과이다.

모든 동물들은 지구에 출현한 이래 이들 미생물과 함께 하였으며, 같이 사는 미생물의 숙주노릇을 하다보면 서로 이익을 주는 공생관계를 유지하기도 하지만 여건의 변화에 따라 숙주에 해를 끼치기도 한다(식중독, 질병유발 등). 미생물들을 몸 안에 두는 것은 이런 위험보다 훨씬 더 많은 이익이 있기 때문이다. 이런 이유로 지금까지 장내 미생물과 인간, 더 나아가서 동물들은 상호 공생관계를 유지하고 있다.

생물체 안에 같이 살고 있는 미생물과 이들의 여러 역할을 통하여 서로에게 도움을 주는 경우는 많이 알려져 있다. 예를 들어 짧은꼬리오징어는 다른 포식자에게 먹히지 않기 위하여 발광하는 미생물을 체내에 서식하게 하여 생명을 유지한다. 또한 초식동물의 위장에 존재하는 세균들은 소나 염소가 갖고 있지 않는 섬유소 분해효소를 분비하여 초식동물 스스로 생산할 수 없는 기능을 발현하여 소화를 돕는다. 이 기능으로 미생물은 위내에 계속 생존하면서 에너지를 얻고 자기 종족을 보존할 수 있는 공생관계를 유지하고 있다. 초식동물은 이러한 공생관계를 유지를 통해 자체 유전기능으로 섬유소 분해효소를 만들 필요가 없어졌다. 즉, 각종 장내 미생물의 작용을 다양한 방법으로 활용함으로써 그 기능을 갖는 유전인자를 스스로 확보할 필요가 없어진 것이다.

장내 미생물 분야에서 각광을 받고 있는 것은 프로바이오틱(Probiotic)으로 장내 유익균이라고도 하며 많은 연구를 통하여 인체 내 생체기능들이 과학적으로 밝혀지고 있다. 오래 전 의성인 히포크라테스가 말한 격언, "모든 질병은 장에서 시작한다"의 뜻은 장의 기능과 건강이 깊은 관계가 있다는 말이다. 당시에는 잘 알지 못하였으나 장의 기능은 결국 장 안에 함께 있는 생존하는 미생물과 깊은 관계가 있다는 것이 많은 과학자에 의해서 밝혀지고 있다(KGK, 2018).

장에 있는 미생물들은 인체가 갖고 있는 효소로 분해하기 어려운 식이섬유들을 분해하며, 에너지 공급원으로 사용하게 하고 여러 비타민을 생산하는가 하면 면역기능을 조정하기도 한다. 장내 정상세균총(Ubiosis)의 긍정적 기능과 함께 숙주에 부정적 영향을 주는 이상균총(Dysbiosis)이 같이 공존하며 장내 여건에 따라 우세균의 종류가 달라진다. 예를 들면 항생제를 많이 사용하는 경우 무차별적으로 장내 세균들을 사멸시켜 균총의 분포를 다르게 한다. 이 결과, 장내 균총의 이상에 따라 설사와 같은 이상 증상이 나타나기도 한다. 일반적인 여행자 설사도 장내 세균총과 관계가 있다.

우리가 일반적으로 건강식이라고 하는 채소류와 과실류를 많이 섭취하게 되면 장내 균의 구성이 다양해지고 정상세균총으로 되어 건강에 기여를 한다고 알려져 있다(Sandoiu, 2018). 최근에는 장내 세균들이 장에만 영향을 주는 범위를 넘어 뇌의 기능과도 관계된다는 것이 밝혀지고 있다(Bested, 2013). 이런 연구 결과를 토대로 장내 미생물과 뇌신경 간에 교신통로가 존재한다는 이론을 제기하기도 한다. 또한 장내 유용 미생물들이 대장 내에서 Triglyceride와 콜레스테롤을 분해하여 심혈관질환의 발생억제도 관여한다고 한다(KGK, 2018). 정신과 의사인 Ted Dian 박사는 프로바이오틱이 장내에서 작용하여 정신건강에 긍정적 영향을 주는데, 예를 들면 기분전환, 스트레스 감소, 근심 및 우울증 경감에도 관계된다는 의견을 제시하였다. 또한 우울증에 걸린 환자와 정상인의 대변에 있는 미생물을 비교한 결과, 부정적 영향에 관계하는 Bacteroides, Proteobacteria와 Actinobacteria가 증가한 반면, 유익 균인 Firmicutes는 급격히 감소하였다. 이런 결과로 볼 때 정신건강과 장내 세균의 분포에는 상당한 관계가 있다는 것을 알 수 있다. 또한 알코올 중독자의 장내 세균총은 정상인과 달랐다(토오루, 2016). 이런 추세에 따라 마이크로바이옴 정보는 의약, 환경, 농수산물 등 광범위한 분야에서 관계가 있음이 알려지고 있다. 특히 길항 미생물을 잘 활용하면 인류 최대의 난제인 항생제 내성문제를 해결할 수 있다(김건수, 2016). 이런 추세에 힘입어 앞으로 프로바이오틱의 세계시장은 2020년까지 1천억 달러로 예상하기도 한다(임지현, 2018). 이 분야는 결국 개인의 특성에 맞는 장내 미생물총으로 개인맞춤형이 될 것이다. 프로바이오틱을 첨가하는 제품군은 기능성 음료, 식품보조제, 가축사료 등이며, 관련 미생물이 토양개량제로도 사용될 수 있다.

무균쥐 비교실험을 통하여 신체를 건강하게 유지하는 장내 미생물총의 역할이 상당히 밝혀졌다. 특히 장내벽세포가 분비하는 물질이 미생물이 장내에 안착할 수 있는 여건을 만든다는 것이 확인되었다(Collen, 2016). 장내 미생물 균총은 인체의 건강 상태와 밀접한 관계가 있는데, 마른 체형과 비만 체형의 장내 미생물 균총 비율을 비교해 보면 표 Ⅵ-1과 같다(성문희, 2016).

표 Ⅵ-1 체형별 장내 미생물 분포

구분	Bacteroidetes (의간균)	Firmicutes (후벽균)	기타
마른 체형	73%	12%	15%
비만체형	26%	52%	22%

표 Ⅵ-1에서 보면 마른 체형과 비만 체형의 장내 균총, 즉 Bacteroidetes 문에 속하는 Bacteroides(의간균)과 Firmicutes(후벽균)의 구성에 따라서 비만과 마른 체형이 차이가 난다. 이런 구성의 차이를 이용하여 특정 균을 체내에 접종하기 위한 방법으로 건강하고 마른 체형인의 대변을 이식하여 장내균 분포를 개선함으로써 비만인의 체형 변화를 시도하여 효과를 보고 있다.

또한 염증성 장 질환 환자의 미생물 균총을 비교해 본 결과, Actinobacteria, Proteobacteria는 증가하고 Bacteroidetes와 Lachnospiraceae는 감소하여 유익균과 유해균의 비율이 비정상 상태가 된다. 아토피 피부염 환자의 경우도 장내에 미생물총의 다양성이 낮아진 것이 질환과 관계가 있다고 본다. 즉, Bacteroidetes와 Bacteroides의 다양성이 떨어지는 결과를 보인다. 젖산균과 같은 유익균에 의한 정장작용은 장내에 있는 유익균의 비율을 정상화하고, 뇌 활성화, 면역기능 강화, 지방 분해효소의 활성화와 함께 변비, 설사의 완화,

피부 알레르기의 개선에도 영향을 미친다(성문희, 2016).

여기서 흥미 있는 현상은 장내벽에 있는 긴 관 형태로 되어있는 융모는 장내 유용 미생물의 작용으로 더 길어지는데, 이로 인하여 장 표면적이 넓어져 더 많은 유용 물질을 흡수할 수 있다. 무균쥐는 장 표면적이 좁아 미생물이 존재하는 쥐에 비하여 30 % 정도 더 먹어야 미생물이 같이 있는 쥐와 비슷한 에너지를 얻을 수 있다는 보고가 있다. 이와 같이 생명체가 살아남기 위한 전략으로 미생물과 공조관계를 갖기 시작한 것은 12억 년 전 처음 다세포 생명체가 진화한 이래 계속되어 왔다(Collen, 2018). 이런 진화는 앞으로도 계속될 것이며, 미생물과 인간의 관계도 변함 없이 공조의 관계를 유지하면서 진화할 것이다.

인체를 구성하는 미생물의 역할을 이해하면서 인간은 인간만이 갖고 있는 기능이 아니라, 공존하는 미생물의 여러 역할이 모든 기능에 영향을 준다는 것을 이해해 가고 있다. 결국 유익균은 장내 미생물균총(Microbiota)의 균형을 유지하고 면역력을 높이는 데 대단히 중요한 역할을 하며, 면역에 관계하는 면역세포의 90 %는 장에 있다(배진우, 2012)는 것이 장의 중요성을 대변하고 있다.

03
발효식품이 장내 미생물에 미치는 영향

인체의 장내는 우리 피부와 같이 항상 외부에 노출되어 있다. 모든 음식물이 통과하면서 끊임없이 바깥세상과 접촉하고 있기 때문이다. 따라서 피부에서 일어나는 외부자극과 비슷하게 장내벽도 계속하여 모든 자연 여건에 영향을 받는다. 즉, 음식의 소화는 처음 입에서 저작활동으로 분쇄하고 침으로 소화액을 첨가하고, 이어서 위에 머문 후 소장, 대장(내장)을 통과한다. 이 과정에서 식품에 들어 있는 성분들이 소화, 흡수되고 외부(항문)로 배출된다. 피부가 외부에서 접촉하는 유해 물질이나 미생물로부터 보호장치를 갖고 있는 것과 같이 장내 세포들도 꼭 같이 음식과 함께 들어오는 각종 물질과 미생물로부터 자신을 보호할 장치를 갖추고 있다. 단지 피부와는 다르게 장내에는 더 많은 미생물이 존재하면서 서로 도움을 주고받는 공생, 공조의 관계를 유지하고 있다. 특히 장내에 여러 겹의 보호막을 형성, 해로운 물질이나 유해 미생물의 침입을 막아 신체를 보호하고 있다. 따라서 우리 장이나 폐, 질, 요도까지도 외부에 노출된 표면이라고 할 수 있다(Collen, 2016). 이러한 표면에는 예외 없이 미생물이 존재하고 있으며, 이들은 생존하기 위하여 숙주에서 영양을 섭취하면서 상호 교류하고 있다.

특히 우리가 섭취하는 발효식품에는 1천만~몇 억 마리의 각종 미생물이 존재하고 있다. 오래전부터 인간은 이와 같은 발효식품들은 먹어 왔기 때문에 이 속에 있는 미생물과 서로 친숙한 상대가 되었다. 따라서 발효식품에 존재하는 미생물군은 인체의 기능에 긍정적 영향을 주고 공생의 관계를 유지한다는 것이 학계의 공통된 의견이다. 이런 사실에 힘입어 발효식품에 대한 소비자 의식이 많이 바뀌고 있으며, 특히 인체 건강에 큰 영향을 주는 장내 미생물총의 구성을 조정하는 데 발효식품이 관여한다고 알려져 있다.

동양 몇 나라에서 일반식품으로 소비하는 김치, 콤부차, 케피어 등이 관심의 대상이 되고 있으며, 젊은 세대(조사 대상 49 % 응답)들도 발효식품이나 발효음료 등에서 오는 새롭고 다른 식품의 풍미를 경험하기를 원하고 있다. 또한 발효식품은 가장 경제적인 식품의 장기저장 방법이며, 폐기되는 자원을 이용할 수 있고, 독성제거 효과와 함께 안전성 확보에 긍정적인 효과가 있다(Malochleb, 2016).

발효식품의 활용 분야를 보면 그림 Ⅵ-1과 같다(성문희, 2016).

그림 Ⅵ-1에서 보면 발효식품에 관여한 미생물은 장내에 들어가서 여러 기능을 할 수 있다. 우선 외부에서 들어온 유해미생물의 증식억제 작용을 하거나 기존 미생물에 대하여 길항 작용으로 성장을 제한하거나 억제할 수도 있다. 이 기능들은 장내벽 세포와 교신하여 인체에 영향을 끼친다. 장내 미생물은 여러 경로를 통하여 세포와 교신하고 이 내용이 뇌까지 전달되는 것으로 알려져 있다(이영환, 2018; 김경철, 2018). 이런 기능을 통하여 숙주에 면역기능을 보강하기도 한다(Nishihira, 2016). 또한 각종 대사산물은 신약이나 기능성 물질을 생산할 수도 있고, 생리조정기능을 나타내기도 한다.

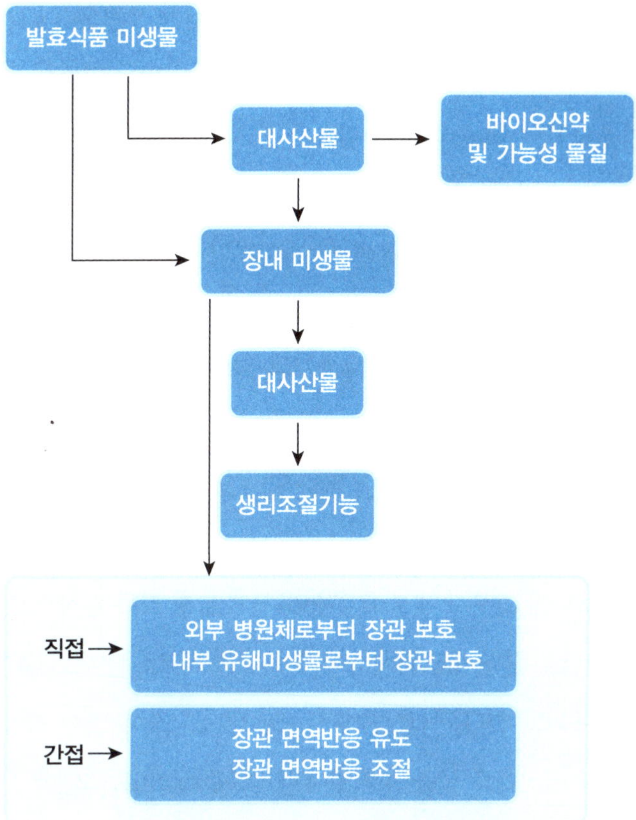

그림 VI-1 발효 미생물의 여러 기능들

발효식품에서 주요 역할을 하는 미생물은 Bacillus 속과 젖산균류로 알려져 있으며, 청국장 발효에 관여하는 *Bacillus subtilis*는 Poly–ϒ–glutamic acid를 생성하여 생체 내에서 중성지방이나 총 콜레스테롤 수준을 감소시킨다. 또한 아토피 피부염 증상을 개선하거나 위 점막 보호기능을 보강한다(성문희, 2016).

김치를 계속 섭취하는 경우, 변에 젖산균 수가 증가하는 현상을 보이는 것으로, 김치 중 젖산균들이 장에 도달하여 기능을 하면서 생존한다는 것을 알 수 있고, Probiotic으로서 역할을 수행한다고 볼 수 있다(Kim YS, et al., 2006).

채식을 위주로 하고 발효식품을 상대적으로 많이 먹는 장수마을 거주자들이 도시 거주자들에 비하여 비만 빈도가 높지 않고 대장질환 억제에 도움이 되는 유익한 장내 미생물의 분포가 3~5배 많은 것이 조사 결과 밝혀졌다. 이 조사는 농촌 장수마을 거주자와 도시 거주자의 장내 미생물 분포를 조사한 것으로 젖산균 함량의 차이가 있었고, 특히 유해균은 도시 거주자에서 높은 분포를 보인 반면, 장수마을 거주자에서는 거의 검출되지 않았다. 유익 균으로 확인된 것은 Lactobacillus, Lactococcus 등이었고 장내 분포에서 차이가 있었다(식품음료신문, 2011.6.13.).

신경퇴행성질환 치료에 사용되는 Nerve growth factor는 청국장 발효에 관여하는 *B. subtilis*에 의해서 생산이 가능하였고 모델 쥐를 대상으로 실험한 결과 신경신호전달을 향상시켜 알츠하이머 증상을 치료하는 데 도움이 될 수 있다는 것이 발표되고 있다. 이와 함께 GABA가 청국장에 많이 함유되어 있어 알레르기 증상 개선에도 도움이 되었다(Food News, 2018. 7. 2.).

국가에 따라서는 인구의 50~80 %가 *Helicobacter pylori*에 의해서 감염되었다고 알려져 있는데(Fox et al., 2001), 이 세균은 위염, 괴양, 위암을 일으킨다고 알려져 있다(Montecucco et al., 2001). 이런 위험성 때문에 이 세균을 위암의 제1군 발암 물질로 규정하였다(International Agency for Research on Cancer-IARC).

지금까지의 질병의 치료 방법은 항생제 중심이었으나, 내성 문제로 식품을 통한 치료 방법이 대안으로 제시되고 있다. 콩 발효식품인 된장 추출물과 된장에서 분리된 균이 *H. pylori*를 증식 억제하는 결과를 얻었고, 보균자를 대상으로 식이시험(30 g/일, 3회) 결과 *H. pylori*의 성장을 억제하는 효과를 보였다(김형락 등, 2007). 같은 경향의 연구 결과가 발효한 두유제품에서도 증명되었는데, 두유에 크렌베리와 키토산을 넣어 *L. plantarum*으로 발효했을 때 *H. pylori* 증식억제 효과가 상승되었고, 이는 페놀성 화합물과 복합작용에 의한 것으로 판단되었다. 이 발효제품은 *H. pylori*에 대한 천연방어제로 이용 가능성을 제시하였다(Apostolidis et al., 2011).

지금까지 많은 연구를 통하여 발효식품에서 발효산물은 물론이고 발효에 관여한 미생물들이 직접 장내로 들어가 장내에 생존하면서 계속 숙주에 영향을 주고 서로 교신하면서 생리적 영향을 준다는 것이 밝혀지고 있다. 따라서 인체 건강에 지대한 영향을 미치는 장내 미생물 구성을 유익한 방향으로 유도하기 위해서는 발효 미생물을 폭넓게 활용하는 방법이 더욱 연구되어야 할 것이다. 특히 대부분의 전통발효식품은 해당 지역 거주자에 의해서 수천 년간 섭취되어서 장내 미생물과 밀접한 관계가 있으므로 장 건강에 큰 영향을 미칠 것으로 판단된다. 지금 세계적으로 문제가 되는 항생제에 의한 내성균의 문제도 결국 우리에게 밀접하게 연관된 발효 관여 미생물을 유해균의 길항생물로 활용하여 세계적인 문제를 해결하는 실마리를 찾을 수 있을 것이다.

04
향후 연구 방향

장내 미생물과 인간의 건강은 우리가 예상하지 못할 정도로 밀접한 관계가 있고, 생리적 관계뿐만 아니라, 정신 영역까지 영향을 미친다는 것이 과학적으로 밝혀지고 있다. 생리적 기능과 관계되는 것은 많은 만성병, 즉 비만, 암, 심혈관질환, 심지어 당뇨병과도 연관 관계가 있으며, 장내 균총 구성을 어떻게 유지하느냐에 따라 건강한 사람과 그렇지 못한 사람이 나눠지고 있다. 지금까지의 연구 결과에 의하면 긍정 혹은 부정적 영향을 주는 균 속과 종이 밝혀지고 있으며, 이들 균총의 구성은 식품에 의해서 관리될 수 있다고 알려졌다.

채소류와 과실류를 많이 먹는 식단에서는 균종의 다양성이 확인되고, 육류 중심의 식사에서는 다양성이 크게 위축되는 등 우리 식품에 의해서 장내 미생물총 관리가 가능함을 밝히고 있다. 특히 각종 유익균의 보고인 발효식품에 의한 긍정적 영향은 우리가 앞으로 계속하여 연구해야 할 분야이다.

향후 장내 미생물을 관리하고 인체 건강과 연계하여 더 연구할 분야를 제시하면 다음과 같다.

가. 발효 관여 미생물의 탐색 및 활용도 확대

전통발효식품에서 기능을 발휘하는 관여 미생물을 체계적으로 선발, 동정하고 이들의 역할을 계속 추적할 필요가 있다. 이들 연구는 관여 균의 확인, 동정의 차원을 넘어 다목적 목적지향적 연구가 진행되어야 한다. 미생물의 기능은 배양조건과 환경에 따라 다른 기능이 밝혀져 한정된 방향보다는 넓은 범위의 추적이 가능해야 한다. 특히 용도의 확대를 위해서는 광범위한 가능성을 검토할 수 있도록 조명 범위를 확대할 수 있도록 설계되어야 한다. 농업용 종자의 확보도 중요하지만 이에 못지않게 수적으로 가늠하기 어렵고 수많은 기능을 갖고 있는 다양한 미생물의 확보는 국가적으로 수행해야 하는 장기·거대 과제이다.

나. 발효산물의 기능 확인 및 산업화 연구

미생물은 자체 기능에 부가하여 발효 과정에서 생산하는 대사산물은 산업적으로 유용하게 사용할 수 있는 물질이 많이 있다. 항생제나 비타민, 효소 등도 미생물에 의해서 생산되고 있으며 앞으로 새로운 물질을 생산할 가능성이 매우 높다. 식품 분야에서는 각종 첨가물, 즉 조미원이나 유기산 등도 미생물발효로 생산이 가능하다. 따라서 여러 미생물을 대상으로 유용 물질 생산 가능성을 확인하고 산업적으로 이용할 수 있는 방법을 연구해야 한다. 식품에 이용되는 많은 물질들은 화학적 합성품에 대한 소비자의 거부반응이 심하지만, 발효기법에 의한 생산물은 선호하기 때문에 이런 경향에 힘입어 발효산업을 육성시켜야 한다. 또한 미생물에 의한 발효기법은 환경친화적으로 생산이 가능하여 세계적인 추세와도 잘 어울린다.

다. Probiotic(유용 세균)의 확대 발전

대부분 발효식품에 관여하는 미생물들은 프로바이오틱이 많다. 주된 미생물들은 젖산균과 Bacillus 속 균이고, 젖산균은 대부분이 이미 프로바이오틱으로 분류되고 있다. Bacillus 속 중 발효식품에서 많이 검출되는 *Bacillus subtilis*나 *B. licheniformis* 등은 아직 집중적인 조명을 받지 못하지만 인체 내에서 유용균으로 작용할 가능성이 높다. 프로바이오틱 관련 연구는 주로 서양에서 유제품을 중심으로 시작되었고, 세계 여러 학자들이 이 분야에 집중적인 연구를 통하여 많은 결과를 발표했기 때문에 프로바이오틱은 젖산균이 주가 되었고, 요거트나 관련 유제품이 주요 연구 대상으로 떠올랐다.

Bacillus 등은 채소류나 콩을 주원료로 하는 장류에서 주로 발현하는 균종으로 상대적으로 이들 균들이 인체에 미치는 영향에 대한 연구가 미흡한 실정이다. 특히 김치의 주발효균인 *Lactobacillus plantarum*은 젖산 생성 능력과 강한 생존력 때문에 아마도 장내에서는 우점균으로 작용할 수 있는 가능성이 높다. 이런 사실을 감안하여 우리의 전통발효식품에 관여하는 미생물에 대한 폭넓은 기능성 연구가 집중적으로 진행되어야 한다. 이 분야의 연구는 결국 한국에서 이루어져야 한다.

라. 개인맞춤형 특수미생물 이용, 신제품개발

근래 추세는 개인맞춤형 건강관리로 큰 방향이 잡혀가고 있다. 개인마다 체질과 생리적 특성이 다르고, 연령에 따라서도 많은 다른 점이 있다. 이런 차이를 감안하여 발효식품이나 프로바이오틱도 각자의 체질과 특성에 맞게 특화해야 할 때가 되었다. 장내 세균총을 검사하여 이들 조건에 맞는 생균제의 투여, 혹은 발효제품을 개발하여 공급할 수도 있다. 더욱 활성화되고 있는 게놈계획에 힘입어 개인의 유전자정보에 맞는 균주와 관련 제품개발이 가능할 것이다. 또한 예상되는 질병을 예방할 수 있는 식품처방도 현실화할 수 있다.

마. 장내 세균총과 발효식품 섭취에 따른 변화 추적

일부 연구로 김치섭취에 따른 장내 세균총의 변화를 추적한 결과를 발표하였으나, 발효식품을 섭취하였을 때 장내 미생물 변화와 이들이 장내에 정착하는지의 여부, 장 세포와의 교신 방법과 내용, 그리고 면역체계에 미치는 영향 등이 종합적으로 연구되어야 한다. 우리 전통발효식품의 우수성을 인증받기 위해서는 이와 같은 기초 연구 결과가 속속 세계 학술지에 보고되어 국제적으로 인증을 받아야 한다.

바. 인체 적용 실험의 활성화

기능성 확인 실험은 크게 실험관 내 실험(in vitro)과 동물 실험 그리고 최종적으로 인체 실험(in vivo)으로 구분할 수 있는데, 국제적으로 기능성을 확실히 인증받기 위해서는 인체 적용 실험 결과를 내놓아야 한다. 물론 예비 확인 실험으로 시험관 내 실험과 동물 실험도 예비, 혹은 기초적으로 필요하나 이들 실험 결과로 가능성이 확인된 경우 최종적으로 인체 적용 실험이 뒤따라야 한다. 이 실험에는 상당한 비용이 소요되고 성공 확률이 높지는 않으나, 경쟁력 확보를 위해서 필수적으로 거쳐야 할 과정이다.

사. 관련 분야와의 협동 및 융합 연구 기반구축

동물 실험이나 인체 적용 실험은 전문가의 영역이고, 또 의학계와의 공동

실험이 필수이다. 따라서 가능성 실험을 할 때는 식품전문가, 생물학, 생리학 분야와 영양 및 의학 분야 전문가가 같이 참여하여 실험계획을 세운 다음, 실험을 하고 결과를 분석해야 한다. 정보의 수집, 처리나 종합분석 등에서 IT 전문가의 조언도 필요하다. 따라서 광범위한 학제 간 협력과 융합을 위한 제도적 시스템의 구축이 요구된다.

아. 안전성 확보 연구 진행

모든 식품의 제일 우선 요건은 안전성 확보이다. 특히 발효식품의 경우, 유해·유익 등 많은 미생물이 관여하기 때문에, 안전성 확인은 필수이다. 유익하거나 무해, 무익한 경우 안전성은 우려의 대상이 아니지만 균 자체와 생성되는 산물에 의한 유해성이 있을 경우 소비자에게 큰 위험이 된다. 따라서 새로운 미생물을 사용하고자 할 때는 먼저 위해성 여부가 철저히 검토되어야 한다.

첫째, 사용하는 균 자체가 위생당국에서 허용된 안전한 균(GRAS)인지 확인해야 하며, 여기서 걸리면 더 이상 실험을 진행시키는 것이 무의미하다. 둘째, 사용한 균의 증식산물, 즉 대사산물의 독성 여부의 검증이 필요하다. 예를 들면 진균독(Mycotoxin)의 생성 여부, 독성물질로 알려진 Biogenic amine, Ethylcarbamate, 기타 독성 물질 등의 생성 여부를 확인하여 무독화 처리를 하거나 조치가 불가능할 경우 검토하는 균의 사용은 포기해야 한다.

VII

발효산업육성으로 새로운 세계가 열린다

발효산업은 미생물이나 효소를 근간으로 하는 제조업이다. 사용하는 미생물에 따라 산물을 달리할 수 있고, 생산물의 생산수율도 달라진다. 17세기 중반 레벤후크(1632~1723)에 의해서 미생물이 발견된 이래 미생물의 존재와 이용 방법이 급속히 발전하면서 실로 다양하고 수많은 산물이 생산되고 용도가 발굴되어 인간의 생활을 풍요롭게 하였다. 아울러 세기의 발명인 항생제 등 의약품 생산으로도 발전하여 수많은 사람의 질병을 치료하거나 생명을 구하기도 하였다. 현대에 이르러서 게놈 프로젝트를 통해 여러 생명체의 유전인자 구성을 밝혔는데, 인간의 경우 2만1천 개가 밝혀졌다. 인간보다도 훨씬 많은 유전인자를 갖고 있는 미생물은 총 440만여 개의 유전자를 보유하고 있다는 것을 알아냈다. 유전자 단위만을 보면 인간보다 미생물체의 유전자가 훨씬 다양하다.

한편 인간게놈은 99.97 %가 일치하는 반면 미생물 균주는 80~90%가 서로 다르다(김경철, 2018). 그만큼 미생물의 기능이 서로 다름을 알 수 있다. 이들 유전자는 각각 고유한 기능을 갖고 있으며, 인간의 유전자 기능을 하나하나 밝힘으로써 우리 생활에 활용할 수 있는 방법을 찾아 왔고, 유전자지도를 완성하여 용도에 맞게 관리하는 방법을 연구하고 있다. 이런 연구의 결과물로 유전자 재조합 생물(GMO)들이 출현하고 있다.

발효산업은 생명체인 미생물을 활용하여 목적하는 물질이나 기능을 이용하는데, 활용 대상으로 하는 미생물은 지구상 어느 생명체보다도 다양하고 그 수도 헤아릴 수 없이 많다. 특히 미생물 생존의 역사는 인간보다 훨씬 오래되었다. 또한 여러 다양한 자연환경에도 손쉽게 적응하고, 주위 여건에 맞게 자신을 빠르게 변화시킬 수 있는 능력이 뛰어나다. 생존의 범위도 지극히 넓고 어떠한 악조건에도 자신을 변화시켜 견뎌낼 수 있는 능력을 보유하고 있다. 이들의 특징을 잘 활용한다면 동물을 포함한 일반적인 생명체가 쉽게 할 수 없는 극한의 일까지 가능하게 할 수 있을 것이다. 이와 같이 기능을 한정할 수 없는 미생물 활용 산업도 미생물 자체에 대한 권리를 보호받고 있어(세계생물다양성협약, 나고야 의정서), 우리의 권리를 확보할 수 있는 새로운 미생물종균 확보 노력이 시급하다.

생물자원으로서 미생물 이용의 이점으로는, 다양성에서 다른 생물자원(식물, 동물)과는 수적으로 비교가 되지 않으며, 동식물 생물체와는 다르게 희망하는 최종 목적에 부합되게 유도할 수 있는 가능성이 높다. 또한 생육 기간이 대단히 짧고, 단위면적당 생산량이 가장 높은 장점이 있으며, 자연환경(태양, 토양, 기후 등)에 영향을 받지 않고 생산, 적용할 수 있다. 선진국들은 식품, 바이오, 의약, 농업, 환경 분야에서 고부가가치 창출이 가능한 핵심 소재인 생물자원, 특히 미생물들이 포함된 유용자원 선점을 위한 국가 차원의 활발한 노력을 하고 있다.

01
발효 미생물의 산업적 이용 사례

미생물을 이용한 산업은 각종 주류, 수많은 발효식품 등은 기원전부터 인간의 생활 속에 들어온 대표적인 품목이며, 이후 거대한 발효산업으로 발전하였으며, 현재도 큰 산업 영역을 차지하고 있다. 근래 발효산업은 기존의 영역을 넓혀 의약품의 생산 등 큰 범위의 바이오산업으로 진출하고 있으며, 바이오플라스틱 등 생활필수소재를 생산하는 영역으로도 확대되고 있다.

미생물을 이용한 발효산업은 폭넓은 학문간 연계가 필요하며, 학제 간 융합이 되어야 한 단계 발전할 수 있다. 특히 생물학, 분자생물학, 유전공학, 생화학, 육종학, 미생물학 등 기초학문과 대량생산을 위한 연관된 산업공학, 기계공학, 장치산업은 물론이고, 파이롯 및 실증대량생산시험 등 기업적 적용을 위한 선행연구가 필수사항이다.

발효 미생물을 이용한 산업 분야를 분류해 보면 그림 Ⅶ-1과 같다.

그림 Ⅶ-1을 보면 미생물을 이용할 수 있는 발효산업 분야는 광범위하며, 이미 산업화하여 큰 영역을 차지하고 있거나 앞으로 발전할 가능성이 높은 분야도 예상할 수 있다. 물론 제조 분야 산업은 기술적 바탕이 갖춰야 하는 것이 초기단계이나, 경제적 타당성이 결여되면 의미가 없다. 경제적 타당성은 우

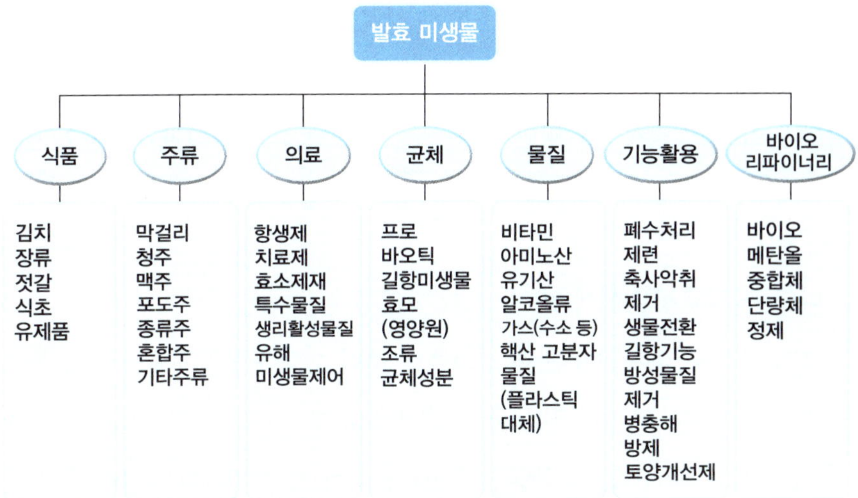

그림 VII-1 발효 미생물을 활용한 산업 분야

선 현재의 여건에서 판단해야 하나, 앞으로의 여건 변화에 따른 가능성도 검토되어야 한다. 바이오산업은 미래지향적 경향이 강한 분야로 국내외의 변화와 국제적 추세와도 연관되어 미리 기반기술을 확보하여 기술과 경험을 선점할 필요가 있다.

가. 발효식품 분야

우리나라 대표적인 발효식품은 김치, 장류, 젓갈, 식초 등으로 이미 큰 산업군을 형성하고 있으며, V장에서 각 주요 발효식품의 기술과 생산 여건, 생산 현황, 수출 등에 대하여 자세히 기술하였다.

전체적으로 판매액 규모는 2016년 기준 김치류 1조 1천억 원, 장류 1조 6백억 원, 젓갈류 3천 212억 원, 식초류 1천 208억 원 정도이며, 국내 수요를 충당하기 위하여 상당한 양이 수입되고 있다. 특히 김치 같은 경우 수출량보다 수입량이 많아 무역역조가 심한 품목으로 김치 종주국의 위상까지 거론하는 처지가 되었다. 앞으로 전통발효식품 산업을 더욱 발전시키기 위해서는 기술개발뿐만 아니라, 경제성을 감안한 새로운 방향으로의 용도 개발이 필수이며, 신세대에 수용 가능한 새로운 제품을 개발하여야 한다.

나. 세계 발효제품 생산 현황

세계 여러 나라는 발효 관련 산업을 꾸준히 육성해왔고 지금도 사업 확장을 위하여 노력하고 있다. 미생물 관련 제품의 세계 시장규모는 2011년 1,560억 달러였고 2016년에는 2,590억 달러를 초과하여 5년간 연평균 10.7 % 정도로 고도성장하고 있다. 세계 농수축산용 미생물 시장규모는 2010년 16억 달러에서 2016년 24억 달러로 6.8 %씩 성장하였다. 특히 미생물 비료시장, 사료첨가제 등에서 계속 성장세가 높다. 세계 미생물 관련 주요 해외기업은 BASF, Ajinonoto, DSM, Danisco, Novozymes 등이며, 이들이 관련 산업에서 우위를 점하고 있다(권대영, 2014).

세계 발효 관련 제품의 시장 현황 및 전망을 보면 표 Ⅶ-1과 같다.

표 Ⅶ-1에서 보면 알코올 분야의 시장규모가 크며, 평균 성장률로 보면 비타민과 알코올 분야의 비중이 높다. 전체적으로 보면 총 485억 달러에 이른다. 앞으로도 계속 성장할 것으로 예상되어 우리의 관심이 필요하다.

표 Ⅶ-1 세계 발효제품 시장 현황 및 전망

(단위: 백만 달러)

발효제품	2010	2011	2012	2013	2014	2015	평균 성장률(%)
항생제	5,876	6,105	6,343	6,590	6,845	7,107	3.95
알코올	20,594	21,613	22,673	23,770	24,898	26,056	5.06
효소	2,843	2,947	3,050	3,151	3,250	3,346	3.60
유기산	5,120	5,845	5,576	5,813	6,056	6,308	4.45
비타민	1,599	1,696	1,799	1,911	2,030	2,159	6.29
폴리머/검	1,098	1,143	1,189	1,237	1,287	1,338	4.20
기타	1,775	1,854	1,935	2,017	2,100	2,185	4.51
총계	38,905	40,702	42,594	44,489	46,467	48,499	4.71

자료: 권대영(2014)

미생물로 생산하는 효소는 다양한 용도로 사용하고 있는데, 세계 여러 나라에서 생산하는 효소 시장을 보면 표 Ⅶ-2와 같다.

표 Ⅶ-2 국가별 효소 시장 현황

(단위: 백만 달러)

지역/국가	2010	2011	2012	2013	2014	2015	평균 성장률(%)
미국	1,432	1,506	1,579	1,651	1,720	1,785	5.06
캐나다	45	45	46	47	47	48	1.60
일본	60	61	61	62	63	64	1.37
유럽	756	772	787	803	818	833	2.17
아시아-태평양	325	333	341	350	359	368	2.40
중동	76	78	80	82	84	86	2.42
중남미	150	152	154	157	159	162	1.55
총계	2,843	2,946	3,049	3,151	3,250	3,346	3.60

자료: 권대영(2014)

효소 생산 시장은 표 Ⅶ-2와 같이 미국이 가장 큰 비중을 차지하고 있으며, 주로 유럽 및 아시아-태평양 지역에서 이루어진다. 미국은 연평균 5 % 성장으로 앞으로도 시장을 주도할 것으로 여겨진다.

한편, 세계 지역별 전체 바이오 산업의 시장규모를 보면 표 Ⅶ-3과 같다.

표 Ⅶ-3 세계 지역별 바이오 산업 현황

(단위: 백만 달러, %)

구분	2010	2011	2012	2013	2014	2015	평균 성장률(%)
U.S.	71,544,73	73,090,10	74,880,81	76,543,16	77,882,67	79,113,22	2,03
Europe	57,851,29	61,176,17	65,815,41	70,232,83	75,786,83	81,746,48	7,16
Asia-Pacific	91,498,23	100,788,13	112,105,64	125,562,15	139,284,08	153,373,41	10,88
Rest of World	3,444,29	3,862,43	4,419,01	5,099,54	5,826,22	6,629,67	13,99

Biotechnology-A Global Outlook, Global Industry Analysis, 2012, 1

표 Ⅶ-3에서 보면 사업 규모는 아시아-태평양 지역의 규모가 가장 크고, 유럽, 미국 순이다. 아시아-태평양 지역에서 규모가 큰 것은 발효식품이 포함된 결과로 추정된다. 특히 이 지역의 연간 성장률이 높은 것은 눈여겨 봐야 할 점이다.

한편, 국내의 바이오 자원 및 소재 시장 현황을 보면 표 Ⅶ-4와 같다.

표 Ⅶ-4에서 보면 국내의 바이오 자원 및 신소재 분야가 가장 큰 비중을 차지하고 있으며, 성장률도 가장 높다. 기능성 화장품의 시장규모가 커지고 있으며, 평균 12.1 %의 성장률을 보이고 있다. 이는 우리나라의 화장품 수출량이 늘어나는 것과 같은 경향을 보이고 있다.

표 VII-4 바이오 자원 및 소재 시장 현황 및 전망

(단위: 억 원)

구분		시장규모					성장률(%)
	연도	2012	2013	2014	2015	2016	CAGR
국내 시장	바이오자원 및 신소재	59,298	70,030	82,706	97,676	115,365	18.1
	친환경 농업용품 (농약, 비료)	262	274	286	299	312	4.5
	기능성 화장품	14,858	16,642	18,639	20,875	23,400	12.1
세계 시장	바이오자원 및 신소재	3,007,760	3,383,729	2,806,696	4,817,849	5,420,000	12.5
	친환경 농업용품 (농약, 비료)	18,052	18,052	22,241	24,684	27,448	11.2
	기능성 화장품	3,899	3,899	4,200	4,358	4,522	3.78

자료: '생명공학 시장현황 및 전망', 생명공학연구원 정책연구센터, 2012

다. 프로바이오틱 산업

프로바이오틱은 장내 유익세균으로 일정 농도 이상 섭취 시 대장 내에서 해로운 균의 성장과 병원성 균의 감염을 억제하고, 신체면역계를 활성화시켜 건강에 유익한 효과를 주는 세균류를 말한다.

프로바이오틱을 FAO와 WHO는 다음과 같이 정의하였다. "Live microorganisms which when administered in adequate amounts confer a health benefit on the host" 즉, 건강에 긍정적 효과를 주는 미생물을 말한다. 이런 효과 때문에 많은 관련 기업들이 프로바이오틱 생산에 뛰어들고 있으며 계속하여 규모가 커지고 있는 추세이다.

세계적으로 1908년 메치니코프(Ilya Ilyich Metchnikoff)가 요거트에 있는 *Lactobacillus bulgaricus*와 *Steptocoocus thermophilus*가 장내부패를 억제하고, 수명연장에 기여한다는 연구결과로 노벨의학상을 수상하면서 세계적인 관심의 대상이 되었다.

현재 프로바이오틱으로 사용되는 균과 효능을 보면 표 Ⅶ-5와 같다.

표 Ⅶ-5 프로바이오틱의 종류별 효능

종류	효능
비피도박테리움 락티스	과민성 대장증후군, 염증성 장질환에 도움
비피도박테리움 비피둠	로타바이러스에 의한 설사 감소, 항생물질 생산
락토바실러스 애시도필러스	항암 효과, 혈중 콜레스테롤 저하, 비타민 B군 합성
락토바실러스 플란타럼	포진바이러스 억제, 독소 억제, 항염 작용
락토바실러스 람노수스	면역조절 효과 뛰어나 유해균 침입 억제
락토바실러스 락티스	면역기능 활성화, 소화기능 도움
스트렙토코코스 테르모필루스	면역 증진, 유당불내증에 효과

자료: 성문희(2016)

표 Ⅶ-5에서 보면 젖산균이 주를 이루고 있으며, 이들 외에 새롭게 Bacillus 속 균, 효모, Facalibacterium, Akkermansia 균종도 기능성이 인정되고 있다(장성재, 2018). 이들 프로바이오틱은 장내유해균 억제와 함께 배변 활동을 원활하게 하고, 변비, 설사 해소, 알레르기 개선 및 뇌기능 활성화와 함께 면역력을 향상시키는 작용을 한다(성문희, 2016).

프로바이오틱 시장은 2015년 기준 470억 달러이고 2020년까지 7 %씩 증가하여 470억 달러로 예측(김용규, 2016)하고 있으며 유럽 시장에서 아시아 태평양 지역 성장세가 두드러진다. 이들 기능성 제품은 ① 기능성 음료, ② 식품보조제, ③ 가축사료첨가제로 구분되고 있으며, 각각 분야에서 시장이 확대되고 있다.

국내 건강 기능성 식품 시장은 2013년 1조4,820억 원에서 2014년 1조6,310억 원, 2017년 2조2,374억 원으로 크게 성장 중이다(식약처, 매경). 이 시장에서 1순위는 홍삼 제품이고 이어서 프로바이오틱순이다. 이 프로바오틱 시장에서는 젖산균 분야가 1위(40 % 이상)에 자리매김하고 있다. 새로운 장내 미생물 역할로 사이코바이오틱스(Psychobiotics)와 같이 프로바이오틱과 상호작용하여 정신건강에 이익을 주는 물질들이 알려지고 있다. 장내 미생물총이 호르몬과 신경전달 물질에 영향을 미쳐 학습 및 기억 능력에 관계된 뇌유래 신경인자(Brain-derived neurotrophic factor, BNNF)를 증가시킨다는 보고 등 장내 미생물의 작용 범위가 점점 확대되고 있다. 여러 학자들에 의하여 특히 장내 미생물이 뇌에 영향을 미친다는 연구 결과가 발표되고 있다(이영환, 2018).

라. 농축산 분야

마이크로바이옴(Microbiome)은 크게 인간 마이크로바이옴(Human microbiome), 장내 마이크로바이옴(Gut microbiome) 및 레지스톰(Resistome)으로 구분한다. 인간 마이크바이옴은 인간 질병의 90 % 이상이 장에서 서식하는 미생물과 관계있다고 알려져 있으며, 식물 마이크로바이옴은 작물생육자재로서 활용도가 증명되고 있다(김지현 등, 2017)

• 식물 마이크로바이옴을 활용한 작물생육보조재

식물은 단독으로 존재하는 것이 아니라, 주변 환경, 특히 기후와 자라고 있는 토양에 큰 영향을 받는다. 성장 과정 중 이들 여건에 의해서 도움을 받기도 하나 생물학적, 비생물학적 스트레스에 노출되기도 하며, 이 과정에서 토양에 존재하는 미생물에 의해서 여러 도움을 받을 수 있다. 이런 예로 무병토양의 건강한 흙을 병충해가 발생한 지역에 이식하는 경우 토양 미생물총을 변화시켜 관련 병충해의 발생을 억제할 수 있다. 이는 건강한 사람의 변을 그렇지 못한 사람의 장에 이식하는 경우와 같게 건강한 토양을 병이 발생하는 토양에 넣어줌으로써 건강한 토양으로 변할 수 있음을 증명하고 있다. 즉, 토양에 있는 미생물의 조성을 달리하는 것으로 이미 토양 미생물과 식물의 뿌리가 상호교신하고 이익을 주고받는 기능을 강화한 결과로 본다.

또한 극단적인, 가뭄이나 기온변화에 적응할 수 있는 미생물의 이용으로 식물의 생존기능을 높일 수 있다. 미국의 Indigo Agriculture사는 식물 마이크로바이옴을 이용하여 식물의 수분활용도를 높인 면화종자 개발에 성공하였다.

• 작물의 영양흡수 촉진 및 억제

식물이 자라고 있는 토양 속 각종 미생물들은 양분의 흡수를 촉진하거나 억제하기도 하여 작물의 생육을 조절할 수 있다. 토양에 존재하는 미생물들은 식물이 흡수할 수 없는 형태의 물질을 분해하여 흡수 가능한 형태로 분해해 주거나 증식하며 생산하는 이차대사산물을 분비하여, 뿌리발육을 비롯한 식물의 초기생육에 도움을 주기도 한다.

• 식물-미생물 간 상호작용을 통해 식물의 면역체계 활성화

미생물이 증식하면서 분비하는 에틸렌, 자스몬산, 실리신산 등 휘발성 물질은 식물체내 면역체계를 활성화시키는 대표적인 면역 유도 물질로 알려져

있다. 이 물질들은 식물 병원균이 식물체에 침입했을 때 유도저항성(Induced systemic resistance)을 발휘하여 강력하고 빠르게 면역체계를 활성화한다. 식물에 의해서 전신획득 저항성의 기작이 밝혀짐에 따라 천연저항성 유도체의 개발이 가능할 것으로 기대한다.

• 복합 미생물에 의한 토양개량제 개발

토양 미생물의 생장촉진 및 토양 특성을 개선할 수 있는 복합 미생물 제제의 개발 및 이용으로 생물비료의 개념을 도입할 수 있다.

• 병충해 방제

특정 식물의 병충해 발생 원인균을 확인하여 이 균들에게 길항할 수 있는 미생물을 선발·이용함으로써 농약 사용량을 획기적으로 감소시킬 수 있다. 이런 관점에서 미생물이 가진 생물농약으로서 기능성이 확인되고 있다.

• 가축질병 예방제

세계적으로 가축질병을 관리하기 위한 항생제 사용을 규제하는 추세에 맞춰 대체 수단으로 길항 미생물의 사용이 주목받고 있다. 앞으로 다제내성균(슈퍼박테리아)의 출현은 인수공통 전염병 때문에 인간에게 심각한 위험요소가 될 것이다. 이들 내성균의 원인이 가축사양 시 과도한 항생제 사용에 기인한다고 추정된다. 따라서 가축에 대한 항생제 사용은 계속 제한될 것이며, 이에 대비한 각종 미생물 치료제 혹은 예방제가 개발될 것으로 예상된다. 예를 들면 닭에 의해서 발생하는 대표적인 식중독 미생물인 Salmonella 감염을 막기 위하여 사료에 길항 기능이 있는 젖산균 투여는 상당한 효과를 보이고 있으며, 그 외 다른 질병에도 적절한 길항 미생물 투여로 질병 예방 및 치료가 가능할 것으로 보인다.

• 가축분뇨 처리제

가축분뇨에 의한 악취와 폐수오염은 더 미룰 수 없는 심각한 세계적인 환경 문제로 대두되고 있다. 이는 밀식가축사양을 전면 금지하기 전에는 해결이 불가능해 보이나 발생한 분뇨를 미생물로 처리하고 악취를 제거하는 방법이 계속 연구되어야 한다. 폐수로 배출되는 오염원을 유기발효자원으로 활용하여 메탄가스 생산 등 에너지 공급원으로 활용하고, 발효 후 생산되는 산물을 유기질비료 원으로 전환할 수 있는 가능성도 있다. 이런 시도는 이미 진행되고 있으며, 여기에 필요한 것은 용도에 맞는 우수미생물의 선발 및 배양조건을 정립하여 기술적, 기업적 타당성을 확립하는 것이다. 현재 확립된 기술을 더 발전시키고 서로 융합하면 충분히 실용화 가능성이 높다.

마. 의료 분야에 활용

인간질병의 역사를 보면 동식물을 이용하는 천연재료에 의한 치료에서 시작하여, 치료 원인 물질을 확인하여 이용하였다. 처음 유황제제 등 화학 물질 치료제로 발전하여 오랫동안 이용되었다. 이후 특정 미생물에 대한 증식억제, 살균 효과가 확인된 미생물 기원 항생제가 주류를 이루게 되었다. 항생제는 한동안 꿈의 질병치료제로 인식되었으나, 장기 사용에 의한 내성 문제로 또 다른 심각한 위험에 직면하게 되었다. 이는 질병원인균의 유전자 변형에 의한 것으로 쉽게 해결될 수 있는 문제는 아니다.

이런 어려움을 해결할 수 있는 방법으로 해당 병원균에 길항 기능이 있는 미생물, 즉 생균제를 활용하는 방법이 검토될 수 있다. 이미 몇몇 식중독균들은 젖산균에 쉽게 사멸되거나 증식이 억제되는 것이 과학적으로 확인되었으므로 이와 같은 특성을 다른 질병균에도 적용할 수도 있다. 질병의 제3차 치료제로서 생균제를 적극 검토해 볼 필요가 있다.

바. 바이오 리파이너리(Bio-refinery)

바이오 리파이너리는 혼합된 물질군에서 특정 물질을 정제·분리하여 용도를 특화하는 개념으로 석유화학 계열에서 폭넓게 도입한 방법이나 생물 분야에서도 표 Ⅶ-6과 같이 각종 미생물의 기능을 활용하여 생산된 여러 기질을 분획하여 더 부가가치가 있는 제품으로 전환할 수 있다(권대영, 2014).

표 Ⅶ-6 계열별 바이오 리파이너리 정의와 범위

계열	정의	범위
C_2 계열	Biomass를 생물학적, 화학적 전환공정을 이용하여 탄소 수 2개로 구성된 원료 및 고부가가치 물질들을 생산(곡물 활용)	바이오에탄올
C_3 계열	Biomass의 생물학적, 화학적 전환공정을 이용하여 탄소 수 3개로 구성된 연료 및 고부가가치 물질들을 생산(목재 활용)	Lactic acid, PLA 고분자, lactic acid, ester, 아크릴산 생산기술
C_4 계열	Biomass의 생물학적, 화학적 전환공정을 이용하여 탄소 수 4개로 구성된 연료 및 고부가가치 물질들을 생산(생물자원 이용)	Succinic acid, fumaric acid, malic acid, aspartic acid, 3-hydroxybut-yrolactone, acetoin, treonine, butanol, butyric acid, butanodiol

자료: 지식경제부(2010), 바이오 제품 시장 및 바이오 기술 개발(추가, 보완)

표 Ⅶ-6에서 보면 탄소 수에 따라 새로운 물질을 만들 수 있으며, 이 과정에서 특성에 맞는 미생물이 이용된다. 이런 과정은 고에너지가 아닌 미생물

발효가 가능한 온도에서 이루어지므로 에너지 절약형 생산 공정이 가능하지만, 신속한 화학 반응에 비하여 발효는 절대소요시간이 필요하기 때문에 소요시간에 차이가 있다.

02
우수 미생물의 확보 방안

발효식품을 포함한 발효산업은 기본적으로 미생물을 근간으로 하기 때문에 우수한 미생물의 확보는 최우선 과제이다. 미생물 자원도 동식물 종자와 같이 생물다양성협약에 따라 세계적인 관리를 받게 되어, 국가 차원에서 독자자원화하기 위해서는 우리가 갖고 있는 미생물 자원의 확보 및 관리, 육성이 시급한 실정이다. 선진국들은 식품, 바이오, 의약, 농업, 환경 분야에서 고부가가치 창출이 가능한 생물 자원에 대한 권리를 확보하기 위하여 국가 차원에서 거점 연구기관을 구축하여 빠른 대처를 하고 있다. 이런 추세에 뒤지지 않으려면, 기존 시설과 기관의 기능을 보강하기 위한 대책 수립이 필요하다.

가. 기존 기관의 통합, 보강

세계 각국은 미생물 자원을 효율적으로 관리하고, 학술적, 산업적으로 활용하기 위하여 국가에서 관련 기관을 운영하거나 지원을 하고 있다. 대표적인 기관이 미국의 ARS, Culture Collection(NRRL), 일본(NIAS, Geane bank), 중국(ACCC), 영국(NCPPB), 타이완(BCRC), 태국(DOA) 등이 있으며, 많은 미생물 자원을 확보하고 있다.

우리나라에는 한국생명공학원구원 생명자원센터(KCTC), 한국미생물보존센터(KCCM)가 있고 산업적으로 활용 가능한 균주를 기탁, 보존하는 기능을 수행하고 있으며, 농촌진흥청에도 농업미생물자원센터(KACC)를 운영하고 있다. 그 외에 대학에도 균주를 보관·관리하는 조직이 있어 나름대로 균주 수집, 보존, 관리, 운영을 하고 있다.

부처별 미생물 유전자원 관리 기관은 표 Ⅶ-7과 같다.

표 Ⅶ-7 **부처별 미생물 유전자원 관리 기관**

정부 부처	책임 기관	자원화 현황	
		중앙은행	지역은행
환경부	국립생물자원관	국립생물자원관	호남, 영남, 강원권 국립생물자원관, 국가생물자원배양 센터
미래부	한국생병공학연구원	미생물유전자은행	
		(재)연구소재 중항센터	1개 거점은행과 15개 지점 은행
산업부	한국종균협회	한국미생물보존센터	
농림부	국민농업과학원	국립농업미생물 자원 센터	11개 미생물 관리기관 지정
	농림축산검역본부	한국수의유전자은행	
	한국식품연구원	식품미생물유전자 은행	
산림청	국립산림과학원	산림유전자원은행	16개의 관리기관 지정
	국립산림품종관리 센터	국립산림품종관리 센터	5개의 관리기관 지정
해수부	국립해양생물자원관	국립해양생물자원관	해양미생물자원은행, 해양미세조류은행
복지부	질병관리본부	국가병원체자원은행	3개의 지역 거짐 은행 운영

자료: 권대영, 2014

생물자원, 특히 미생물의 경우 보존, 관리는 특수 분야로 전문지식과 경험이 필요하며, 상당한 재정적 뒷받침이 없으면 유지, 관리와 지속성을 유지하기 어렵다. 따라서 전국에 산재한 미생물 관리 기관을 통합, 운영함으로써 균주 보관과 관리의 신뢰성과 효율성을 높이고 산업적으로 활용 가능한 균주를 수요처에 원활히 공급할 수 있는 체계적인 시스템을 구축해야 한다.

나. 기존 미생물의 기능보강을 위한 육종

미생물은 자기가 본래 갖고 있는 기능도 있으나 유전자 변형을 통하여 기능을 보강하거나 새롭게 창조할 수도 있다. 좋은 예로 대장균에 인슐린 생산 유전자를 삽입하여 발효기법으로 인슐린을 생산함으로써 생산비용을 크게 낮춰 환자의 부담을 경감시킨 사례가 있다. 앞으로 특정 산물을 얻기 위한 유전자가위기술(CRISP)을 활용한 특정 인자 삽입기술이 더욱 보강되어 목적지향적 연구가 활성화되기를 기대한다. 이미 특정 유전자의 기능과 관리가 가능함으로 관련 분야를 계속 발전시켜 새로운 장을 열어가도록 관련 전문가들의 협동연구가 필요하다.

다. 새로운 미생물 분리용 자원의 확보

인간의 과학기술로는 아직까지도 생명체를 창조할 수는 없다. 기존에 존재하는 생명체의 유전인자 구성을 확인하여 기능을 밝히고 일부 기능을 변경하는 것만이 가능할 뿐이며, 그 이상 단계로의 진입은 계속 연구 중이다. 따라서 우리가 활용하려는 생물대상은 자연의 자원에서 분리하여 이용할 수밖에 없다. 이런 현실의 제약에 따라 필요 미생물 자원을 확보하기 위한 노력이 우선된다. 자연에는 이미 수를 헤아릴 수 없을 만큼의 미생물이 존재한다. 미생물 집합체인 토양, 생물체, 퇴비, 물, 부패산물, 식품, 특히 발효식품 등이 대상이 된다. 자연에서 미생물 분리원은 아주 쉽게 찾을 수 있으나, 희망하는 기능을 갖는 미생물을 선발하기 위해서는 특성에 맞는 기질 선택성을 감안할 필요가 있다. 미생물은 특성상 자기가 선호하는 기질이 있고, 그 기질만을 분해하는 등 이용 제한성이 있기 때문이다. 미생물 선발 목적을 정확히 정하고, 그 목적에 맞는 기질을 이용하는 미생물을 선발 대상으로 하면 시험실패 확률을 낮출 수 있을 것이다.

식품 분야에서 미생물 선발은 보통 발효식품을 소재로 많이 이용하는데, 이는 미생물의 종이 다양하고 인간이 계속 먹어왔기 때문에 이용 시 안정성을 보장할 수 있기 때문이다. 적정한 미생물 분리원의 확보는 목적을 달성하기 위한 지름길을 찾는 중요한 길목이다.

VIII

발효식품의 미래

이 책의 전반부에서는 우주의 생성과 생명의 탄생 그리고 미생물에 대한 폭넓은 개념을 정리하였고, 이어서 발효식품에 대한 역사적 변천 과정, 국내외 발효식품을 섭렵하였다. 우선 개별 발효식품을 시작으로 발효산업 전반에 대하여 넓고 이해하기 쉽게 다루었다. 앞으로 깊이를 달리한 연구 결과가 계속 발표되어야 하겠지만 필요에 따라서는 전체적인 개념을 전달할 매체도 필요할 것으로 판단되어 관련 내용을 폭넓게 다루었다.

발효식품은 발효 과정에서 생성된 구성성분과 함께 발효에 관여하는 미생물들이 인간의 건강에 많은 영향을 주며 특히 장내 균으로 정착하여 여러 긍정적인 생리적 작용을 통하여 인체 건강에 영향을 미친다. 발효식품의 이런 기능은 앞으로 100세를 향한 인간의 수명 연장에도 큰 역할을 할 것으로 기대된다. 따라서 장수하며 건강하게 천수를 즐기는 방법으로 발효식품을 안내하였다. 아울러 발효식품에 관여하는 미생물들은 체계적으로 제시하여 폭넓은 발효산업으로 연계할 수 있는 미래 가능성을 제시하였다.

발효식품은 인류와 함께한 가장 오래된 음식이며, 지금도 그 맥이 세계 여러 나라에서 전수되며 나름대로 차별성과 독창성을 갖고 있다. 특히 우리나라와 같이 4계절이 뚜렷하면서 생산되는 식자재가 다양하고 풍부하나, 겨울의 비생산기를 위하여 원료를 갈무리해야 하는 특성 때문에 장기저장 방법으로 다양한 발효식품이 개발되어 토착식품화되었다.

특히 채소류를 이용한 김치류, 풍부하게 생산되고 있는 콩을 이용한 장류, 삼면이 바다에 접하여 생산량이 많은 어류를 이용한 젓갈, 조미원으로 사용한 식초는 우리나라 4대 중요 발효식품으로 정착하였고, 이들 발효식품이 우리 식단을 풍요롭게 함과 동시에 한식의 차별화와 독창성을 부여하는 데 기여하고 있다. 이와 같은 발효식품은 밥 중심의 식단에서 반찬과 조미료로서 중요한 역할을 해왔으며, 육류중심이 아닌 채소 중심 식단의 특징을 갖도록 하였다. 이와 같은 발효식품을 식단에 포함시킴으로써 한식이 세계에 알려진 건강식단으로 자리매김할 수 있었고, 건강장수의 밑바탕을 이루었다고 여겨진다.

앞으로 우리 발효식품을 바탕으로 더 넓게 발효산업으로 발전해 나가는 길이 열리기를 기대해 보면서 다음과 같이 미래를 대비한 몇 가지 제안을 한다.

1. 미생물의 세계는 넓다.

미생물은 지구상 어느 생명체보다도 수적으로 우세하다. 고비사막의 모래알 수보다도 많다고 하지만, 정확한 수는 가늠하기 불가능하다. 또한 계속하여 환경변화에 적응하기 위해서 많은 변종이 나오고, 유전자 변형에 의해서 새로운 종이 출현하고 있다. 특히 미생물은 생명체 중에서 변이할 수 있는 능력이 뛰어나기 때문에 앞으로도 새로운 미생물이 계속 출현할 것이다.

지금까지 인간이 알고 있는 미생물 집단은 실제 존재하는 숫자에 비교하면 극히 제한되어 있으며, 과학의 발전과 미생물 동정 기술의 발달로 새롭게 확인되는 미생물 수는 더욱 확대될 것이다. 세계적으로 매년 새로운 속, 종이 등재되고 있으며, 이런 추세는 더욱 가속화될 것으로 예상된다.

2. 미생물의 기능은 무한하다.

지구에 존재하는 생명체 중 세균류는 단세포로 가장 간단한 구조를 갖고 있으며, 다른 생명체에 비하여 유전자도 단순하게 구성되어 있다. 이런 장점 때문에 환경적응력이 뛰어나고 변이가 가장 쉽게 일어난다. 이런 특성으로 자기가 발휘할 수 있는 기능을 필요에 따라 바꿀 수 있으며, 간단한 환경적응성 때문에 지구 어느 곳에서나 주어진 여건에 적응 가능한 미생물이 존재할 수 있다.

앞장의 그림 Ⅱ-2에서 미생물을 이용한 산업 분야를 제시한 바와 같이 미생물은 실로 폭넓은 기능을 갖고 인간 생활에 기여할 수 있는 능력이 있다. 많은 기능이 잘 알려지기는 했지만 그 외에도 과학자들이 알지 못하는 기능 또한 무수히 감춰져 있을 것으로 예상된다. 이 기능들을 계속 찾고 발굴하여 미생물이 갖고 있는 긍정적인 역할을 이용하는 것은 이 분야 과학자들의 임무이다.

3. 새로운 생물자원으로 보호받자.

지금 지구촌은 종자 전쟁 중이다. 동식물을 통틀어 우수한 품종을 확보하고 이들이 갖고 있는 유전자원을 확보하여 육종에 활용, 특성화하는 노력이 경쟁적으로 이루어지고 있다. 지구에 현존하는 동식물 수는 한정되어 있으나, 이들을 대상으로 특수기능을 찾고자 품종을 선발하거나 유전자를 변형하여 목적물을 생산하기 위한 시도를 계속하고 있다. 그러나 미생물은 동식물과 다르게 우선 그 수가 한정되어 있지 않고 유전인자도 무한함으로 이용범위의 한계가 없다고 봐야 한다. 이와 같은 실정을 잘 알고 있는 세계의 많은 관련 학자나 기업들은 우수 미생물 확보에 경쟁적으로 노력을 하고 있다.

특히 생물유전자원을 이용할 때에는 이용자가 자원제공국에 사전승인을 받아야 하며, 경제활동으로 얻은 이익을 공유하도록 하는 국제협약인 나고야 의정서가 당사국이 된 우리나라에도 2018년 8월 18일부터 적용되었다. 이제 선점된 모든 유전자원을 이용하는 데 있어 원 소유자의 승인과 이익 분할이 의무화된다.

이런 국제규약에 따라 우리가 새로운 유전자원을 선점하지 않는 한 기업적 가치가 있는 자원의 이용은 크게 제한될 전망이다. 우리나라는 기존 발효산업을 포함, 미생물 산업에 어느 정도 기반을 갖고 있으므로 이런 장점을 활용하여 새로운 자원확보 및 기능발굴에 힘써야 할 것이다.

4. 국가의 신동력을 먹거리 산업으로 육성하자.

생물 산업은 IT에 버금가는 새로운 이익을 창출할 수 있는 분야이다. 무한의 생물자원을 이용하여 경쟁력 있고 독창적이면서 부가가치가 높은 산물을 생산할 수 있다. 의약품, 화장품은 물론이고, 건강기능에 효과가 있는 특수 물질의 생산 등은 세계를 상대로 시장을 넓힐 수 있으며, 기술에 따라서는 독자적 영역을 확보할 수 있다. 특히 미생물을 이용하는 산업은 화학 산업과는 다르게 공해유발 정도가 낮고 에너지 효율이 높아 차세대 산업으로 각광을 받을 수 있다. 지금 진행되어 시장을 넓혀가고 있는 각종 아미노산 발효산업, 각종 식품첨가물, 기능성 물질, 의료용품, 화장품 기초물질 등은 독창적 분야 확보에 유리할 것으로 판단된다.

5. 학제 간 협력·융합 연구의 표본을 만들자.

최근 연구계와 산업계에서 가장 많이 쓰는 단어인 융합(Convergence)은 20세기말 급속하게 진전된 IT, BT, NT, AI 등과 같은 신기술의 등장 후 이들 신기술을 서로 활용해야 새로운 차원으로 영역 확장이 가능하다는 절박감에서 나왔다. 미생물을 바탕으로 한 산업은 넓은 범위에서 생물 산업에 속한다. 생물 산업은 살아있는 생명체를 활용함으로 이에 관련된 과학기술 분야들이 모두 관계될 것이며, 여기서 산출된 결과를 산업과 연결하는 것은 또 다른 영역으로 검토되어야 한다. 따라서 관련 과학기술 간의 협력, 연계, 그리고 융합은 필수불가결한 화두가 되었다. IT는 지식 생산과 정보유통에 관련된 기본적인 수단을, BT는 생명현상을 이해하고 응용하는 시스템의 이해, NT는 미세단위의 물질 조작과 제조 방법을 각각 제공하며, AI는 인간 지능의 한계를 넘어 각 분야 간 연결을 가능하게 한다. 기존 방법으로는 넘쳐나는 정보와 수단, 그리고 영역 간의 벽을 뛰어 넘을 수가 없는 한계를 새로운 기술들이 극복할 수 있게 하고 있다. 이를 위한 학제 간 융합의 필요성을 인식하고 있으며, 학문 분야 간 융합으로 시너지 효과를 극대화하려는 노력이 집중되고 있다.

융합이 필요한 이유는 지금까지 단일학제 내에의 지식생산과 한정된 범위의 기술개발결과를 이용한 상용화는 더 이상 시장에서 경쟁력을 갖기에는 한계가 있고, 관련기술의 세계적 경쟁력 확보도 어렵기 때문이다. 뿌리 깊은 기존의 독자연구에서 다학제·융합연구로의 전환은 새로운 사고의 혁신과 서로 간 협동이라는 새로운 자세로의 의식전환이 필요하다. 우선, 생물학, 미생물학, 식품학, 영양학과 함께 최신의 IT, BT, NT, AI 등 다학문 분야의 협동과 협력이 필요함으로, 미생물을 이용한 산업 분야에서 선도적으로 학제 간 융합연구의 모델을 구축했으면 한다.

현재 생산되고 있는 너무나 많은 정보와 지식, 기술은 한 분야나 몇 개인의 능력으로 섭렵할 수 있는 능력의 범위를 훨씬 벗어났다. 각 분야별 전문화된 지식과 경험을 통섭하여, 묶고 엮어서 융합함으로써 학문의 세계를 넓히고 이를 바탕으로 새로운 산업으로 도약하는 계기를 마련해야 한다.

참고 문헌

Andrew H. Knoll 저, 김명주 역, 『생명, 최초의 30억년』, 뿌리와 이파리, 2015, p.111-126

Collen A 저, 조은영 옮김, 『10% Human』, 시공사, 2016, p.5-83

Cynthia Brown 저, 이근영 역, 『빅히스토리』, 프레시안북, p.22-82

Jared Mason Diamond 저, 김진준 역, 『총, 균, 쇠』, 문학사상사, 2017, p.47-196

Geoffrey B. West 저, 이한음 역, 『스케일』, 김영사, 2018, p.12-56

Yuval Noah Harari, 조현욱 역, 『사피엔스』, 김영사, 2015, p.18-69

가사협 저, 윤서석 등 옮김, 『제민요술』, 민음사, 1993, p.97-99, 156-158

강상모, 이철수, 유천권, 서원상, 「청국장에서 분리한 Bacillus subtilis K-54이 분비하는 혈전용해효소의 정제 및 특성」, 『한국산업미생물학회지』 26(6), 1998, p.507-514

권대영, 「발효미생물분야, 발효식품과학과 산업의 종합발전 방향」, 『한림연구보고서』 98, 한국과학기술한림원, 2014, p.193-251

권대영, 정경란, 양혜정, 『고추전래의 진실』, 자유아카데미, 2017, p.59-88

김건수, 「마이크로바이옴 연구현황 및 전망」, 제103회 한림원학토론회, 『100세 건강과 장내 미생물 과학: 어디까지 왔나?』, 한국과학기술한림원, 2016, p.10-11

김경철, 「유전체, 다가온 미래 의학」, MEDI:GATE NEWS, 2018, pp 143-160

김동신, 『식품발효미생물학』, 유한문화사, 1998, p.73-203

김동호, 김승호, 「Mucor 및 Rhizopus속 균류를 이용한 콩알메주 발효의 생화학적 특성」, 『한국식품과학회지』 31(1), 1999, p.176-182

김영명, 「젓갈분야, 발효식품과학과 산업의 종합발전방향」, 한국과학기술한림원, 2014, p.107-159

김영명, 김동수, 『한국의 젓갈, 그 원료와 제품』, 한국식품개발연구원, 1990, p.9-445

김용규, 「프로바이오틱 분야의 현주소」, Brix View 동향리포트, 2016, p.1-15

김정수, 윤선, 「콩, 메주, 된장의 Isoflavone 함량 및 β-Glucisidase 활성 측정」, 『한국식품과학회지』 31(6), 1998, p.1405-1409

김지현, 오평록, 최국현, 윤정하, 김윤석, 「마이크로바이옴 연구개발 동향 및 농식품 분야 적용 전망」, 농림식품기술 기획평가원(iPET), 2017

김형락, 김영휴, 박성민, 백근성, 조현옥, 성치삼, 「된장 섭취에 의한 Helicobacter pylori의 성장 억제」, J. of Life Science 17(12), 2007, p.1695-1700

농촌진흥청, 「항비만효과, 김치 고춧가루 유산균 결정한다」, 농촌진흥소식, 2015

박건영, 「한국 전통발효식품(된장, 김치)의 발암안정성, 항돌연변이 및 항암기능성」, 『식품과학과 산업』 30(2), 1997, p.89-102

박건영, 「김치분야, 발효식품과학과 산업의 종합발전 방향」, 『한림원 연구보고서』 98, 한국과학기술한림원, 2014, p.4-56

박관화, 이상열, 민용규, 「자연발효 대두식품의 영양적 가치와 그의 제조

중 효소 활성변화」, 『한국식품과학회지』 15(2), 1983, p.101-107

박은희, 최찬영, 권훈주, 김명동, 「전통식초의 종류와 제조 방법에 관한 문헌 연구」, 『식품과학과 산업 12월호』, 한국식품과학회, 2016, p.94-99

배진우, 「Relationship between obesity and gut microbiome」, 한국과학기술한림원 심포지엄, 2012, p.1-27

성낙주, 조영숙, 박석규, 서권일, 손미예(연도), 「Bacillus 균주를 이용한 검정콩 청국장의 생리」, 한국식품영양과학회, 2001

성문희, 「발효식품 미생물과 장내 미생물과학」, 제103회 한림원학토론회, 100세 건강과 장내 미생물 과학: 어디까지 왔나?, 한국과학기술한림원, 2016, p.56-67

세계김치연구소, 「김치 2016년도 산업동향」, 세계김치연구소, 2017

신동화, 「콩발효식품의 제조 기술 변천과 기능성」, 『한국콩연구회지』 21(1), 2004, p.49-63

신동화, 「장류의 기능성」, 한국전통식품의 건강기능성 심포지엄(KINTEX), 한국식품영양과학회, 2006, p.155-181

신동화, 「장류의 세계화 전략」, 한국전통식품의 세계화전략 산업 심포지엄(KINTEX), 한국식품영양과학회, 2006, p.27-37

신동화, 「전통발효식품의 육성 방안과 세계화 전략」, 한국식품저장유통학회지, 2008

신동화, 오덕환, 우건조, 정상희, 하상도, 『식품위생안전성학』, 도서출판 한미의학, 2014, p.14-36

신동화, 『넓게 보는 식품과학기술개론』, 도서출판 한미의학, 2018, p.71-114

심상국, 손홍수, 심창환, 윤원호, 황종현, 방병호, 『발효식품학』, 도서출판 진로, 2012, p.137-147

안종성, 「대사체학을 이용한 전통발효식초의 품질 특성 규명」, 『식품저널』 43, 2018, p.43-45

윤기도, 권동진, 홍석산, 김수일, 정건섭, 「대두 및 대두발효식품의 항돌연변이성」, 『산업미생물학회지』 24(4), 1996, p.525-528

이경국, 김상무, 「저식염 오징어젓갈의 숙성 중 품질변화 및 최적유통기간 설정」, 『한국식품영양과학회지』 41(5), 2012, p.687-694

이성우, 「한국 전통발효식품연구의 현황과 전망」, 『한국산업미생물학회 심포지움 논문집』, 1993, p.1-10

이시경, 배동호, 허석, 최기현, 「청국장으로 부터 분리한 Bacillus subtilis KCK-7에 의한 fibrin 분해 효소 생산 배지 최적화」, 『산업미생물학회지』 26(3), 1998, p.226-231

이영환, 「대장 속에 사는 세균, 뇌 질환까지 막는다」, 조선일보, 2018

이종호, 김미혜, 임상선, 「메주 발효 및 된장 숙성중의 지질산화와 갈변」, 『한국식품영양과학회지』 20(2), 1991, p.148-155

이충환, 「양조식초의 건강기능효과구명 및 상품성 증진 기술 개발」, 건국대학교, 2016

이철호, 안보원, 「김치에 대한 문헌적 고찰」, 『한국식문화학회지』 10(4), 1995, p.311-319

이철호, 『한국 음식의 역사』, 자유아카데미, 2017, p.217-245

이형재, 남희섭, 신재익, 안창원, 이형주, 문태화, 「된장으로부터

AngiotensinConverting Enzyme(ACE) 저해 Peptide의 분획」, 『한국식품과학회지』 27(2), 1995, p.230-234

장지현, 「한국발효식품의 현주소」, 『한국식문화연구』 제6호, 고려대학교 민족문화연구소, 1972

장지현, 「한국 저채류기원」, 『성심논문집』 제6집, 1975

장지현, 『한국전래 발효식품사연구』, 수학사, 1989, p.76-144, 346-446,

장지현 등, 『한국음식대관 제4권』. 한림출판사, 2001, p. 13-85

정동효, 『아시아 전통발효식품사전』, 신광출판사. 2004, p.1-275

정동효, 『발효식품의 기능성』, 신일북스, 2012, p.199-211

조원일, 김상무, 「저식염 오징어 식해의 생리활성 및 유통기한 설정」, 『한국식품과학회지』, 44(1), 2012, p.61-68

조후종, 「김치와 전통 식생활」, 『국민영양』 91(5), 1991

진중현, 「식초분야, 발효식품과학과 산업의 종합 발전 방향」, 『한림연구보고서』 98, 한국과학기술한림원, 2014, p.160-192

최신양, 최미정, 이정진, 김현정 홍석산, 정건섭, 이봉기, 「순창 재래식 된장의 암세포 성장억제 효과」, 『한국식품영양과학회지』 28(2), 1999, p.458-463

최연배, 손헌수, 「대두 가공 식품 중의 이소플라본 함량」, 『한국식품과학회지』 30(4), 1998, p.745-750

최홍식, 『김치의 발효와 식품과학』, 도서출판 효일, 2004, p.15-192

최홍식, 박경숙, 문갑숙, 박건영, 「지방질의 산화에 대한 된장 및 그 추출물의 항산화 특성」, 『한국영양식량학회지』 19(2), 1990, p.163-167

하상도, 김애정, 「젓갈의 안전성 연구 동향」. 『식품과학과 산업』 6월호, 한

국식품과학회, 2005

한국농식품유통공사(aT), 「가공식품세분시장현황(과실식초시장)」, 2017, p.13-48

홍태희, 김동철, 김재근, 송형익, 장명호, 하상철, 『발효식품학』, 지구문화사, 2008, p.190-199

황해성, 한복려, 한복진, 『한국의 전통식품』, 교문사, 1989, p.476-478

『계림유사(鷄林類事)』, 醬條

『고려사(高麗史)』, 卷84, 志策38, 刑法1, 職制條

『고사신서(攷事新書)』, 서명은(1771), 日用門, 上, 卷之13, 造醬法制

『구황보유방(救荒補遺方)』, 벽곡절식방조(辟穀絕食方條)

『구황촬요(救荒撮要)』, 침장법조(沈醬法條)

『규곤시의방(閨壼是議方)』, 황혜선 편, 1985

『삼국사기』 권8, 신라본기, 제8, 신문왕 3년 2월조

『당서(唐書)』, 비이전(比狄傳), 발해조(渤海條)

『동문선(東文選)』, 卷52, 진의(秦議), 상시무서조(上時務書條)

『동의보감(東醫寶鑑)』, 탕액편(湯液篇), 곡부(穀部), 장조(醬條)

『사시찬요초(四時纂要抄)』, 2月, 9月條

『삼국사기(三國史記)』, 卷8. 신라본기(新羅本紀), 제8, 신문왕(新文王) 3년, 2月條

『삼국유사(三國遺事)』, 卷5. 금현감호조(金現感虎條)

『삼국지(三國誌)』, 위지(魏誌), 동이편(東夷便), 고구려조(高句麗條)

『색경(穡經)』, 박세당(1676), 출가월령(出家月令), 正月條
『전게서(前揭書)』, 文宗 6年 3月條
『주방문(酒方文)』, 작자, 연대 미상
『주서(周書)』, 이역전(異域傳). 백제조(百濟條)
『증보산림경제(增補山林經濟)』, 유중림(1780), 卷之8, 治膳, 醬諸品條
『해동농서(海東農書)』, 서호수(1736-1900), 卷之6, 造料物法, 造醬條
『향약구급방(鄕藥救急方)』, 中卷23, 眼疾條
『훈몽자회(訓蒙字會)』, 中卷, 음식(飮食). 장.시조(醬.豉條)

Achouri A, Ahang W and Shiying X(1998), 「Enzymatic hydrolysis of soy protein isolate and effect of succinilation on the functional properties of resulting protein hydrolysates」, 『Food Research International』 31, p.617-623

Aolzapfel WH, Giesen P and Schilinged R(1995), 「Biological preservation of foods with reference to protective cultures, bacteriocins and food grade enzymess」, 『International Journal of Food microbiology』 24, p.343-362

Apostolidis E, Kwon YI, Shinde R., Ghaedian R and Shetty K.(2011), 「Inhibition of Helicobacter pylori by fermented milk and soybean milk using selected lactic acid bacteria and link to enrichment of lactic acid and phenolic content」, 『Food Biotechnology』 25, p.58-76.

Babiker EFE, Kham MAS, Natsudomi N and Kato A(1996), 「Polymerization of soy protein digests by microbial transglutaminase for improvement of the funcional properties」, 『Food Research International』 29(7), p.627-634

Bested AC, Lopan AC and Solhub EM(2013), 「Intestinal noserobiota, probiotic and mental health: from Metchnikoff to modern advances: part Ⅲ-convergence toward clinical trial」, 『Gut Pathogens』 5, p.4

Budak NH, Aykin E, Seydim AC, Greene AK and Guzel-Seydim ZB(2014), 「Functional properties of vinegar」, 『Journal of Food Science』 79(5) R 757

Choi MJ, Cho HJ, Choi MS and Choi YH(1999)a, 「Effect of garlic vinegar supplementation on changes of body weight, plasma glucose, plasma lipid profile in high cholesterol-fed rats」, 『Journal of food science and nutrition』 4(3), p.197-199, 200-202

Choo J and Shin H(1999), 「Body-fat suppressive effects of capsaicin, through β-adrenegic stimulation in rats fed a high-fat diet」, 『Korean Journal of Nutrition』32, p.533-539

Clemens R(2018), 「Exploring benefits of fecal microbial transplants」, Food Technology, Institute of Food Technologist, p.19

Donohue DC and Salminen SJ(1996), 「Safety of probiotic bacteria」, 『Asia Pacific Journal of Clinical Nutrition』 5, p.25-28

Farnworth ER(2008), 『Handbook of Fermented Functional Foods』 Second ed, CRC Press, p.1-24

Fox JG and Wang TC(2001), 「Helicobacter pylori-not a good bug after all」, 『N. Engl. J. Med』 345, p.829-832.

Fung DYC, and Crozier-Dodson BA(2008), 『Tempeh, a mold-modified indigenous fermented food』, CRC Press, p.475-494

Gibbs BF, Zougman A, Masse R and Mulligan C(2004), 「Production and characterization of bioactive peptides from soy hydrolysate and soy-fermented food」, 『Food Research International』 37, p.123-131

Han BZ, Rombouts FM and Nout MJR(2001), 「A Chinese fermented soybean food」, 『International Journal of Food microbiology』 65, p.1-10

Hesseltine CW(1983), Microbiology of oriental fermented foods. annual Review of microbiology, 37, p.575-601

Hee-Kyoung Son, Yeon-Kyoung Kim, Hye Won Shin, Hee Jeong Lim, Byoung-Seok Moon, Jae-Joon Lee(2017), 「Comparison of Anti-obesity Effects of Spirit Vinegar and Natural Fermented Vinegar Products on the Differentiation of 3T3-L1 Cells and Obese Rats Fed a High-fat Diet」, 『Journal of Food and Nutrition Research』, p.594-605

Hui YH(2004), 『Handbook of food and beverage fermentation technology』, Marcel Dekker, p.1-22

Hui YH, Meunier-Godlik L, Hansen AS, Josephsen J, Nip WK, Stenfield P, and Toldra F(2004), 『Handbook of food and beverage fermentation technology』, Mercel Dekker, p.3-21

Im JH(2013), 「The effect of Gochujang pills on blood lipids profiles in hyperlipidemia subject: a 12 weeks, randomized, double-blind, placebo-controlled clinical trial. M.S. thesis」, Chonbuk National University, Jeonju, Korea.

Itoh H, Tachi H, Pand and Kikuchi S(1993), 「Fish fermentation technology in Japan, in Fish Fermentation Technology」, Ed. Lee CH et. al, United Nations University(Tokyo), p.177-186

Jo SC, Rim AR, Park HJ. Park SM and Lee SC(2005), 「Effect of Chaff vinegar on growth of food-borne pathogenic bacteria」, 『Journal of food science and nutrition』 10, p.130-133

Karim MIA(1993), 「Fermented fish products in malaysia, in Fish fermentation techology」, Ed. CH Lee, et al. United Nation University(Tokyo), p.96-106

KGK Science(2018), 「Probiotics, From your gut to your brain and everything in between」, KGK Science, Inc.

Kim EK, An SY, Lee MS, Kim TH. Lee HK, Hwang WS, Choe SJ, Kim TY, Han SJ. Kim HJ, Kim DJ and Lee KW(2011), 「Fermented kimchi reduce body weight and improves metabolic parameters in overweight and obese patients」, 『Nutr Res 2011』 31, p.436-443

Kim SJ, Jung KO and Park KY(1999), 「Inhibitory Effect of Kochujang Extracts on Chemically Induced Mutagenesis」, 『Journal of food science and nutrition』 4(1), p.38-42

Kim,JG(2004), 「Antigenotoxic effect of water extract from Korean fermented soybean paste(Doen-Jang)」, 『Journal of Food Protection』 67, p156-161

Lee HJ, Kim KW, Kim KH and Lee HJ(2004), 「Antitumor activity of peptide fraction from traditional Korean soy sauce」, 『Journal of Microbiology and Biotechnology』 14(3) p.628-630

Kim SM(2015), 「Traditional Korean Fermented fish products」, International symposium for marine and Fishery Research, Aug. 7. Indonesia

Kim YS, Zheng ZB and Shin DH(2008), 「Growth inhibitory effects of kimchi(traditional fermented vegetable product) against Bacillus cereus, Listeria monocytogenes, and Staphylococcus aureus」, 『Journal of Food Protection』 71(2), p.325-332

Kishi M, Fukaya M, Tsukamoto Y, Nagasawa T, Takehana K and Nishizawa N(1999), 「Enhancing effect of dietary vinegar on the intestinal absorption of calcium in ovariectomized rats」, 『Bioscience, biotechnology, and biochemistry』 63(5), 905-910

Knochel S(1993), 「Processing and Properties of north European pickled fish products, in Fish Fermentation Technology」, Ed. Lee CH, et. al.

Kosikowski FV and Mistry VV(1997), 『Cheese and Fermented Milk Food』 3rded, Westport, CT:LLC

KosiKowski FV(1997), 『Cheese and Fermented Milk Oroducts』 2nded, Amn. Arbor, Edward Bros, Inc.

Kurtman CP and Fetl JW(1998), 『The yeast, A toxomomic Study』 4thed, Amsterdan, the netherlands, Elsevier Science.

Lee KE, Choi UH and Ji GE(1996), 「Effect of kimchi intake on the composition of human large intestinal bacteria」, 『Korean Journal of Food Science and Technology』 28, p.981-986

Lee J(2005), 「Adhesion of kimchi Lactobacillus strains to Caco-2 cell membrane and sequestration of aflatoxin B1」, 『J Kor Soc Food Sci Nutr』 34, p.581-585

Lee HJ, Lee KW, Kim KH, Kim HK and Lee HJ(2004), 「AnTitumor activity of peptide fraction from traditional Korean soy sauce」, 『J. Microbiol. Biotechnol』 14(3), p.628-630

Lee C H(1994), 『Lactic acid fermentation of non-dairy food and beverages』, Harn Lim Won, p.1-271

Malochleb M(2016), 「Fermentation making a come back」, Food Tech, p.15, IFT.

Matui Y, Shimizu M, Kyuki K, Takahashi T and Takahashi K(1998), 「Effects of ginseng vinegar(Pana health) on the orytrocyte deformability in stroke-prone spontaneously hypertention rats」, 『Japan Pharmacol. Ther』 26, p.23-28.

Montecucco C, Rappuoli R(2001), 「Living dangerously how Helicobacter pylori survives in the human stomach」, 『Nat, Rev, Mol, Cell, Biol』 2, p.457-466

Nagai T and Tamang JP(2010), 「Fermented legumes: soybean and non-soybean products in Fermented Foods and Beverages」, p.191-224

Nishihira J, Moryya T, Sakai F, Kabuki T, Kawasaki Y, and Nishimura M(2016), 「Lactobacillus gasseri SBT2055 stimulates immunoglobilin production and innate immunity after influenza vaccination in heathy adult volunteers」, 『Functional Foods in Health and Disease』 6(9), p.544-568 of 568 Research article.

Nout MJR and Aidoo KE(2002), 「Asian fungal Fermented food」, In the Mycota, ed. H.D. Osiewacz, p.23-47, New York, Springer-Verlag.

Ostman E, Eranfeldt Y, Persson L and Bjorck I(2005), 「Vinegar supplementation lowers glucose and insulin responses and increase satiety after a bread meal in healthy subject」, 『European J. of Clinical Nutrition』 59(9), p.983-989

Papamanoli EP, Kotzekidou P, Tzanetakis N and Tzanetaki EI(2002), 「Characterization of Micrococcaceae isolated from dry fermented sausage」, 『Food Microbiology』 19, p.441-449.

Parente E and Cogan TM(2004), 『Starter culture : General aspects, in cheese, Chemistry, Physics and Microbiology』 3rd. ed, p.123-147, Elsevier

Park JA, Pichiah PBT, Yu JJ, Oh SH, Daily JW and Cha YS(2012), 「Anti-obesity effect of kimchi fermented with Weissella koreensis OKI-6 as starter in high-fat diet-induced obese C57BL.6J mice」, 『J Appl Microbiol 2012』 113, p.1507-1516

Park KY, Cho EJ, Rhee SH, Jung KO, Yi SJ, June BH(2003), 「Kimchi and an active component beta-sitosterol, reduce oncogenic H-Rasv12-induced DNA synthesis」, 『J Med Food』 6, p.151-156

Putro, Sumpeno(1993), 「Fish fermentation technology in Indonesia. In Fish Fermentation Technology」, Ed, Lee CH, et al,, p.107-128. United Nations University(Tokyo).

Ray B, Bhunia A.(2008), 『Fundamental Food Microbiology』 4thed, CRC Press, Boca Raton, FL, USA, p.165-168

Sanchez PC(1977), 「Shortened fermentation process for Philippine rice cake("puto")」, 『The Philippine Agriculturist』 61, p.134-140

SandoiuA(2018), 「'Largest' microbiome study weighs in on our gut health」, MedicalNewsToday, http://www.medicalnewstoday.com/articles/321821/

Schoopf JW and Packer BM(1987), 「Early Archean(3.3-billion to 3.5-billion--year-old) microfossils from Warraweena group, Australia」, 『Science』 237, p.7-73.

Shin KS, Chae OW, Park IC, Hong SK, Choe TB(1998), 「Antitumor effects of mice fed with cell lysate of Lactobacillus plantarum isolated from kimchi」, 『Kor Biotechnol Bioeng』 13, p.357-363

Steinkraus KH(1983), 『Handbook of Indigenous Fermented Foods』, Marcel Dekker. Inc., p.95-300

Subasinghe S(1993), 「Fermented fishery products in Sri Lanka」 Ed, Lee CH et. al, p.167-176, United Nations University(Tokyo).

Tamang J P and Kailasepathy. K(2010), 『Fermented Foods and Beverages of the World』, CRC Press, p.111-126

The Science Times, 「우주 최초의 별 신호 탐지 성공」, 2018.3.3.

Urushibata, Y, Tokuyama S and Tarha Y(2002), 「Characterization of the Bacillus subtilis ywsC gene, involved in λ-polyglutamic acid and production」, 『Journal of Bacteriology』 182(2), p.337-343

Wong, PW and Jackson H(1977), 「Fermented food of Sabah」, symposium on Indigenous fermented foods, Bangkok, Thailand.

Zakaria F and McFeeters RF(1978), 「Improvement of the emulsifications properties of soy protein by limited pepsin hydrolysis」, 『Lebensm. Wiss. Technol』 11, p.42-22

찾아보기

ㅅ

ㅇ

ㅈ

ㅊ

ㅋ

ㅌ

ㅍ

ㅎ

기타